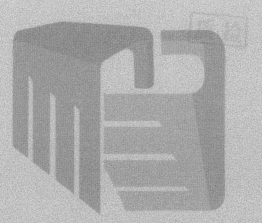

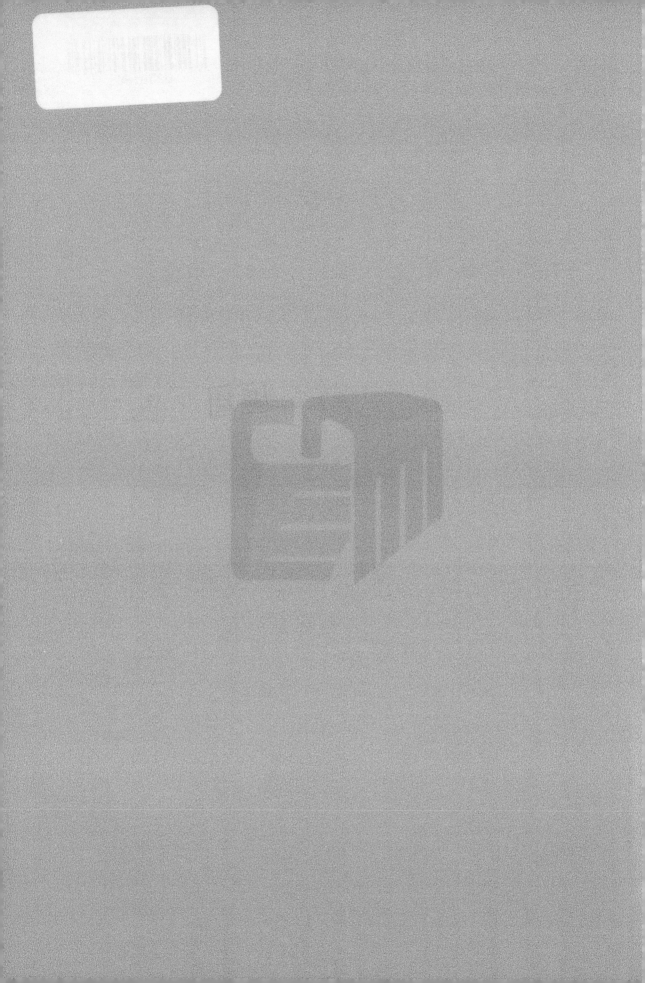

"十三五"职业教育国家规划教材

应用文写作

（医学类）（第四版）

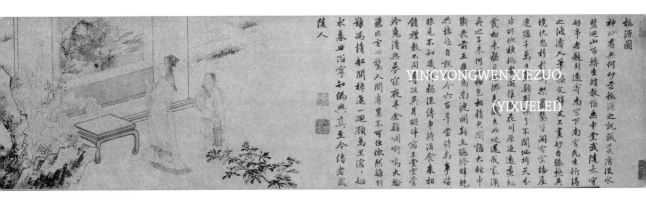

主　编	伍小平	黎　燕		
副主编	蔡　旗	彭开秀		
参　编	王世银	杨　磊	汪小琴	冯明霞
	毕晓君	朱　珊	张得义	袁明香
	赖　红	杨　萍	杨京楠	于晓斌
	王思蕴	邱　宁	唐　莉	陈垣君
	陈　娜			

中国教育出版传媒集团

高等教育出版社·北京

内容提要

本书是"十三五"职业教育国家规划教材。

本书共包含 8 个学习单元的内容，分别为认识应用文、走进党政机关公文、写作常用机关公文、写作常用事务文书、写作社交礼仪文书、写作医护工作文书、写作医学科技文书、写作医学科普文。各学习单元包含若干学习任务，每一任务下设计了"情景模拟""理论解析""文种写作""例文点评""常识巩固""病文纠错""练笔实践"和"知识拓展"等学习栏目。为利教便学，部分学习资源（视频、在线测试、习题答案等）以二维码形式提供在相关内容旁，可扫描获取。

本书适合作为医学类高职院校公共课教材，也可作为医疗卫生行业的机关、团体和医院的工作人员应用文写作的自学读物。

图书在版编目（CIP）数据

应用文写作：医学类 / 伍小平，黎燕主编. —4 版. —北京：高等教育出版社，2022.9
  ISBN 978 - 7 - 04 - 059123 - 1

Ⅰ. ①应… Ⅱ. ①伍… ②黎… Ⅲ. ①汉语−应用文−写作−高等职业教育−教材 Ⅳ. ①H152.3

中国版本图书馆 CIP 数据核字（2022）第 137146 号

| 策划编辑 | 李光亮 余 红 | **责任编辑** | 余 红 | **封面设计** | 张文豪 | **责任印制** | 高忠富 |

出版发行	高等教育出版社	网　　址	http://www.hep.edu.cn
社　　址	北京市西城区德外大街 4 号		http://www.hep.com.cn
邮政编码	100120	网上订购	http://www.hepmall.com.cn
印　　刷	上海天地海设计印刷有限公司		http://www.hepmall.com
开　　本	787mm×1092mm　1/16		http://www.hepmall.cn
印　　张	19.25	版　　次	2022 年 9 月第 4 版
字　　数	401 千字		2012 年 7 月第 1 版
购书热线	010-58581118	印　　次	2022 年 9 月第 1 次印刷
咨询电话	400-810-0598	定　　价	39.00 元

第四版前言

本书是"十三五"职业教育国家规划教材。

自国务院颁布《国家职业教育改革实施方案》以来，我国职业教育改革发展走上提质培优、增值赋能的快车道。其中，"三教（教师、教材、教法）改革"则是一项重要内容。为顺应职业教育改革趋势，加强职业教育教材建设，及时动态更新教材内容，我们进行了本次修订。

本次修订，保留了教材前几版最鲜明的特点——紧贴医学专业和职业需求写作。主要体现在：除编写医学专业相关的文种外，尽量选择了与医学行业、医学职业相关的工作情境引导学生进行学习和训练；在例文援引方面，也侧重选择与医学行业相关的典范文章进行分析点评。

为了更切合职业教育改革的方向和要求，本次修订主要做了如下调整工作。

一、进一步完善全书编写体例

调整第三版传统的章节式编写体例，改为"单元—任务"的编写方式。同时，除具总论性质的第一、第二单元外，其余每一单元的每一项任务，都包含8个栏目：从描述工作情境、以任务驱动学生学习的"情境模拟"，到学习理论知识的"理论解析""文种写作"和"例文点评"，再到巩固所学、提升能力的"常识巩固""病文纠错"和"练笔实践"，最后是对重难点内容进行提升的"知识拓展"模块。每一任务都依据学生的认知规律，循序渐进地呈现应用文写作的学习过程，引导学生学习，逐步提升写作能力。

二、突出项目化教学

为体现应用写作的实践性、实用性，体现"教、学、做一体化"的职业教育教学模式，激发学生主动学习的兴趣，本版采用项目教学法的思路组织编写内容，力求做到"以项目为主线、以教师为主导、以学生为主体"，便于教师教学，易于学生掌握。

三、多角度融入课程思政

课程思政是高校落实立德树人根本任务的创新实践，教材承担着培养大学生世界观、人生观和价值观的基础功能。本书力求在情境模拟、任务导向、例文选择和写作训练中融入课程思政育人理念，

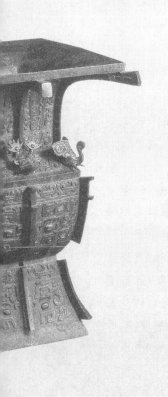

如选择中华优秀传统文化、法治意识和国家安全、生态文明、职业精神、工匠精神和劳模精神等相关内容,尽量挖掘各文种在社会生活中的作用,结合社会热点、时事新闻、行业动态等,多角度、多层次有机融入课程思政。

四、丰富信息化教学资源

为适应新形势下信息化教学的需要,本次修订进一步完善更新了二维码资源。每个任务中,学生可以通过移动终端扫描二维码,获取相关习题及写作练习的参考答案,有利于查缺补漏;一些常用文种,配套建设了微课视频和在线测试,以增强学习的直观性和趣味性。同时,我们也对配套的教学课件进行了相应的修订和更新。

本次修订由四川中医药高等专科学校、眉山药科职业学院合作进行,邀请了一线教师、文秘工作者和医务工作者共同参与,进一步促进校企合作,深化教医协同、产教融合。在修订的过程中,编者参考了大量的资料,特向相关作者致以诚挚的谢意! 由于编写时间和编写水平有限,本书仍有不足,请读者及同仁不吝指正。

编　者
2022 年 7 月

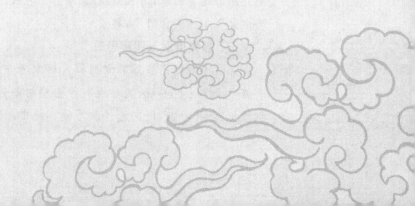

目录

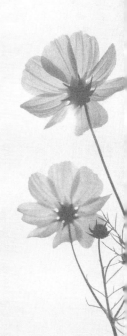

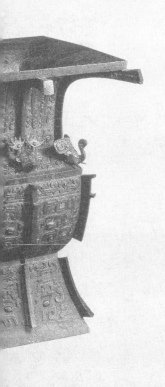

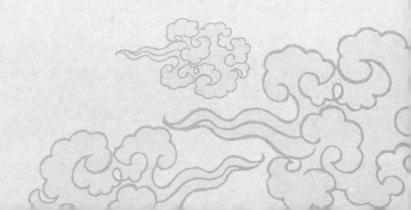

学习单元一

认识应用文

单元概述

应用写作是指以实用为目的的写作,是写作的分支学科,与文学写作有明显的区别。应用文是应用写作实践活动的成果,是党政机关、社会团体、企事业单位和个人,在日常工作、学习和生活中,办理公私事务使用的具有某种惯用体式和实用价值的文书。本单元为全书绪论,主要介绍应用文的含义、特点、分类及语言运用要求等。

任务 应用写作和应用文

情境模拟

近期,辅导员进行了劳动教育班会授课,并组织全班同学种植药用植物作为劳动教育实践考核环节。张刚同学是班级的宣传委员,辅导员请他就班上的劳动教育情况,写一篇短消息向学院网站投稿。张刚轻松地完成任务后,却被辅导员告知,他的稿子不符合要求,说他写成了散文而不是应用文。他很纳闷,应用文具有什么特点,应用文应当怎样写呢?

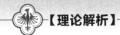

【理论解析】

一、应用写作的重要性

应用写作也称实用写作,是一门介绍应用文写作基本知识,研究应用文写作基本理论、技能技巧的学科,它具有系统的理论性和极强的实践性,是写作的一个重要分支。

应用文写作的重要性,已经被当代社会各界认同。叶圣陶 1978 年 3 月在中国社会科学院语言研究所召开的北京地区语言学科规划座谈会上的发言提出:"关于作文教学,我想,大概先得想想学生为什么要学作文……人在生活中在工作中随时需要作文,所以要学作文。在从前并不是人人需要,在今天却人人需要。写封信,打个报告,写个总结,起个发言稿,写一份说明书,写一篇研究论文,诸如此类,不是各行各业的人经常要做的事吗?"

微课:大学生如何学习应用文写作

许多国家的高等学校把大学生和博士生的应用文写作能力作为必须考查的内容。德国的写作教材练习项目,绝大多数是调查报告、事件报道、科技说明、会议记录、演讲提纲、新书介绍、商品广告等。日本的写作教材,有不少是训练学生写书信、日记,写调查报告、研究报告、实验报告等。美国各综合大学与理工医农院校,普遍开设应用文写作课,建立写作中心,设硕士、博士学位。

在我国,应用文写作是公务员考试和各行各业公开招聘考试不可缺少的科目,而应用文写作的能力,是文字表达能力的重要体现。目前,不少教育研究机构明确把表达能力,包括文字表达能力,作为大学生的核心能力来考量,并建议"在校学生应该抓紧时间研读有关的著作和范文,多做练习,以使自己的文字表达能力得到锻炼和提高"。可见,作为当代大学生,应该重视应用文写作能力的提升。

二、应用写作与文学写作的区别

文学写作(又称文学创作)是写作的另一个重要分支。应用写作与文学创作都具有写作的一般特点和共性,又有明显的不同。第一,思维方式不同。应用写作以逻辑思维为主,而文学创作以形象思维为主。第二,主旨表达方式不同。应用文的主旨表达鲜明、开门见山,而文学作品的主题表达含蓄、委婉,需要读者去感悟、领会。第三,语言风格不同。应用写作的语言朴实无华,言简意赅;而文学作品的语言生动、形象,富有艺术感染力。第四,"真实性"的内涵不同。应用写作讲求生活真实,必须按照客观事物的本来面目进行写作;而文学创作讲求的是艺术真实,允许以生活为基础进行虚构创作。第五,作品发挥的功用不同。应用文对社会生活起直接的干预作用,而文学作品主要发挥审美、愉悦的怡情功能。

三、应用文的含义及特点

什么是应用文?应用写作实践活动的成果就是应用文。应用文是党政机关、社会团体、企事业单位和个人,在日常工作、学习和生活中,办理公私事务使用的具有某种惯用体式和实用价值的文书。它是单位正常运转、人与人相互交往不可缺少的工具。

在各类应用文体中,每一类文体既有一般文章的共同属性和特点,也都有其各自的"个性"特征。应用文的特点,主要体现在以下几方面。

(一) 目的的实用性

应用文应需而作,写以致用。实用性是应用文最显著和最基本的特点,也是应用文写作应遵循的首要原则。所谓实用性,就是能解决实际问题,这可以直接从它的写作效用上体现出来。例如:某些公文可用来发布或传达党和国家的政策、法令等,如命令(令)、决定、通知、通告等;有的可用来传达上级意图,或用来布置某项具体工作,如通知;而条据、合同等就是直接的凭据、凭证。因此,应用文写作具有直接参与组织、指导、管理工作的作用,是实现有效管理的手段和组成部分。

(二) 对象的明确性

应用文往往有明确特定的读者、读者群,这就是应用文的受文对象。如公文依据行文方向,对受文对象有明确的限定。上行公文是写给上级部门的领导看的,如请示、报告等;下行公文是写给下级部门人员看的,如通知等;平行公文是写给不相隶属单位或人员看的,如函。因此,写作应用文时,一定要充分考虑受文对象,按照不同受文对象选择合适的语言表达,从而达到行文的目的。

（三）内容的真实性

应用文无论处理公务或私事，都要讲求实事求是，绝不能弄虚作假、虚构编造，否则信息就会失真，价值就会丧失，甚至给社会造成损害。真实是应用文的生命，因此，写作应用文一定要坚持实事求是的原则，要严格忠实地反映客观事物的本来面貌，做到观点正确鲜明，数据细节真实准确，不允许移花接木，更不能凭空想象，虚假捏造，无中生有。

（四）明确的工具性

应用文是信息传递的一种基本工具和重要载体，在社会政治、经济、文化、科技乃至日常生活各方面发挥着不可替代的作用。各种文体的应用文，在其适用的范畴内，成为各领域工作的基本工具。例如：工作简报，是一个单位内部汇报、反映、沟通情况和交流经验的工具；医护工作文书，是记录医疗卫生实践活动的工具；医学科普文则是解说、介绍医学知识和技术的说明性文体，是向公众传递医学信息的重要载体。

（五）使用的时效性

应用文一般都是针对某一具体事项或具体问题而写作的，时间规定得很严格，也很具体，即只在一定时期内产生效用，超过时限便失去作用。例如：会议通知，超过会议召开的时间，通知就失去了效用。应用文的时效性主要表现在三方面：快写、快发、快办。有些应用文正是由发文日期来表示它的生效期限或正式执行的日期，有的应用文还明确规定了有效期限。因此，写作应用文一定要及时，要在一定时限内完成，否则就会延误工作。

（六）格式的模式性

应用文在长期的使用过程中，逐步形成了相对固定的文本格式和语言表达方式。公文的格式要求更为严格，《党政机关公文处理工作条例》和 2012 年 7 月实施的国家标准《党政机关公文格式》（GB/T9704—2012），对公文的版式和公文体式作了明确规定。公文格式的这种规范性、模式性有利于加强对公文的科学管理，提高公文写作质量和公文处理效率，更有效地发挥公文的作用。因此，写作应用文时，必须遵循惯用的格式，公文写作必须遵循中共中央办公厅、国务院办公厅等主管部门的有关规定，做到规范化、制度化、标准化。

四、应用文的分类

对于应用文，由于分类标准不统一，在如何分类这个问题上存在较大分歧。本书拟从以下几方面对其进行划分。

（一）依据使用者和用途来划分

依据使用者和用途，可将应用文分为公务应用文和私人应用文。党政机关、社会团体、企事业单位用来处理公务的文书就是公务应用文，也就是公务文书，如通知、通报、请示等。个人、家庭用来处理私事的文书就是私人应用文，也就是私人文书，如遗嘱、书信等。如何区分公务文书和私人文书呢？一是从文种上去区分。应用文绝大多数能够从文种上明确地区分出是公务文书还是私人文书,如请示、报告和日记、书信的区分。但也有少数应用文不能从文种上判定是公务文书还是私人文书,如总结、协议书等。它还应从作者的属性上去区分。如果总结是以单位名义写的,就是公务文书;如果是以个人名义写的,就是私人文书了。

（二）依据形成和使用的公务活动领域划分

依据形成和使用的公务活动领域,可将公务文书分为通用公务文书和专用公务文书。通用公务文书是指各级各类党政机关、社会团体、企事业单位在公务活动中普遍使用的公务文书。专用公务文书是指一定行业的业务机关,专门的职能机关、组织在业务范围内,依据特殊需要专门使用的公务文书,又称之为专业文书,如司法文书、财务文书、医护工作文书(住院病历、护理记录等)。

（三）依据管理工作的性质和公务活动的内容划分

依据管理工作的性质和公务活动的内容,可将通用公务文书分为通用法定公文和通用事务文书。通用法定公文是指党政机关公文,共有 15 种。通用事务文书是指各行业管理和处理日常事务普遍使用的文书,如计划、总结、简报等。

五、公务文书、公文、文件的区别

公务文书,是党政机关、社会团体、企事业单位在管理过程中形成的、按照规定程序办理并在法定范围内使用的具有法定效力和规范格式的文书,是实施领导和管理、进行公务活动的专业工具。公文,在本书中专指 2012 年 4 月中共中央办公厅、国务院办公厅发布的《党政机关公文处理工作条例》(以下简称《条例》)中规定的决议、决定、命令(令)、公报、公告、通告、意见、通知、通报、报告、请示、批复、议案、函、纪要 15 种党政机关公文。公文又称法定公文、机关公文。文件就是公文。在口语表达中,人们常把公文称作文件,有时也称作"红头文件",这就说明公文与其他公务文书相比在文本格式上具有特有性。

六、应用文的语言运用要求

应用文文体的实用性、体式的规范性等特点,决定了其语言风格与文学创作有显著的差异,其在语言运用方面有以下的特定要求。

（一）简洁

在现代社会,应用文或用于宣传政策规章,或传播信息资讯,或作为契约凭据,处处显示出其不可或缺的社会功用。为了把应用文的社会功用发挥出来,语言应力求简洁。

简洁,指语言表达简明扼要,用最少的话交代必要依据,讲述主要事实,表达紧扣主旨。应用文一般情况下不需要用描述性的语言和过于抒情化的表达;必要时还可使用专用词语及缩略语,援引数据及图表等进行说明。语言的缩略是交际和写作中的常见现象,如"国家卫健委"(国家卫生和健康委员会)、"十四五"(中华人民共和国国民经济和社会发展第十四个五年规划纲要)。列举数据和绘制图表较文字更直观,在某些情况下使用也可达到行文简洁的目的,但要注意引用材料的准确性。

（二）准确

准确,指语言表达与实际或预期相符合,表达不可含糊其词、模棱两可。这就要求应用文写作,从谋篇布局到遣词造句,都要注意真实准确,实事求是,不可主观臆造。

（三）得体

得体指语言得当、恰如其分。应用文文种多样,各类文种的用语风格也有所区别。指令性公文,应严肃庄重;法律法规、规章制度文书,讲求严谨准确;计划性文书应周密可行;表彰好人好事的决定应热情客观;惩戒坏人坏事的通报须义正词严。总而言之,应用文尤其是公文,必须语言得体,需特别注意以下三方面:

（1）写请示、报告等上行文(向本单位的上级机关报送的文件统称上行文)时,不必过多宣传议论,应尊重而不阿谀,恭敬而不讨好,可用"提请""敬请""报请""送请""呈报""报批"等词语。

（2）写通知、决定等下行文(向本单位的下级机关下发的文件,统称下行文)时,应明确可行、谦和有度,可用"务希""希予""必须""必需""务必""务须"等词语。

（3）写函等平行文(发给与本单位没有隶属关系的机关的公文,统称平行文)时,应以礼相待,互相尊重,可用"函邀""函请""拟"等词语。

（四）词语与句式的模式化与专门化

人们在长期处理公务活动和日常事务工作过程中,形成了各种各样的文种。为便于上传下达,同样类型的话便在使用位置、使用功能和目的上固定了下来,形成应用文特有的模式化和专门化表达,不允许个人根据爱恶喜好进行更改,否则就是表达不专业、不得体。

1. 词语的模式化、专门化

词语的模式化、专门化,指在应用文中因不同的用途和目的以语词形式采用的程式化、专用性的表达。如在应用文中用于上对下、下对上、不相隶属的机关、单位之间有其专门化的称谓,如"本(厅)、我(市)、该(县)、你(区)、各有关部门"等;又如表示尊重的称谓,如"贵(市)、××长"等,多用于下对上、不相隶属的机关、单位之间。

在应用文中,不仅是表称谓,表告知、公布、开启、判断、批转、强调、审核等,都有其固定的专门化表达,在学习写作的过程中,可以多积累、多思考、多模仿,才能恰当运用,灵活掌握。

2. 句式的模式化、专门化

句式的模式化、专门化,指在应用文中因不同的用途和目的以句子形式采用的程式化、专用性的表达。尤其是在某些公文的过渡承启处和结尾处,常用一些程式化的句子。

（1）应用文承启处用语,常用于通知、决定、报告、计划、规章制度等文种。其常用固定句式为:"根据……特作如下决定""为了……提出如下意见"。承启用语的上文一般较简短,下文是文中的主体,并多用条款形式表达。

(2)应用文结尾处用语称为"结语",用于表示全文结束。如请示的结语可用"以上请示当否,请批复""妥否,请批复""上述意见如果可行,请批准"等;报告的结语可用"以上报告如有不当,请指示""以上报告如无不当,请批转各地执行"等;又如常用的书信,结尾处有以下这些惯常表达:"匆此先复,余容后禀""奉恳之事,乞速复为荷""临书仓促,不尽欲言""顺颂商祺""纸短情长,再祈珍重""尊意如何,请即示知"等。

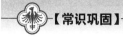 【常识巩固】

1-1
习题答案

一、判断题(正确的打√,错误的打×)

1. 公文一定是公务文书,而公务文书不一定是公文。 ( )

2. 应用文写作与文学创作没有明显的区别。 ( )

二、单项选择题

1. 以实用为目的的写作是( )。

 A. 普通写作 B. 公务文书写作 C. 应用写作 D. 文学写作

2. 应用文最基本的特点是( )。

 A. 目的实用性 B. 使用时效性 C. 对象明确性 D. 内容真实性

3. 以下不属于应用文写作的语言运用要求的是( )。

 A. 简洁 B. 准确

 C. 词句的模式化与专门化 D. 生动形象

三、填空题

1. 应用文是党政机关、社会团体、企事业单位和个人,在日常工作、学习和生活中,用来办理_____,具有某种_____和_____的文书。

2. 依据使用者和用途划分,可将应用文分为_____应用文和_____应用文。

3. 公文又称作_____,也称作"_____"。

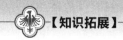 【知识拓展】

大学生如何学习应用文写作

大学生学习应用文写作,应转变中学时写记叙文、议论文的思维定式,不要动辄空发议论,感想连篇,应树立起"应需而写,写以致用"的理念,本着应用文是用来解决实际问题的初衷,研究写作的主体、客体及基本写作规律,善思考、常模仿、勤练习,逐步提高写作水平。具体来说,可以从以下方面努力。

一、了解应用写作的"五要素"

写作不是一项单纯的个人活动,而是由多种要素构成的有机整体。应用写作包括五个基本要素:写作主体,即作者,包括机关、团体、企事业单位和个人;写作受体,即接受单位或接受对象;写作客体,即写作所反映的客观实际、客观事物,可以理解为"写什么";写作载体,即承载客体的物质形式,如纸张、电子网络等;写作本体(文本),客体与载体合二为一就形成了文本。这五个要素构成一个完整的、有机的系统,从而实现应用写作的目的与价值。

二、确定应用写作的"主体"

通俗地说,进行应用写作,首先要明确"我是谁"(写作主体/作者)、"为什么写"的问题。应用文的作者,不一定是拟稿人。动笔前应思考:文章为了达到什么目的,应以谁的名义去写。一些大学生,由于受到中学时代作文训练以及一些以个人名义写作的文种(如请假条、申请书)的经验限制,写作时常常把自己完全等同于作者,甚至不知道自己到底该以谁的身份着手写作。如要求以小组为单位,写作本组参与班级诗歌朗诵活动的策划书,此时作者是小组,而有的同学则写成了班级如何组织策划该项活动,没有从小组的角度,没有写清该小组为参与诗歌朗诵活动做了哪些准备工作。但是,如果要求为整个班级的诗歌朗诵活动写作组织策划书,策划书的作者就变成了班级管理者,这时就应写清班级活动的流程及相关工作。因此,研究思考应用文所服务的工作目的,明确"我是谁""为什么写",是写好应用文的基础。

三、明确应用写作的"客体"

确定写作主体及目的之后,就应进一步思考"写什么"。"写什么"通常要求我们面对生活和工作中的各种情况和局面,能确定适合的文种,并对该文种的写作内容有基本的了解。比如本单元情境模拟的案例要求写班级劳动教育的消息,有同学则写个人如何看待劳动教育,对劳动教育有何感受。这是因为没有考虑到"消息"属于新闻,根据新闻"六要素",同学应客观报道该班劳动教育何时何地开展、如何开展、开展的意义等。总之,确定适合的文种,表达基本的内容,是写出一篇合格的应用文的前提。

四、树立任务导向促进写作

那么,应用文该如何写作,才能最大程度地解决问题、提升写作能力呢?这就要求我们树立工作任务导向,以思带写,以行促写,以解决工作任务为目标,思考如何推动工作。如某校接到开展"全民国家安全教育日"主题宣传教育活动任务,为了完成工作,需要向全校下发一则通知。这则通知该如何写呢? 如果只是单纯考虑工作通知的写法,只知道写明通知缘由、事项及要求,还是会"胸中无丘壑,笔下缺华章"。这就需要我们以全校管理者的角度,全方位思考如何指导全校开展宣传教育工作。例如,参照常见的宣传教育工作方式,可采用悬挂横幅、张贴海报、制作展板等方式,在全校营造宣传"国家安全日"的氛围;又如,可采用多媒体授课、在线答题、举办知识竞赛、手抄报比赛等多种形式,加强教育效果。上述方式,既是解决问题的思路,同时也是应用文需要呈现的内容。可见,由任务导向驱动写作,以工作思维带动写作,这是提升应用写作水平的一种途径。

大学生想要提升应用写作能力,不仅要做到上述几个方面,还需要学习应用文的格式要求,了解语体风格,把握语言运用要求等。如果今后走上管理工作岗位,还需要继续提高逻辑思维能力以及政策法规把握能力,这是一个需要长期训练、经常学习、反复总结的过程。

学习单元二

走进党政机关公文

单元概述

　　公文,在本书中专指 2012 年 4 月中共中央办公厅、国务院办公厅发布的《党政机关公文处理工作条例》中规定的决议、决定、命令(令)、公报、公告、通告、意见、通知、通报、报告、请示、批复、议案、函、纪要 15 种党政机关公文。公文又称法定公文、机关公文。文件就是公文。在口语表达中,人们常把公文称作"文件",有时也称作"红头文件",公文与其他公务文书相比,在文本格式上具有特定性。本单元从总论的角度,介绍党政机关公文的概念、特点、分类、格式及行文规则。

任务一　党政机关公文的概念与分类

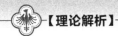【理论解析】

一、公文的概念

　　公文有广义和狭义之分。

　　广义的公文即公务文书,泛指党政机关、社会团体、企事业单位在一切公务活动中形成和使用的各类应用文书。在处理公务活动中,公务文书在使用领域有通用公务文书和专用公务文书之分。请示、报告、通知、计划、总结、会议记录、规章制度等属于通用公务文书;公证书、判决书等司法文书以及病历、药品说明书、药品检验报告等医药工作文书属于专用公务文书,又称为专业文书。

　　狭义的公文就是党政机关公文,是指党政机关实施领导、履行职能、处理公务的具有特定效力和规范体式的文书,是传达贯彻党和国家的方针政策,公布法规和规章,指导、布置和商洽工作,请示和答复问题,报告、通报和交流情况等的重要工具。依据《党政机关公文处理工作条例》(以下简称《条例》),党政机关公文的种类有决议、决定、命令(令)、公报、公告、通告、意见、通知、通报、报告、请示、批复、议案、函、纪要共 15 种,又称法定公文、红头文件。本书所述的公文即党政机关公文。

二、公文的特点

　　公文的特点可以概括为以下几点:

（一）公文具有法定作者

公文不是随便什么人都可以制作和发布的，它由法定作者制发。法定作者是指依法成立的，并能以自己的名义行使职权和承担一定责任和义务的机关、社会团体、企事业单位或法人代表。法定作者不等于公文的写作者。

（二）公文具有规范的处理程序

不管是发文机关还是受文机关，在处理公文上都有相应的规范程序。

（三）公文具有法定效用

公文的法定效用是指公文的现实效用，这个特点是由公文制发机关的法定地位赋予的。

（四）公文具有规范体式

公文都有规范的格式，《条例》和《党政机关公文格式》对公文文体和公文格式作了明确而详细的规定。任何机关和组织在撰写公文的时候都要严格遵照格式的要求。

三、公文的分类

根据不同的标准，可以将公文分为不同的类别。

（一）按行文关系划分

公文按行文关系，可分为：

（1）上行文：指下级机关、下级业务部门向所属的上级领导机关和上级业务主管部门报送的公文，是自下而上的公文，如请示、报告等。

（2）平行文：指同级机关或不相隶属的机关之间往来联系的公文，如函、议案。

（3）下行文：指上级领导机关对所属的下级机关的行文，如命令（令）、通知、通报、批复等。

（二）按主要性质和作用划分

公文按主要性质和作用，可分为：

（1）领导指导性公文，如命令（令）、决定、决议、通知、通报、批复、纪要等。

（2）呈报性公文，如议案、报告、请示。

（3）公布性公文，如公告、通告、公报。

（4）商洽性公文，如函。

（5）兼容性公文，如意见。

（三）根据涉密程度划分

公文根据涉密程度，可分为：普通件、秘密件、机密件、绝密件。

（四）根据发布范围划分

公文根据发布范围，可分为：公开级、国内级、内部级。

（五）根据办理时限划分

公文根据办理时限，可分为：平件、加急件、特急件。

（六）根据来源划分

公文根据来源,可分为:收文、发文。

（七）根据对公文的处理方式划分

根据对公文的处理方式,可分为:阅件、办件。

(1)阅件即阅知性公文,指只需按规定交有关部门、有关人员阅知的收文。

(2)办件即承办性公文,指必须交有关部门、有关人员及时办理(或答复或贯彻执行)的收文。

（八）根据载体划分

公文根据载体划分,有纸质文件、电子文件等。

四、公文的文种

在公文写作和公文处理中,把性质和用途相同的公文并为同一种公文,对每一种公文规定固定的名称,这就是文种。文种是公文必不可少的组成部分,每种公文都必须在其标题中标明文种。

（一）正确标明文种的作用

在公文中正确标明文种,有利于维护公文的严肃性、规范性,为公文的撰写、处理提供方便。撰写公文务必正确选用文种,不用文种、错用文种或生造文种,都会损害公文的效用。

（二）选择文种的依据

(1)依据国家的有关法律、法规以及党和国家有关领导机关关于公文处理的规定。

(2)作者与主要受文者(即主送机关)的工作关系。只有当作者是主要受文者的上级机关时,才能选用具有规定性、领导指导性、公布性的下行文种。当作者是主要受文者的下级机关时,选用呈报性的上行文种。当作者与主要受文者是同级或不相隶属关系时,则选用商洽性的平行文种。

(3)作者权限。有一些文种对使用者的权限有明确规定,如作者不具备规定的法定权限,则不能使用这些文种,如命令(令)、决议、公告等。

(4)行文目的和行文要求。每一种文种都有特定的适用范围,只在实现某一行文目的和要求方面有效。因此,应选取最有利于表达和实现其行文目的、行文要求的文种。

（三）正确区分容易混淆的文种

公文中有的文种之间既有相似又有不同,既有联系又有区别,使用时容易混淆。能否正确选用文种,直接关系到公文质量的高低,表达效果的好坏。要注意正确区分一些容易混淆的文种,如决定和决议、公告和通告、事项性通知和通告、请示和报告、请示和函等。

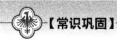【常识巩固】

2-1
习题答案

一、单项选择题

1. 公文与文学作品不同,它要求文件内容必须(　　)。

　　A. 提出问题　　　　B. 实事求是　　　　C. 介绍经过　　　　D. 沟通信息

2. 下列文件中不属于公文的是(　　)。

　　A. 纪要　　　　　　B. 通报　　　　　　C. 评论　　　　　　D. 议案

3. 《党政机关公文处理工作条例》规定:党政机关公文有(　　)种。

　　A. 13　　　　　　　B. 15　　　　　　　C. 16　　　　　　　D. 18

二、多项选择题

1. 下列党政机关公文,(　　)是上行文。

　　A. 请示　　　　　　B. 函　　　　　　　C. 报告　　　　　　D. 通报

　　E. 议案

2. (　　)是党政机关公文的特点。

　　A. 具有权威性和强制性　　　　　　　　B. 具有生动性和形象性

　　C. 明确的时效性　　　　　　　　　　　D. 处理程序的规定性

　　E. 文种的固定性和格式的规范性

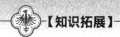【知识拓展】

认识《党政机关公文处理工作条例》

　　2012 年 4 月 16 日,中共中央办公厅和国务院办公厅联合印发了《党政机关公文处理工作条例》,对党政机关的公文作出了如下界定:党政机关公文是党政机关实施领导、履行职能、处理公务的具有特定效力和规范体式的文书,是传达贯彻党和国家的方针政策,公布法规和规章,指导、布置和商治工作,请示和答复问题,报告、通报和交流情况等的重要工具。《条例》共规定了 15 种公务文书:决议、决定、命令(令)、公报、公告、通告、意见、通知、通报、报告、请示、批复、议案、函、纪要。该条例自 2012 年 7 月 1 日起施行,1996 年 5 月 3 日中共中央办公厅印发的《中国共产党机关公文处理条例》和 2000 年 8 月 24 日国务院发布的《国家行政机关公文处理办法》同时停止执行。

　　(资料来源:中华人民共和国中央人民政府网)

任务二 党政机关公文格式与行文规则

情境模拟

  张立同学通过学习,确定了与实习医院商洽联系需要写作"函"这种公文,他一气呵成,很快就完成任务。但负责老师一看,却连连摇头,因为张立写的函只有一段话,没有标题和落款,语言表达带着明显的口语化特点。负责老师对他说:"我们写作公文不是发短信,是有严格的格式要求的。"公文到底有哪些格式要求呢?

【理论解析】

  公文格式指公文各组成部分(要素)的文字符号、数字符号等在载体(撰制公文的纸张)上排列的规定。公文格式是党政机关、团体、企事业单位常用公文正本的组成部分和文面格式。《党政机关公文格式》(GB/T9704—2012)规定了党政机关公文通用的纸张要求、排版和印刷装订要求、公文格式各要素的编排规则,并给出了公文的式样,适用于各级党政机关制发公文,其他机关和单位的公文可以参照执行。

  公文格式具有规范性和确定性的特点。按照《条例》和《党政机关公文格式》的规定,公文的组成部分是确定的,不能随意更换改变、增删;公文格式是有统一规定的,各级机关、单位、团体都必须按确定的、规范的格式撰制、印发公文。只有这样,才有利于提高公文处理和公文写作的质量和效率,发挥公文的效力。

一、公文各组成部分(要素)及其标志规则

  公文主要由版头部分、主体部分和版记部分组成。

  (一)版头部分

  版头部分,是对置于公文首页红色分隔线(通栏红色细实横线,宽度等同版心,即156 mm)以上各要素的统称,包括份号、密级和保密期限、紧急程度、发文机关标志、发文字号、签发人等要素。这部分用一条与版心等宽的红色分隔线与主体部分隔开,以使

文面美观、醒目。

1. 份号

涉密公文均应标明份数序号。如有必要,发文机关也可以对不带密级的公文编制份数序号。这有利于公文的分发、保密、查找和清退。如需标注份号,一般用 6 位阿拉伯数字顶格编排在版心左上角第一行。

2. 密级和保密期限

"密级"即秘密等级,是公文的涉密程度标志,分别用"绝密""机密""秘密"表示。公文标志密级,其作用是表明文件涉及国家秘密的程度与保密要求,唤起收文者警觉,提示其分别采取不同的措施,维护国家安全和利益。

公文在标志密级的同时需要标志保密期限的,在密级之后标志"★"号,然后标志保密期限,用阿拉伯数码印在版心左上角第二行。秘密等级和保密期限用 3 号黑体字。

3. 紧急程度

公文送达和办理的时限要求。根据紧急程度,紧急公文应当分别标注"特急""加急"。其作用是维护公文时效,避免延误。若是紧急电报,则标明"特提""特急""加急"或"平急"。

紧急程度标注在密级下面一行,单独使用则标注在左上角第一行。紧急程度用 3 号黑体字。

4. 发文机关标志

一般由发文机关全称或规范化简称加"文件"组成,如《×××人民政府文件》。

联合行文并列几个发文机关名称的,应将主办机关排列在前。如联合行文机关过多,必须保证公文首页显示正文。发文机关过多只能挤发文机关,不能挤正文(还要考虑留出发文字号、主送机关、标题的位置)。

在民族自治地方,公文名称可并用自治民族文字和汉字,将自治民族文字排列在前。

发文机关标志推荐使用小标宋体字,用红色标志,以醒目、美观、庄重为原则。

5. 发文字号

发文字号指发文机关对其所制发的公文依次编排的顺序号码。由发文机关代字、年份、序号构成。其作用在于为检索和引用公文提供专指性的代号,为管理和统计公文提供依据。一件公文只有一个发文字号;几个机关联合发文,只标明主办机关发文字号;在同一地域(例如同一区)内,不能有重复的机关代字。

机关(单位)代字(以下简称机关代字)指机关、单位全称的简缩语。机关代字文字要简洁,一般以两三个字组成。不能将机关代字分列在年份两边。如四川省人力资源和社会保障厅机关代字有"川人社发""川人社归"等。

年份用阿拉伯数字写全,如写为"2021""2022"之类。年份置于六角括号〔 〕中,位于机关代字与序号之间。

序号(发文顺序号)每年从 1 号开始,按先后顺序编到当年最后一份文件为止。序号不编虚位(即 1 不编为 001),序号前也不写"第",以显简明。在阿拉伯数字序号后加"号"字。

发文字号编排在发文机关标志下空二行的位置。不同类型的行文,发文字号的位置是不同的。平行文、下行文发文字号位于发文机关标志下方居中排一行。上行文发文字号居左空 1 字。发文字号之下 4 mm 是红色分隔线。

6. 签发人

签发人指代表机关核准并签发公文的领导人。按照规定,上报党政领导机关的公文,要由本机关的主要负责人签发,督促有关领导人认真严肃地履行权利义务,强化公文质量;同时让上级单位的领导人了解下级单位谁对上报事项负责,为直接联系工作、迅速有效地询问和答复有关问题提供方便。

签发人位于发文字号同一行右侧,居右空 1 字。如有多个签发人,主办单位签发人姓名置于第 1 行,其他签发人按发文机关顺序依次顺排,下移红色分隔线,应使发文字号与最后一个签发人姓名处在同一行并使红色分隔线与之的距离为 4 mm。

(二) 主体部分

主体部分指置于红色分隔线(不含)以下至抄送机关(不含)之间的各要素。这一部分排列在版头的红色分隔线之下,下空 2 行。包括标题、主送机关、正文、附件及附件说明、发文机关署名及印章、成文日期和附注。

1. 标题

标题由发文机关、事由和文种三部分构成。标题应力求简明、扼要、醒目。为了阅文和管理的方便,公文标题一般要求完整,不能省略发文机关和事由,这样使标题更庄重,也便于下级引用发文机关名称。发文机关名称应写全称或者规范化简称。

几个机关联合行文,标题中应将主办的机关排列在前。

标题中除法规、规章名称加书名号外,一般不用标点符号。

标题位于公文首页红色分隔线空两行之下,居中排一行或多行,与正文间隔一行。分行书写时要做到词义完整,排列匀称、美观,间距恰当,人名、地名、词或词组不能拆开分置两行,以免产生歧义。标题用 2 号小标宋体字。

2. 主送机关

主送机关也称主送单位、主送对象、受文对象,指对所收公文负实际办理或答复责任的机关、单位或团体。主送机关可用全称、规范化简称或统称。写明主要受文者的作用是概括表明公文的空间效力范围、明确对文件办理、答复负法定责任的机关、单位、团体。因此,主送对象力求明确、具体地写出。

上行文尤其是请示,原则上只写一个主送机关;普发性的下行文主送对象可使用统称,如"各市、州、县人民政府,省政府各部门"之类。除特殊情况外,一般不宜使用"各有关单位"之类不明确的称呼。有些周知性公文如公告、通告、公报等,可不写主送对象。决定、决议、纪要等文种通常也不在正文前写明主送对象,可在抄送栏内抄送机关的上方标明"主送"或者"分送"的机关单位。

主送机关位于标题之下、正文之前,从左至右顶格标志,回行时仍顶格。如主送对象稍多时,应按其性质、级别和有关规定或惯例依次排列,中间用顿号或逗号分隔,最后用冒号。

3. 正文

这是公文的主体,用来表述公文的内容。

正文位于主送机关下一行,每个自然段开始、各条项开始都左空二字,回行顶格。文中结构层次序数依次可以用"一、""(一)""1.""(1)"标注;一般第一层用黑体字、第二层用楷体字、第三层和第四层用仿宋字体标注。正文一般用 3 号仿宋字体。

正文中,人名、地名、数字、引文要准确。引用公文应当先引标题,后引发文字号,并将发文字号用圆括号括入。引用外文应当注明中文含义。使用国际组织外文名称或其缩写形式,应当在第一次出现时注明准确的中文译名。

4. 附件及附件说明

附件指附属于公文正件的其他公文、图表或材料。其自身本来是一个相对独立的实体,一旦被一件正式公文规定为附件后,即成为该公文的一个组成部分,如无专门说明,其效用与正件相同。不是每件公文都有附件,只有内容需要,而又不便写入正文的材料,才用附件反映。附件的作用是:使正文内容具体化、完整化;为收文者正确理解和执行公文提供依据材料或参考材料;被正件确认其作用与效力。附件应当另面编排,并在版记之前,与公文正文一起装订。"附件"二字及附件顺序号用 3 号黑体字顶格编排在版心左上角第一行。附件标题居中编排在版心第三行。附件顺序号和附件标题应当与附件说明的表述一致。附件格式要求同正文。

附件说明是公文附件的顺序号和名称。公文如有附件,在正文下空一行左空二字编排"附件"二字,后标全角冒号,一份附件,只标注附件名称;如有多个附件,使用阿拉伯数字标注附件顺序号(如"附件:1.×××××××");附件名称后不加标点符号。附件名称较长需回行时,应当与上一行附件名称的首字对齐。

5. 发文机关署名及印章

发文机关(单位)指制发公文并对文件负全责的作者,亦称公文作者署名。它可表明文件的责任者及法定权威性。发文机关的名称用全称或者规范化简称。有的公文如命令、政府制发的议案等,也可以不落发文机关而由机关、单位主要领导人签署。即在发文机关的位置,写明签署的领导人职务和姓名,如"市长×××""校长×××"。

发文机关(单位)位于正文后面右下方,若有附件,则在附件位置的右下方,且与正文、附件之间不要留很大的空白(即不留太多空行)。联合行文时,一个发文机关占一行。纪要、电报文件通常不加盖印章。

印章是公文的生效标志。除了按规定可以不加盖印章的上述文种外,其余文种不加盖印章应视为无效。印章是证实公文作者合法性及公文效力的标志,印章还是鉴定公文真伪的最重要的标志。联合上报的公文,可由主办机关、单位加盖印章;联合下发的公文,联合发文机关都要加盖印章。公开张贴的通告、通知等,一般也应印套红印章。印章一般要盖在成文日期正中位置上。章的上边沿不压正文(或附件说明),下边沿盖在年和月上,这就是通常所说的"上不压正文,下骑年盖月"。

当公文排版后所剩空白处不能容下印章位置时,应采取调整行距、字距的措施加以解决,务使印章与正文同处一面,不得采取标志"此页无正文"的方法解决。

无论是手工加盖印章,或者套印印章,都不能漏盖、错盖,应与发文机关、单位名称一致,也不能盖得歪歪斜斜或者模糊不清,要端正、清晰无误。

6. 成文日期

成文日期通常以发文机关领导人签发的日期为准,凡经会议通过方能生效的公文,以会议通过日期为成文日期。除公文正文中专门说明生效日期者外,公文的成文日期就是生效日期。成文日期的位置,除法规、规章及决议、决定、纪要等文件常以签注形式安排在标题之下外,其他都位于正文(或附件说明)之后右下方,在发文机关下面右空4个字距离单独成一行。成文日期一律用阿拉伯数字将年、月、日标全,年份应标全称,月、日不编虚位(即1不编为01)。

发文机关及成文时间也合称为落款。

7. 附注

附注是指公文印发传达范围或联系方式等需要说明的事项。如"(此件发至××级)"或"(此件传达到××级)"之类。

附注居左空两字加圆括号编排在成文日期下一行。

(三)版记部分

版记部分包括抄送机关、印发机关和印发日期(印刷版记)等内容。

1. 抄送机关

抄送机关指主送机关外需要执行或知晓公文的机关、单位和组织。

抄送机关应用全称或规范化简称、统称。要严格控制抄送范围,可送可不送的不抄送,完全无关的坚决不送。一般也不抄送个人。抄送机关、单位应准确具体地写明,不宜笼统地写"各有关单位"之类。

如有抄送机关,一般用4号仿宋体字,在印发机关和印发日期之上一行,左右各空一字编排。"抄送"二字后加全角冒号和抄送机关名称,回行时与冒号后的首字对齐,最后一个抄送机关名称后标句号。

2. 印发机关和印发日期

这是公文的印送机关和印送日期。一般用4号仿宋字体,编排在末条分隔线之上,印发机关左空一字,印发日期右空一字,用阿拉伯数字将年、月、日标全,年份应标全称,月、日不编虚位（即1不编为01），后加"印发"二字。

印刷版记的位置，应置于公文最后一面。

二、公文的特定格式

公文的特定格式包括信函式格式、命令格式、纪要格式。

（一）信函格式

函件是用于处理日常事务的平行文或下行文，如函、一般事项的通知、批复等，而且使用频率很高。这种公文通常使用专门函件版头，其用法如下：

（1）发文机关标志在距上页边30 mm之下。发文机关名称使用发文机关全称或规范化简称，推荐使用红色小标宋体字。

（2）在发文机关标志4 mm处印一条红色双线（上粗下细），在距下页边20 mm处印一条红色双线（上细下粗），线长均为170 mm，居中排布。

（3）发文字号位于第一条红色双线下1行版心右边缘顶格标志。如需份号、密级和保密期限、紧急程度，可置于第一条红色双线下1行版心左边缘顶格标志（一般说来，"信函式"公文很少同时出现这三项）。

（4）发文字号下空二行标注公文标题。其他要素的标注方法与"文件式"公文的要求相同。首页不显示页码，其后由第2页始标注。第2页后不再标注红色双线。

（5）版记不加印发文机关和发文日期、分隔线，位于公文最后一面版心内最下方。

（二）命令格式

命令（令）是国家行政机关发文的最高级形式，它是一种极具权威性、重要性的公文。其格式要求如下：

（1）发文机关标志由发文机关全称加"命令"或"令"组成，居中排布，上边缘至版心上边缘为20 mm，推荐使用红色小标宋体字。

（2）在发文机关之下空二行居中编排令号，前加"第"字，即"第×号"，令号用黑体字。

（3）令号之下空二行标志正文，中间没有红色分隔线，与"文件式"公文不同。

（4）正文（或附件说明）下二行右空4字加盖签发人签名章，签名章用红色，签名章左空2字标注签发人职务。职务可用简称，如"××部部长""省长"。

签名章之下空1行右空4字，用阿拉伯数码标注成文日期。

命令（令）的版记格式与"文件式"公文的版记格式基本一致，只有一点不同，即命令（令）不分主送、抄送，而用"分送"这一特定形式。

（三）纪要格式

这里所指的纪要格式，是针对党政机关、企事业单位的办公会议纪要而言。

（1）纪要标志由"会议名称＋纪要"组成，居中排布，上边缘至版心上边缘为

35 mm,推荐使用红色小标宋体字。

（2）在纪要标志之下空 2 行居中标志编号,前加"第"字,即"第×号"。编号的编制按年度为限,自第 1 号开始,依次编制。

（3）纪要主体部分及版记部分的各项要求,与"普通文件式"公文的主体部分、版记格式基本一致,只有两点不同:一是纪要不分主送、抄送,而用"分送"这一特定形式;二是纪要不加盖印章。

（4）纪要格式也可以根据实际制定。

三、公文用纸规格

《条例》和《党政机关公文格式》规定,党政机关公文用纸一般采用国际标准 A4 型（长 297 mm、宽 210 mm）。特殊形式的公文用纸大小,根据实际需要确定。

公文用纸分为可以书写、印刷文字、图形等符号的版心（图文区）和除页码外不允许出现其他文字符号的白边区两个区域。应注意天头（上白边）比地脚（下白边）宽,订口（左白边）比翻口（右白边）宽,这样既美观,又便于使用。

四、公文的排版、印刷、装订格式

（一）公文排版

公文排版的所有文字符号从上到下、从左至右依次横写横排,少数民族文章可按其习惯书写、排版。

在民族自治地方,可并用汉字和通用的少数民族文字。正文的行长应与图文区宽度相等,即通栏排。正文用 3 号仿宋体字,每页 22 行,每行 28 个字。

（二）公文印刷

公文印刷字号一般按发文机关标志、标题、其他标志字符、正文及注释说明等顺序,依次从大到小地选用。

发文机关标志一般用小标宋体字套红印刷;公文标题字号应小于发文机关标志而大于正文,一般用 2 号小标宋体字;密级和保密期限、紧急程度用 3 号黑体字;正文中的小标题可用 3 号黑体字或小标宋体字;公文发文字号、签发人（姓名用 3 号楷体字）、正文、主送机关、附件说明、发文机关署名、成文日期、附注用 3 号仿宋体字。抄送机关、印发机关和印发日期等,用 4 号仿宋体字。图文区文字符号排印一定要端正、清晰。

（三）公文的装订

公文应左侧装订,不掉页。可以根据不同情况采用平订、骑马订或夹粘。平订或骑马订的订位为两钉钉锯外订眼距书芯上下各 1/4 处,允许误差±4 mm。平订钉锯与书脊间的距离为 3 mm～5 mm。

公文的式样如图 2-1—图 2-12。

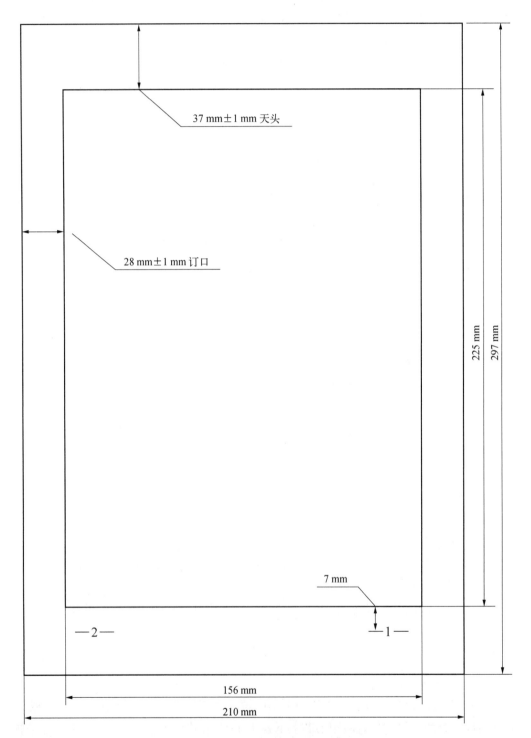

37 mm±1 mm 天头

28 mm±1 mm 订口

225 mm

297 mm

7 mm

—2—

—1—

156 mm

210 mm

图 2-1　A4 型公文用纸页边及版心尺寸

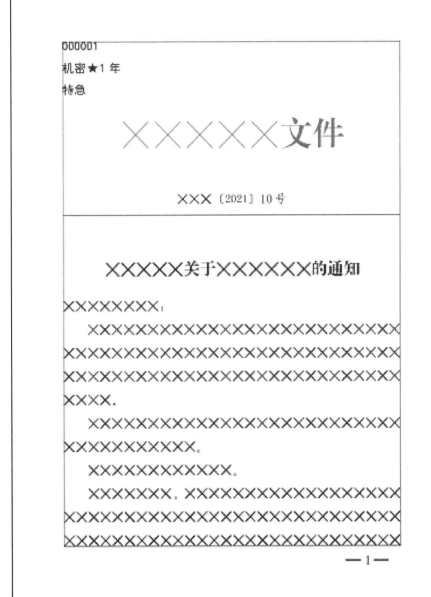

图 2-2　公文首页版式

（注：版心实线框仅为示意，在印刷公文时并不印出）

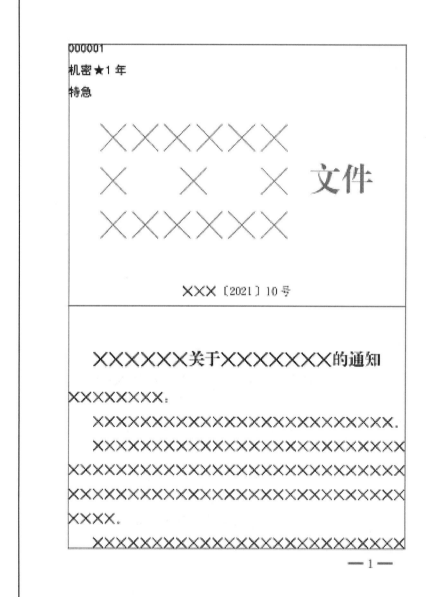

图 2-3 联合行文公文首页版式 1

(注：版心实线框仅为示意，在印刷公文时并不印出)

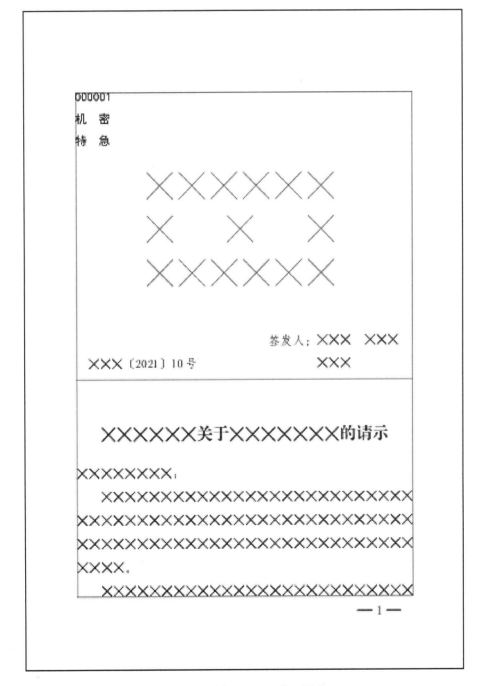

图 2－4 联合行文公文首页版式 2

（注：版心实线框仅为示意，在印刷公文时并不印出）

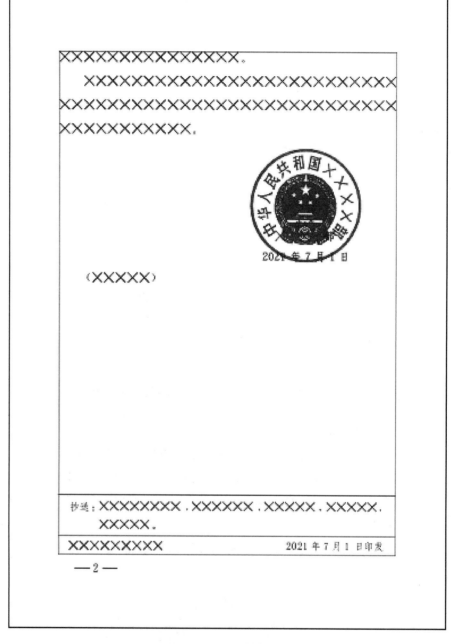

图 2-5 公文末页版式 1

(注：版心实线框仅为示意，在印刷公文时并不印出)

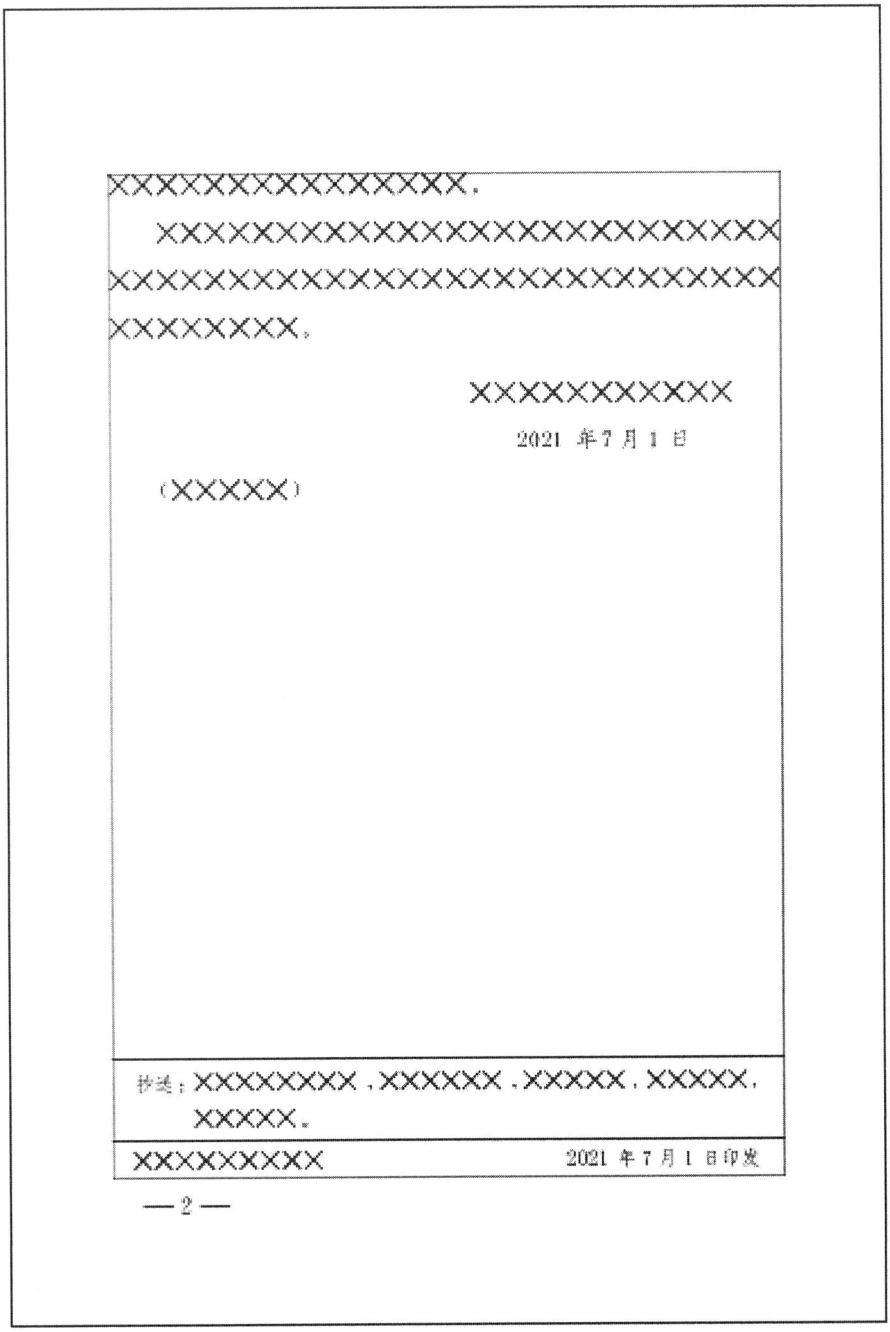

XXXXXXXXXXXXXXX。

　　XXXXXXXXXXXXXXXXXXXXX

XXXXXXXXXXXXXXXXXXXXXXXXXX

XXXXXXXX。

　　　　　　　　XXXXXXXXXXX

　　　　　　　2021 年 7 月 1 日

（XXXXX）

抄送：XXXXXXXX，XXXXXX，XXXXX，XXXXX，
　　XXXXX。

XXXXXXXX　　　　　　　　2021 年 7 月 1 日印发

—2—

图 2-6　公文末页版式 2

（注：版心实线框仅为示意，在印刷公文时并不印出）

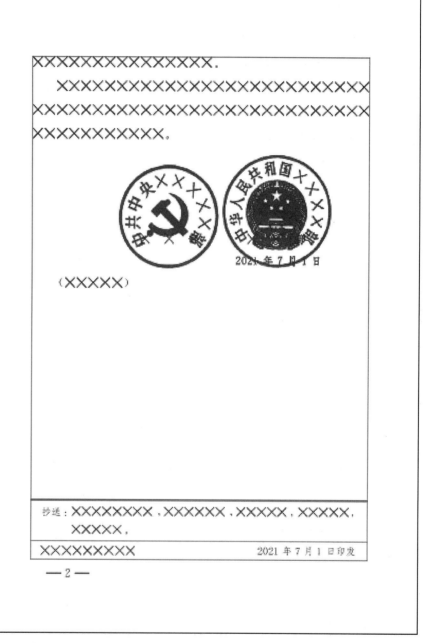

图 2-7　联合行文公文末页版式 1

（注：版心实线框仅为示意，在印刷公文时并不印出）

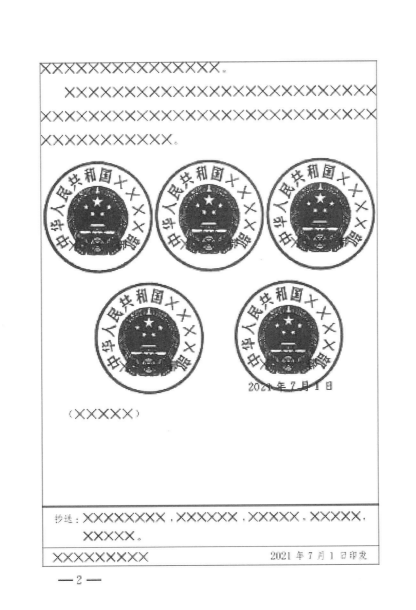

图 2-8　联合行文公文末页版式 2

(注：版心实线框仅为示意，在印刷公文时并不印出)

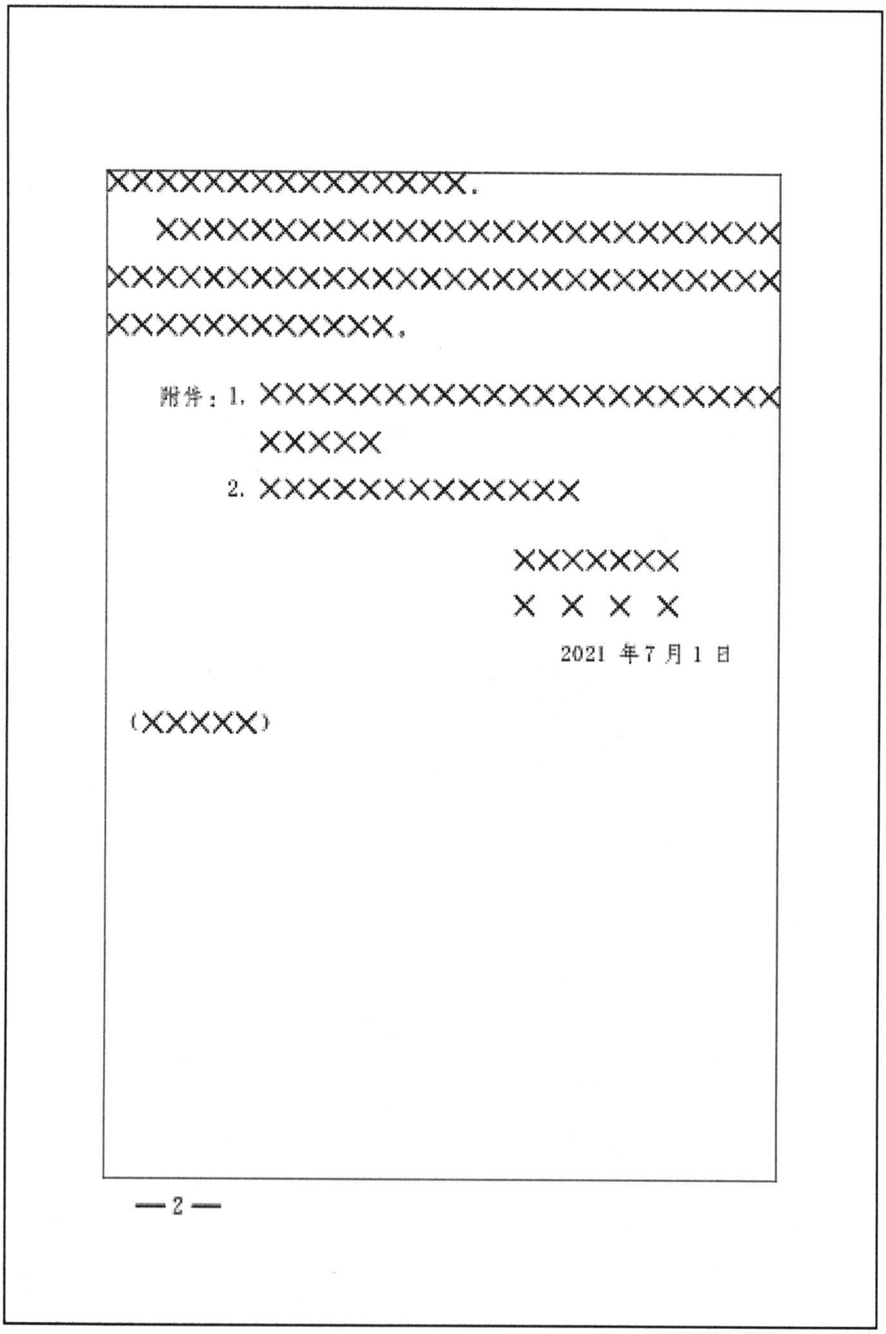
XXXXXXXXXXXXXXXX。
XXXXXXXXXXXXXXXXXXXXXXXXXXX
XXXXXXXXXXXXXXXXXXXXXXXXXXXX
XXXXXXXXXXXXX。
附件：1. XXXXXXXXXXXXXXXXXXXXXX
XXXXX
2. XXXXXXXXXXXXXX
XXXXXXX
X X X X
2021 年7 月1 日
（XXXXX）
—2—

图 2-9　附件说明页版式

（注：版心实线框仅为示意，在印刷公文时并不印出）

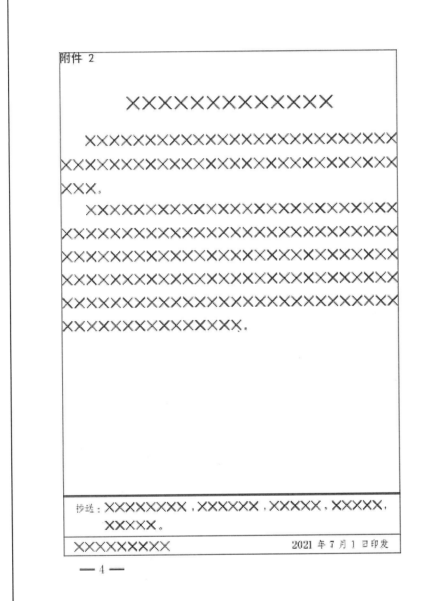

图 2-10　带附件公文末页版式

（注：版心实线框仅为示意，在印刷公文时并不印出）

中华人民共和国×××××部

000001   ×××〔2021〕10号

机 密

特 急

×××××关于×××××××的通知

×××××××：

　　×××××××××××××××××××××××××××××
×××××××××××××××××××××××××××××××
×××××××××××××××××××××××××××××××
×××××××××××××××××××××××××××××。
　　×××××××××××××××××××××××××××××
×××××××××××××××××××××××××××××××
×××××××××××××××××××××××××××。
　　×××××××××××××××××××××××××××××
×××××××××××××××××××××××××××××××
×××××××××××××××××××××××××××××××
×××××××××××××××××××××××××××××××
×××××××××××××××××××××××××××××××
×××××××××××××××××××××××××××××。

图2-11 信函格式首页版式

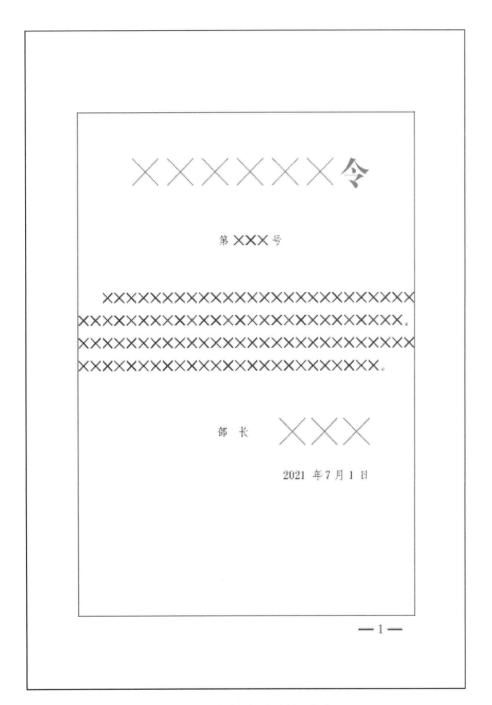

图 2-12 命令(令)格式首页版式

(注：版心实线框仅为示意，在印刷公文时并不印出)

五、公文的行文规则

公文的行文是指公文在机关之间和机关内部的传递运转。行文规则是指公文在运行过程中所应遵循的各种规定。依据《党政机关公文处理工作条例》，公文的行文应当确有必要，讲求实效，注重针对性和可操作性。主要规则如下：

（一）行文关系根据隶属关系和职权范围确定

一般不得越级行文，特殊情况需要越级行文的，应当同时抄送被越过的机关。

（二）向上级机关行文规则

（1）原则上主送一个上级机关，根据需要同时抄送相关上级机关和同级机关，不抄送下级机关。

（2）党委、政府的部门向上级主管部门请示、报告重大事项，应当经本级党委、政府同意或者授权；属于部门职权范围内的事项应当直接报送上级主管部门。

（3）下级机关的请示事项，如需以本机关名义向上级机关请示，应当提出倾向性意见后上报，不得原文转报上级机关。

（4）请示应当一文一事。不得在报告等非请示性公文中夹带请示事项。

（5）除上级机关负责人直接交办事项外，不得以本机关名义向上级机关负责人报送公文，不得以本机关负责人名义向上级机关报送公文。

（6）受双重领导的机关向一个上级机关行文，必要时抄送另一个上级机关。

（三）向下级机关行文规则

（1）主送受理机关，根据需要抄送相关机关。重要行文应当同时抄送发文机关的直接上级机关。

（2）党委、政府的办公厅（室）根据本级党委、政府授权，可以向下级党委、政府行文，其他部门和单位不得向下级党委、政府发布指令性公文或者在公文中向下级党委、政府提出指令性要求。需经政府审批的具体事项，经政府同意后可以由政府职能部门行文，文中须注明已经政府同意。

（3）党委、政府的部门在各自职权范围内可以向下级党委、政府的相关部门行文。

（4）涉及多个部门职权范围内的事务，部门之间未协商一致的，不得向下行文；擅自行文的，上级机关应当责令其纠正或者撤销。

（5）上级机关向受双重领导的下级机关行文，必要时抄送该下级机关的另一个上级机关。

（四）同级机关行文规则

同级党政机关、党政机关与其他同级机关必要时可以联合行文。属于党委、政府各自职权范围内的工作，不得联合行文。

党委、政府的部门依据职权可以相互行文。部门内设机构除办公厅（室）外不得对外正式行文。

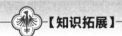 【常识巩固】

一、判断题(正确的打√,错误的打×)

1. 上行文、平行文、下行文发文字号都位于发文机关标志下居中排一行。　　(　　)

2. 公文的标题应由发文机关、事由、文种构成。　　(　　)

3. 凡重要公文都要标注签发人。　　(　　)

2-2
习题答案

二、多项选择题

1. 下列不属于公文组成必备项目的是(　　)。

 A. 标题　　　　　B. 发文字号　　　　C. 抄送机关　　　　D. 附件

 E. 发文机关标志

2. 《××学校关于开展"国家资助　助我成长"专题征文活动的通知》只有一份附件,其附件说明标注错误的是(　　)。

 A. 附件:如文　　　　　　　　　B. 附件:1. 学生征文推荐表

 C. 附:《学生征文推荐表》　　　D. 附件:《学生征文推荐表》

 E. 附件:学生征文推荐表

三、请根据本项任务的内容,以通知或请示为例,绘制一份下行文或上行文的公文格式版式图。

【知识拓展】

机关名称的"规范简称"与"全称"举例

1. "中共中央"的全称是中国共产党中央委员会。

2. "中宣部"或"中共中央宣传部"的全称是中国共产党中央委员会宣传部。

3. "国务院"的全称是中华人民共和国国务院,即中央人民政府。

4. "中共××省委"的全称是中国共产党××省委员会。

5. "××省政府"的全称是××省人民政府。

6. "共青团中央"的全称是中国共产主义青年团中央委员会。

7. "××市团市委"的全称是共青团××市委员会。

8. "国家卫健委"的全称是中华人民共和国国家卫生健康委员会。

学习单元三

写作常用
机关公文

单 元 概 述

公文是指党政机关实施领导、履行职能、处理公务的具有特定效力和规范体式的文书,是传达贯彻党和国家方针政策,公布法规和规章,指导、布置和商洽工作,请示和答复问题,报告、通报和交流情况等方面的重要工具。本单元对日常工作中使用频率较高的九种党政机关公文——公告、通告、通知、通报、报告、请示与批复、函、纪要进行介绍。

任务一　公　告

情境模拟

　　近期,××省新冠肺炎疫情防控指挥部为应对省内及多个省份零星出现的新冠肺炎本土疫情,防止疫情扩散,需要向社会公告有关注意事项。该部门负责文书写作的张力应该用什么文种来发布此信息? 又应该如何写作?

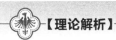【理论解析】

一、公告的适用范围

　　公告适用于向国内外宣布重要事项或法定事项。发布者级别较高,通常是国家最高权力、行政机关及其所属部门,各省市、自治区、直辖市行政领导机关。其他的地方行政机关、社会团体和企事业单位等一般不能发布公告。公告并不常用,但一旦使用公告,就会引起各方的关注和重视。

二、公告的分类

　　根据公告的内容和性质,公告可分为知照性公告、发布性公告、事项性公告和强制性公告等几类。

　　（一）知照性公告

　　知照性公告通常用来公告重大事项,与事项性公告相比没有需要遵守的规定和要求,只有知照性的意义。

　　（二）发布性公告

　　发布性公告常用在发布法律、法令、法规和其他重要法律公文时使用,与命令相似,但公告发布的法律和文件通常更为重大。

　　（三）事项性公告

　　事项性公告用于公布需要社会和群众广为周知的公务事项,并提出规定和要求。

（四）强制性公告

强制性公告带有强制性的执行要求。

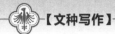【文种写作】

公告通常由标题、正文和落款三部分组成，没有主送机关。

一、标题

公告的标题可以有两种写法：一是"发文机关＋事由＋文种"，如《国家税务总局关于纳税信用评价与修复有关事项的公告》；二是"发文机关＋文种"，如《国务院公告》。

二、正文

正文一般由缘由、事项、结语三部分组成。

公告的缘由是陈述发布公告的根据、原因、目的，一般写得简明扼要。

事项是正文的主体，要写得简洁明了，明确具体。若内容属周知性，往往篇幅较短；若内容属规定性，一般分条列项写明应当遵守的有关内容。

结语常用"现予公告"或"特此公告"作为结束语；有时也可省略；有时以提出希望或要求作结语。

三、落款

公告的成文日期一般标注在正文的右下方，然后加盖公章。有时成文日期也可标在有发文机关的标题的正下方。重要的公告还标明发布地点。

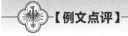【例文点评】

【例文 3-1-1】

公　告
2021年　第1号

根据新冠肺炎疫情形势和疫情防控工作要求，经研究，决定推迟开展2020年甲类大型医用设备配置许可专家评审工作。待疫情平稳、条件具备后将尽快启动评审工作，具体安排另行通知。

特此公告。

国家卫生健康委

2021年1月26日

例文点评

　　这是一则知照性公告,正文开头写发公告的依据,公告的事项用两句话表达,简明扼要,结尾用规范性的词语。

【例文3-1-2】

国务院公告

　　为表达全国各族人民对抗击新冠肺炎疫情斗争牺牲烈士和逝世同胞的深切哀悼,国务院决定,2020年4月4日举行全国性哀悼活动。在此期间,全国和驻外使领馆下半旗志哀,全国停止公共娱乐活动。4月4日10时起,全国人民默哀3分钟,汽车、火车、舰船鸣笛,防空警报鸣响。

国务院
2020年4月3日

例文点评

　　这是一则强制性公告,正文开头写发公告的缘由,后写明公告内容及强制性执行要求。

【例文3-1-3】

××省应对新型冠状病毒肺炎疫情应急指挥部公告
（第×号）

　　近期,包括我省在内多个省份相继出现新冠肺炎本土疫情。为防止疫情蔓延扩散,现将有关事项公告如下。

　　一、依法履行责任。中高风险地区入(返)省人员和"××健康通"为红、黄码人员,应第一时间主动向村(社区)报备,积极配合落实核酸检测、隔离管控、健康监测等疫情防控措施。对瞒报、谎报、迟报疫情,或者阻碍防控工作人员履行职责的,将依法追究法律责任。

　　二、前移防控关口。落实首站负责制,飞机、火车、长途客车、轮船等交通营运主体,应对乘客中来自中高风险地区入(返)省人员开展摸排、信息登记、健康监测和信息报告。医疗机构落实预检分诊和首诊负责制,发热门诊(诊室)患者在核酸检测结果反馈之前必须留观。零售药店销售(含网络销售)退热、止咳、抗病毒和抗生素等4类药品时应实名登记。

　　三、减少聚集流动。全省各级党政机关工作人员、国有企事业单位员工带头,非必要不离省。控制会议频次和规模,减少聚餐聚会,各类大型活动非必要不举办。旅游景区严格执行"预约、限流、错峰"措施,暂缓组团跨省旅游。医疗机构、养老机构、出入境口岸、商场超市、宾馆酒店、餐饮场所、农贸市场、旅游景区等人流量较大的公共场所,电影院、剧场、游戏厅、KTV、酒吧、网吧、棋牌室等休闲娱乐场所,机场、客运车站、火车站、地铁站、港口码头等交通场站,以及居民小区(院落)等应严格实行戴口罩、测温、亮码和扫码通行。

四、加强个人防护。倡导近期入(返)省人员主动进行核酸检测。出入公共场所和乘坐公共交通工具应全程规范佩戴口罩。坚持勤洗手、多通风、分餐制、用公筷、常消毒等良好习惯。倡导快递、外卖无接触式配送。如有头痛发热、咳嗽乏力、嗅(味)觉减退和腹泻等异常症状,立即做好个人防护并前往设有发热门诊(诊室)的医疗机构就诊,途中尽量避免搭乘公共交通工具。

五、积极接种疫苗。加强新冠病毒疫苗接种惠民政策和科普知识宣传,提供便民利民措施。按"应接尽接"原则,无禁忌症、符合条件且未接种新冠病毒疫苗的群众应积极接种,尽快形成免疫屏障,共同维护身体健康和社会安全。

××省应对新型冠状病毒肺炎疫情应急指挥部

2021年8月1日

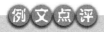

　　这是一则事项性公告,首先写明发布公告的缘由(依据、目的),然后写清公告的规定与要求。行文干净流畅,用语简明庄重,充分显示出公告的权威性。

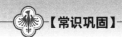【常识巩固】

一、单项选择题

1. 公告的类型不包括(　　)。

   A. 向国内外宣布重大事项的公告

   B. 宣布影响面很大的专门事项的公告

   C. 决定重大事项的公告

   D. 向特定对象发布的公告

2. 公告面向国内外主动郑重宣布重要事项,其目的在于(　　)。

   A. 广大群众周知

   B. 让受文者遵照执行

   C. 引起国内外的关注和重视

   D. 在一定的程度上起到警诫作用

二、多项选择题

1. 公告的特点主要有(　　)。

    A. 制发机关的限制性　　　　　　　B. 发布事项的重要性

    C. 发布范围的广泛性　　　　　　　D. 发布方式的单一性

2. 下列标题中,正确的有(　　)。

    A. ××县人民医院关于新设保健门诊的公告

    B. ××省人民政府关于在××地区执行大气污染物特别排放限值的公告

    C. ××火车站关于火车晚点的公告

    D. ××省人大常委会关于发布××省开发区管理条例的公告

【病文纠错】

请指出下文的错误,并在原文相应处修改。

<h2 style="text-align:center">施 工 公 告</h2>

各位群众:

    广平路等道路因养护需要,为确保施工区域附近道路安全、畅通,根据《中华人民共和国道路交通安全法》第三十九条之规定,现将有关事项公告如下:

    一、施工时间:××××年2月5日至××××年3月5日

    二、施工地点:广平路

    三、施工期间广平路实行机动车由北向南单向通行

    施工期间会对该路段的交通造成一定的影响,请过往行人和车辆按该路段设置的交通标志的指示通行,并自觉服从交警和现场施工管理人员的指挥。特此公告。

    ××市交通支队

    ××市公用事业管理中心

2022 年 1 月 28 日

3-1
习题答案

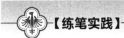【练笔实践】

一、根据本任务中的【情境模拟】,完成相应写作。

二、××省中医药管理局在4月5日发布了《××省中医药管理局关于直属事业单位 2022 年 5 月公开招聘工作人员公告》,到截止报名时间4月20日,其中××大学的儿

科主治医生岗位仍无人报名。4月25日，××省中医药管理局需发布公告取消该岗位招聘，该公告应如何拟写？

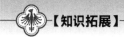【知识拓展】

公告写作须知

一、公告的内容一般都比较重大，发文机关的级别也较高，不能随意把通知、通告、启事、广告的内容用公告来发布。生活中常见到某单位迁移地址、某学校招生等情况用"公告"，这是滥用"公告"。

二、公告的文字要简练、严谨，要直陈事项，不作议论，注重实效。

三、公告在各种媒体（报纸、广播、电视、网络）上公开发布，一般不用"红头文件"下发。

任务二　通　告

情境模拟

　　为加强对化妆品行业的卫生监督管理,检测化妆品不良反应,国家卫生健康委增设××皮肤科医院、××大学附属第一医院、××省人民医院、××省中心医院为检测诊断机构,现需要把检测诊断机构名单面向社会公示,应该使用什么文种? 应该如何写?

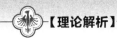【理论解析】

一、通告的适用范围

　　通告适用于在一定范围内公布应当遵守或者周知的事项。发布者通常是国家机关中的职能部门,也可以是基层单位或社会团体。

　　通告的发布范围比公告小,它所发布的有关事项只要求相关人员遵守、执行,对一定范围内的公众起着制约作用,如《国务院关于保障民用航空安全的通告》等。

　　通告一般不用"红头文件",而是通过张贴和登报的方式发布。

二、通告的分类

　　(一)告知性通告

　　告知性通告在一定范围内向有关单位或人员公布需要周知的事项,它不带有强制性,其重点是让有关单位和人员知晓,如《国家税务总局广西壮族自治区税务局关于开展税收专项检查的通告》。

　　(二)规定性通告

　　规定性通告即向一定范围内公布应当遵守事项的公告,具有一定的法规效用,有关单位和个人必须遵守。此种通告应由具有相应职权的机关发布,如《广东省人民政府关于禁毒的通告》。

【文种写作】

通告是由标题、正文、落款等几部分组成，没有主送机关。

一、标题

通告和公告的标题同样，一般有两种形式：一是"发文机关＋事由＋文种"，公布较重要的事项一般用此种形式，如《中华人民共和国公安部关于在全国实施居民身份证使用和查验制度的通告》；二是"发文机关＋文种"，发文机关级别高的可以采用这种标题形式，如《中华人民共和国财政部通告》。

二、正文

通告的正文由缘由、事项、结尾三部分构成。

（一）缘由

缘由，是发布通告的原因、目的、依据。常用"为……特此通告如下""根据……，决定……""现将有关规定通告如下"等特定的句式或习惯用语过渡到事项部分。

（二）事项

事项，是需要社会有关方面周知或遵守的内容。要写得明确具体，便于执行。内容如果单一，正文常采用篇段合一的结构模式；内容如果复杂，正文应采用分列条款式。

（三）结尾

结尾，有的指明执行的日期，有的以"特此通告"作结语。

三、落款

通告的落款应写明发文机关名称和成文日期。有时也将成文日期写在标题下方、正文上方。

【例文点评】

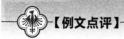【例文 3-2-1】

××市供电局通告

为方便群众监督，抵制以电权谋私的不正之风，××市供电局规定，凡从事营业、工程安装设计以及一切与用户有工作联系的职工均应佩戴员工证。员工证印有本人的照片、姓名、工作部门、编号。凡不佩戴员工证而从事供电业务者,市民可视为非供电局人员。如发现供电局员工有侵犯用户利益的行为,欢迎直接向××市供电局举报。监督举报电话:765514。

××市供电局

2022 年 6 月 10 日

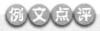

这是一则告知性通告。正文先写发文缘由,然后写事项,最后以要求作结。行文简洁明确,文字、语气与内容和谐统一。

【例文 3-2-2】

××市城市管理委员会

中共××市委城乡社区发展治理委员会

××市公安局　××市生态环境局

××市水务局　××市市场监督管理局

××市应急局　××市公园城市建设管理局

关于中元节期间禁止在公共场所焚烧祭祀用品的通告

为减少空气污染、改善环境质量、保护公共设施、维护公共安全,根据《中华人民共和国大气污染防治法》《中华人民共和国治安管理处罚法》《中华人民共和国消防法》《中华人民共和国河道管理条例》《××省城乡环境综合治理条例》《××省城市园林绿化条例》《××市市容和环境卫生管理条例》等相关法律法规规定,现将中元节期间禁止在公共场所焚烧祭祀用品等有关事项通告如下:

一、禁止在本市各区(市)县建成区范围内的城市道路、广场、河边、树林、草坪等公共场所焚烧香蜡纸钱等祭祀用品。

二、禁止沿街兜售香蜡纸钱等祭祀用品。

三、对于违反本通告规定,在禁止区域内焚烧香蜡纸钱等祭祀用品产生垃圾、损坏园林绿地、破坏市政设施、引发火灾、造成大气污染等危害的,或沿街兜售香蜡纸钱等祭祀用品的,由城管、公安、环保、应急、消防、园林等主管部门按照职责依法查处;阻碍行政执法人员执行公务的,由公安机关依法处理,构成犯罪的依法追究刑事责任。

广大共产党员、共青团员和国家公职人员要带头遵守法规,以实际行动带动群众文明祭祀;广大群众可采取鲜花、丝带祭祀等绿色、文明、环保的方式开展祭奠活动,主动摈弃陈规陋习,为建设美丽宜居公园城市贡献力量。

特此通告。

××市城市管理委员会　　　　中共××市委城乡社区发展治理委员会
（公章）　　　　　　　　　　　　（公章）

××市公安局　　　　××市生态环境局　　　　××市水务局
（公章）　　　　　　（公章）　　　　　　（公章）

××市市场监督管理局　　　　××市应急局　　　　××市公园城市建设管理局
（公章）　　　　　　　　（公章）　　　　　　（公章）

2022 年 3 月 5 日

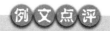

这是一则规定性通告。正文先交代了发文缘由（目的、依据），然后写明规定的具体要求。语言通俗、简洁，且具有权威性。

【常识巩固】

一、单项选择题

1. ××公司向社会公众告知聘请××担任该公司常年法律顾问的事宜，应该使用（　　）文种行文。

    A. 决定　　　　　　B. 通知　　　　　　C. 通告　　　　　　D. 通报

2. 通告的结尾不会采用（　　）。

    A. 此告　　　　　　B. 悉各遵照　　　　　C. 特此通告　　　　D. 请参考执行

3. 通告，适用于（　　）。

    A. 对重要事项或者重大行动做出安排，奖惩有关单位及人员，变更或者撤销下级机关不适当的决定事项

    B. 公布社会各有关方面应当遵守或者周知的事项

    C. 依照有关法律公布行政法规和规章，宣布施行重大强制性行政措施，嘉奖有关单位及人员

    D. 向国内外宣布重要事项或者法定事项

二、多项选择题

1. 通告的正文部分由（　　）构成。

    A. 发布通告的依据、目的　　　　　　　　B. 通告事项

    C. 结语　　　　　　　　　　　　D. 执行的具体要求

2. 下列事项中能用通告行文的有(　　)。

    A. ××市国土局拟行文召开各区、县国土局长会议

    B. ××市燃气公司将告知公众天然气停气的时间及地段

    C. ××县地税局将告知纳税人限期到指定地点进行纳税登记

    D. ××县百货公司扩大经营规模拟向社会招收一批营业员、业务员

 【病文纠错】

请指出下文的错误,并在原文相应处修改。

通　　告

    我厂因铺设供气管道,需挖断厂门外 108 国道公路,过往车辆须绕道通行,否则一切后果自负。

××机械厂

2022.5.10

3-2
习题答案

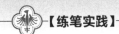 【练笔实践】

一、根据本任务中的【情境模拟】,完成相应写作。

二、某市将举行元旦环城长跑比赛,当天 9 至 11 时,人民南路全线,一环路全线作为比赛线路,禁止一切机动车辆通行(为比赛服务的执勤车凭专用通行证通行)。请以市公安局名义写一篇告知性通告。

 【知识拓展】

公告与通告

    公告和通告都是告知性公文,都有公开、广泛等共同点,但它们也有明显的区别,不要混淆使用。这两种公文的主要区别在于:

    一、发文机关不同。公告的发文机关级别较高。通告的发文机关却十分广泛,不受级别和范围的限制,除规定性通告外,任何部门均可以发布。

    二、内容轻重不同。公告的内容是重要事项和法定事项;通告的内容多是具体的工作事务,重要程度不及公告。

    三、告知对象不同。公告是向国内外宣布事项,对象范围广;通告是对一定范围的社会成员公布事项,对象范围要比公告小。

任务三 通 知

情境模拟

　　××省中医药管理局认为××医学院的五年规划写得很好,想号召全省各医学院校学习这份规划,此时应该使用什么文种行文？应该如何写呢？

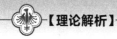【理论解析】

一、通知的适用范围

　　通知适用于发布、传达要求下级机关执行和有关单位周知或者执行的事项,批转、转发公文。

　　通知是一种比较灵活且使用较多、用途较广泛的一种公文。它是下行文,也可用作平行文。

二、通知的特点

　　(一)作者的广泛性

　　通知不受级别的限制,上到最高的行政机关,下到基层单位、社会团体和事业单位等均可使用。

　　(二)使用的频繁性

　　公务活动中,无论问题大小,大到全国性的重大事项、行政法规,小到单位内部告知一般事项,均可使用通知。通知是所有公文中使用频率最高的一种文种。

　　(三)写作的灵活性

　　通知写作灵活自由,不同类型的通知写作结构各不相同,无须拘泥于固定的格式,内容根据需要有的长达数千字,有的只有几十个字。

　　(四)时间的有效性

　　通知事项一般是要求立即办理、执行或知晓的,不容拖延。有的通知,如会议通知

"通知"微课

等,只在指定的一段时间里有效。

三、通知的分类

(一)指示性通知

指示性通知用于传达上级机关的指示或决定,要求下级机关贯彻执行的通知。凡是上级对下级就某些工作发出指示、要求等不宜采用命令行文时,就可使用此类通知,故此类通知具有强制性、指挥性或决策性。写作此类通知,要阐述发文的依据、目的或意义,并交代工作任务与执行要求。

(二)发布性通知

发布性通知用于发布规范性文件,包括颁布行政法规和规章,公布本机关或其他机关制定的规范性文件等。

(三)批转、转发性通知

此类通知用于批转、转发有关文件。上级机关转发下级的文件,可用批转性通知;下级机关照转上级文件,不相隶属的机关之间转发文件,均可用转发性通知。

当被转的公文是通知时,标题中只需保留一个"通知",去掉其他的"通知";若被转的公文是其他文种,标题中则不能将文种名称省略;如果是多层转发的公文,可以省去中间过渡的机关,直接转始发文机关及其原通知标题,在正文中说明转发情况。如《广东省人民政府办公厅转发国务院办公厅转发国家发展改革委等部门关于推动城市停车设施发展意见的通知》,可改为《广东省人民政府办公厅转发国家发展改革委等部门关于推动城市停车设施发展意见的通知》。

(四)会议通知

此类通知用于向与会者告知会议相关事项的通知。行文方向可以下行,也可以平行。

(五)知照性通知

此类通知用于告知事项或信息的通知。这类通知主要起知照性作用,设置机构、启用印章、更正文件、迁址办公等专门事项,均用这类通知。

【文种写作】

通知一般由标题、主送机关、正文、落款组成。

一、标题

通知的标题一般写法:发文机关＋事由＋文种,如《××大学关于本年度科研成果评奖的通知》。如果通知的内容紧急或重要,可在标题中"通知"两字前加上"紧急"或

"重要"两字,如《××省关于抗震救灾的紧急通知》。

二、主送机关

主送机关即被通知的单位或个人,写在正文首行顶格。普发性通知,可用泛称。

三、正文

正文要交代清楚发文的原因、意图和目的,通知的什么事情,有哪些具体要求和意见,受文单位应如何办理。

正文的结构是灵活多样的,大体说来,可以有三种写法:一是总分条文式,引言之后将通知事项分为几点,用顺序号分条拟写。这样写的好处是条理清楚,一目了然。二是归纳式,按内容将正文分为几大部分,如原因、要求、具体措施等,每一部分集中说明一方面的事情,使受文者易于掌握和遵照办理。三是篇段合一式,有些内容简单的通知,正文不再分条分部分,通篇就是一段话甚至一句话。

四、落 款

"通知"
在线测试

发文机关和成文日期写在全文末尾右下方。

 【例文点评】

🌀【例文 3-3-1】

中共××省委组织部
关于开展全省首届"干部教育名师"评聘工作的通知

各市(州)党委组织部,省直各单位、省属高等学校、国有重要骨干企业组织人事部门,中央在×有关单位组织人事部门:

为深入贯彻习近平总书记关于干部教育培训系列重要论述,认真落实全国全省干部教育培训规划,深入推进县级党校分类改革,进一步提高干部教育培训质量和水平,经研究,开展全省首届"干部教育名师"评聘工作。现将有关事项通知如下。

一、评聘任务

按照政治合格、素质优良、规模适度、结构合理、专兼结合的原则,从全省企事业单位特别是党校、干部学院、社会主义学院、马克思主义学院专业教师中,评聘首届政治素养高、专业造诣高、授课水平高的按照政治合格、素质优良、规模适度、结构合理、专兼结合的原则,从全省企事业单位特别是党校、干部学院、社会主义学院、马克思主义学院专业教师中,评聘首届政治素养高、专业造诣高、授课水平高的"干部教育名师",充实完善全省师资库,推动开发一批干部教育培训好教材、好课程、好案例,以高水平师资队伍为牵引,提高干部教育培训质量和水平。各级党政领导干部不纳入"干部教育名师"评聘管理范围。

二、推荐条件

"干部教育名师"必须具备以下基本条件:

(一)有过硬的政治素质。具有共产主义远大理想和中国特色社会主义坚定信念,忠诚于马克思主义,严格遵守党的政治纪律和政治规矩,始终在思想上、政治上、行动上同以习近平同志为核心的党中央保持高度一致。党外人士拥护中国共产党的领导,坚定"四个自信",始终站稳政治立场。

(二)有良好的道德品行。品德高尚、学风严谨、为人师表,坚持职业道德和职业操守,具有强烈的敬业精神和奉献精神,热爱干部教育培训事业,关心和支持全省干部教育培训工作。曾受到各级学术道德委员会及类似机构明确意见处理的,不纳入推荐范围。

(三)有扎实的专业基础。具有扎实的理论素养、专业知识,掌握本学科前沿的最新动态,有丰富的实践经验、改革创新意识,善于理论联系实际,在本地区、本领域有较高的公认度和知名度。

(四)有丰富的教学经验。长期从事干部教育培训工作,教学理念先进、教学方式灵活、教学内容丰富,能够帮助学员开阔眼界视野、激发创造思维、掌握技巧方法。每年为党政领导干部讲课或宣讲不少于5次,得到学员普遍好评。

(五)有充沛的工作精力。身体健康,一般应在岗工作或返聘在岗,有充足的时间和精力投入到干部教育培训工作。年龄一般不超过65周岁,特别突出者可适当放宽年龄限制。

三、推荐类别

按党的理论教育、党史党性教育、专业化能力和知识培训3个类别进行推荐。

(一)党的理论教育类:重点推荐善于宣讲习近平新时代中国特色社会主义思想,对马克思列宁主义、毛泽东思想、邓小平理论、"三个代表"重要思想、科学发展观有系统深入研究,长期从事马克思主义哲学、政治经济学、科学社会主义、中国特色社会主义理论体系等方面教学科研工作且具有丰富干部教育培训教学经验的专家学者。

(二)党史党性教育类:重点推荐在党的理想信念、党章党规党纪、党的宗旨作风、党内政治文化、"四史"、世情国情党情省情、政德政风、社会主义核心价值观等方面有深入研究且具有丰富干部教育培训教学经验的专家学者。

(三)专业化能力和知识培训类:重点推荐熟悉中央大政方针政策和省委重大决策部署,围绕产业发展、乡村振兴、改革创新、绿色发展、基层治理等中心任务,政治、经济、文化、社会、生态文明、党建、哲学、历史、科技、国防、外交等基础知识,互联网、大数据、云计算、人工智能、区块链等新知识新技能,以及领导艺术、美学修养、传统文化、家风家训、心理健康等人文知识方面有深入研究且具有丰富干部教育培训教学经验的专家学者。

四、评聘程序

坚持民主公开、公平公正、竞争择优原则,按以下程序开展。

(一)组织推荐。由市(州)党委组织部、省直单位组织人事部门、省属高等学校和重要骨干企业组织人事部门、中央在×单位组织人事部门负责推荐,不受理个人申请。被推荐人应如实填写《全省"干部教育名师"推荐评聘申报材料》并提供有关证明材料,由推荐地或推荐单位组织人事部门审查并公示推荐评聘申报材料,同时出具本单位学术道德委员会及类似机构的意见、纪检监察部门的党风廉政意见。

(二)资格审查。省委组织部对被推荐人的资格条件和推荐程序进行审查,提出有效参评人选名单。

(三)集中评审。省委组织部会同有关单位,组建专家评审委员会,对有效参评人选进行集中评审,按照评聘名额推荐产生初步候选人名单。

(四)社会公示。省委组织部采取适当方式对专家评审委员会评审通过的初步候选人名单进行公示,公示时间不少于5个工作日。

(五)审定公布。省委组织部根据公示情况提出正式候选人名单,报部务会审定后发文公布,并颁发《××省"干部教育名师干部教育名师"聘书》。

五、有关要求

(一)认真组织推荐。各地各单位要高度重视,积极参与,认真做好组织推荐工作。其中,中央在×和省属宣传文化系统、高校、科研院所、国有企业、金融机构,分别请省委宣传部、教育厅、科技厅、省国资委、财政厅代为通知到位并统一汇总推荐报送。

(二)严格把关人选。各地各单位要按照推荐评聘条件、类别、程序等有关要求,严肃推荐工作纪律,严格把关推荐人选。原则上,各市(州)推荐人数一般不超过3名(××市5名),省委党校、省委省直机关党校、省社科院一般不超过10名,建有马克思主义学院的高校一般不超过3名,其余单位一般不超过2名。

(三)及时报送材料。各地各单位推荐人选经主要负责同志签字同意后,请于10月28日前报省委组织部(干部教育培训处)。推荐材料包括:①《全省"干部教育名师"推荐人选汇总表》(见附件1,纸质版一式两份,并发送电子版);②《全省"干部教育名师"推荐评聘申报材料》(见附件2,纸质版一式五份,并发送电子版);③2门代表性课程(刻录光盘,一式五份,有关要求见附件3)。

联系电话:×××××××、×××××××;

电子邮箱:××××@126.com。

附件:1. 全省"干部教育名师"推荐人选汇总表

　　　2. 全省"干部教育名师"推荐评聘申报材料

3. 代表性课程报送要求

中共××省委组织部

2021 年 9 月 18 日

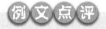

这是一则指示性通知,是上级就某项工作对下级机关有所指示和安排。这类通知的正文包括通知缘由、通知事项和通知要求。它通常采用总分条文式。通知缘由部分一般不宜写得过详过细。或介绍背景,分析形势;或肯定成绩,指出问题;或说明依据,阐明发通知的目的、意义或指导思想。通知事项是这类通知的主要部分,要写明做什么、怎么做,即写明工作任务、原则规定、执行要求、具体措施、注意事项等。通知要求是通知的结尾部分,以要求、希望来结束全文,是这类通知写法上的一个特色。有的通知不写这部分,通知事项言尽文止。

【例文 3 - 3 - 2】

国务院关于印发"十四五"数字经济发展规划的通知

国发〔2021〕29 号

各省、自治区、直辖市人民政府,国务院各部委、各直属机构:

现将《"十四五"数字经济发展规划》印发给你们,请认真贯彻执行。

国务院

2021 年 12 月 12 日

附件:

"十四五"数字经济发展规划(正文略)

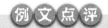

这是一则发布性通知。语言简洁,直接交代事项、目的,格式比较固定。

【例文 3 - 3 - 3】

××省人民政府批转省发展改革委
关于 20××年深化经济体制改革重点工作意见的通知

各市(州)人民政府,省政府各部门、各直属机构,有关单位:

省政府同意省发展改革委《关于 20××年深化经济体制改革重点工作的意见》,现转发你们,请结合实际认真贯彻执行。

××省人民政府

2022 年 2 月 1 日

附件:

××省发展改革委关于 20××年深化经济
体制改革重点工作的意见（正文略）

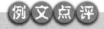

这是一则批转性通知。正文首先表明态度,引出被批转文件的名称,接着表明执行要求。行文条理清楚,简明扼要。

【例文 3-3-4】

国务院办公厅转发司法部
关于审理政府信息公开行政复议案件若干问题指导意见的通知

各省、自治区、直辖市人民政府,国务院各部委、各直属机构:

司法部《关于审理政府信息公开行政复议案件若干问题的指导意见》已经国务院同意,现转发给你们,请认真贯彻落实。

国务院办公厅

2021 年 12 月 22 日

附件:

关于审理政府信息公开行政复议案件若干问题的指导意见
（正文略）

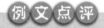

这是一则转发性通知。正文写明转发文件的名称,接着表明对转发文件的态度、意见以及执行要求。行文条理清楚,简明扼要。

【例文 3-3-5】

××县人民政府关于××等同志职务任免的通知

各乡镇人民政府,县政府各部门:

经研究,决定:

××任××县物资局副局长；

××任××县人民政府民族宗教事务办公室主任(兼)。

免去：

××的××县光明初级中学校副校长职务；

××的××县财政局副局长职务。

××县人民政府

(印章)

2022 年 2 月 10 日

例文点评

　　这是一则任免通知。写法简单，一般不说明原因，只交代任命某人担任某职务或免去某人某职务即可，结构清晰明了。

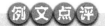【例文 3-3-6】

××秘书科学技术研究中心
关于举办公文处理和公文写作高级研修班的通知

　　为认真贯彻执行中共中央办公厅、国务院办公厅发布的《党政机关公文处理工作条例》，学习国家标准《党政机关公文格式》，提高有关领导和办公室人员公文处理和公文写作能力，更好地适应办公室工作规范化、制度化、科学化的新要求，我中心经与××市委办公室商议，拟自 20××年 4 月起连续在××市举办"高级研修班"，现将有关事项通知如下：

一、研修主题

办公室公文处理和公文写作规范化。

二、主要内容

(一)《党政机关公文处理工作条例》《党政机关公文格式》专题讲座。

(二) 公文处理规范化。

(三) 公文写作规范化。

(四) 当前秘书工作发展的形势、任务和要求。

(五) 现代秘书工作网上办公。

三、开班时间

第一期　20××年 3 月 22—27 日

第二期　20××年 4 月 21—25 日

第三期　20××年 6 月 25—29 日

四、参加对象

(一) 各级党委、政府办公厅(室)有关领导及文秘工作人员。

（二）国有大型企业办公室领导及文秘工作人员。

（三）事业单位、社团组织办公室领导、文秘及业务人员。

五、主讲教师

（一）中央国家机关有关公文写作、公文处理的领导与专家。

（二）有关高等院校、研究机构专门从事公文教学和研究的教授。

六、费用标准

（一）培训费：600元/人，主要用于授课费用、教学场地租金、教学器材、教材费用及其他会务开支。

（二）食宿统一安排，费用自理；教学实习自愿参加，费用另收。

七、承办单位和报名方法

三期研修班均由××市委办公室承办。

报名人员请认真填写好《报名回执表》，并于20××年3月30日前寄到或传真至××市委办公室。

邮编：×××××

联系电话：××××××××××（兼传真）

联系人：×××

八、培训报到地址

××市委办公室，即：××市××路5号

××秘书科学技术研究中心　　　　联系人：×××

联系电话：××××××××××（兼传真）

附件：全国公文处理和公文写作高级研修班报名回执表

××秘书科学技术研究中心办公室

2022年3月8日

例文点评

　　这是一则会议通知。正文由召开会议的目的和召开会议的有关事项两部分组成，其中事项部分写得详细具体、清晰明确，既为与会者提供了方便，又体现了会议通知的写作特点。

【例文3-3-7】

国务院办公厅关于2022年部分节假日安排的通知

各省、自治区、直辖市人民政府，国务院各部委、各直属机构：

经国务院批准,现将 2022 年元旦、春节、清明节、劳动节、端午节、中秋节和国庆节放假调休日期的具体安排通知如下。

一、元旦:2022 年 1 月 1 日至 3 日放假,共 3 天。

二、春节:1 月 31 日至 2 月 6 日放假调休,共 7 天。1 月 29 日(星期六)、1 月 30 日(星期日)上班。

三、清明节:4 月 3 日至 5 日放假调休,共 3 天。4 月 2 日(星期六)上班。

四、劳动节:4 月 30 日至 5 月 4 日放假调休,共 5 天。4 月 24 日(星期日)、5 月 7 日(星期六)上班。

五、端午节:6 月 3 日至 5 日放假,共 3 天。

六、中秋节:9 月 10 日至 12 日放假,共 3 天。

七、国庆节:10 月 1 日至 7 日放假调休,共 7 天。10 月 8 日(星期六)、10 月 9 日(星期日)上班。

节假日期间,各地区、各部门要妥善安排好值班和安全、保卫、疫情防控等工作,遇有重大突发事件,要按规定及时报告并妥善处置,确保人民群众祥和平安度过节日假期。

国务院办公厅

2021 年 10 月 25 日

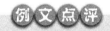

这是一则知照性通知。写明告知的具体事项,直陈其事,简明扼要。

【常识巩固】

一、单项选择题

1. 通知,适用于(　　)。

　A. 表彰先进,批评错误,传达重要精神或者情况

　B. 批转下级机关的公文,转发上级机关和不相隶属机关的公文,传达要求下级机关办理和需要有关单位周知或者执行的事项,任免人员

　C. 向上级机关汇报工作,反映情况,答复上级机关的询问

　D. 各级人民政府按照法律程序向同级人民代表大会或人民代表大会常务委员会提请审议事项

2. 对于批转、转发性通知的标题,下列说法正确的是(　　)。

　A. 对于层层转发通知的标题,只需直接转发最上一级机关的公文原文标题

　B. 被批转、转发公文的标题,除法规规章名称外,一般要加书名

　C. 如果通知的标题太长,可以把中间的文字省略,只剩下开头和结尾

    D. 如果被转发的公文是报告,则该报告的标题应加上书名号

3. 下列标题中,写法正确的是(　　　)。

    A. ××市人民政府办公厅转发市教育局关于进一步开展教育工作意见的通知

    B. ××市科委批转省科委关于进一步加强科技成果转化工作的通知的通知

    C. ××省人民政府批转《省扶贫办关于进一步办好扶贫开发区的报告》的通知

    D. ××市税务局转发市电大关于举办财税专业电大大专班的通知

二、判断题(正确的打√,错误的打×)

1. 上级转发下级文件用"批转",下级转发上级文件,平级之间、不相隶属机关、单位之间转发文件,一律用"转发"。　　　　　　　　　　　　　　　　　　　　　(　　)

2. 任免通知均需写明经何组织研究决定、任免谁及任免职务、任期和待遇,这样才便于执行。　　　　　　　　　　　　　　　　　　　　　　　　　　　　　　　(　　)

3. 有些普发性、周知性的通知,也可不写主送机关。　　　　　　　　　　　　(　　)

4. 标题:关于召开全区中小学书记、校长会议的《通知》。　　　　　　　　　(　　)

【病文纠错】

    请指出下文的错误,并在原文相应处修改。

××学院文件

××字(2022)××号

××学院关于印发"关于节减行政经费的几项规定"的通知

    我院同意××省财政厅"关于节减行政经费的几项规定"中提出的意见,认为切实可行,请结合本单位的情况参照执行。

    附:××省财政厅文件

2022.2.16

【练笔实践】

    一、根据本任务中的【情境模拟】,完成相应写作。

    二、请根据下面的材料写一篇会议通知。

    主办单位:四川省会计师学会

    时间:2022 年 10 月 10 日至 12 日

    会议名称:会计师制度研讨会

    主题:研讨在新的经济改革形势下会计师制度的重要作用和发展趋势

参会人员：各高校从事会计教学的副教授以上的教师、各知名企业的会计主管、会计师事务所的代表等

要求：参会人员需提交论文一篇，字数在 8 000 字以内

费用：会务费 500 元，食宿费用自理

报到地点及食宿：成都建设大街 200 号西南大厦

成文时间：2022 年 9 月 10 日

 【知识拓展】

公文通知与事务性通知

公文通知属于正式公文，具有较完整的公文格式和要素，由版头、主体、版记三部分构成。标题一般是：发文机关＋事由＋文种，有时根据情况可以省略发文机关。

事务性通知属于事务性文书，不需要版头和版记部分，主体部分把事项阐述清楚即可。标题一般直接使用文种"通知"作为标题。

任务四 通 报

情境模拟

2022年4月18日下午,某医学职业院校学生会安全部的李同学随王院长进行了学校内部的安全检查。从检查状况看,各重点部位安排了值班人员,没有发现大的安全隐患,整体状况良好。但校园围墙边有个别小商贩隔墙售卖未经安全检验的食品,存在一定的安全隐患,还需整改。王院长请李同学以校办的名义,就此次安全检查的情况拟写一份通报。你知道通报该如何写作吗?

【理论解析】

一、通报的适用范围和作用

通报用于表彰先进,批评错误,传达重要精神或情况。

通报具有知晓性和指导性的特点,主要起倡导、警戒、启发、教育和沟通情况的作用。具体说来,其作用是:

（一）嘉奖和告诫

通报在一定范围内对具体的人和事表扬或批评,借以达到鼓励先进、发扬正气或批评错误、打击歪风邪气的目的。

（二）交流

凡传达重要情况和知照事项的通报,能及时交流信息,上情下达,促进上下级之间、有关部门之间相互了解。

二、通报的分类

根据通报的作用和应用范围,可将通报分为三类:表彰性通报、批评性通报和情况通报。

（一）表彰性通报

表彰性通报即表彰先进集体或先进人物,教育、引导干部群众学习和赶超先进典型的通报,如《国务院办公厅关于表彰奖励中国女子足球队的通报》。

（二）批评性通报

批评性通报即批评典型人物或单位的错误行为、不良倾向、丑恶现象和各类事故等,教育和引导他人引以为鉴的通报,如《国务院办公厅关于××省××县××玻璃厂擅自制作和出售国徽的通报》。

（三）情况性通报

情况性通报即传递信息、沟通情况,让人们了解事态发展,为工作提供指导或参考的通报,如《广西壮族自治区人民政府办公厅关于××县县庆项目建设情况的通报》。

【文种写作】

一、通报的构成要素

通报一般由标题、主送机关、正文和落款四部分组成。

（一）标题

通报标题一般采用"发文机关＋事由＋文种"的方式,如《国务院关于表彰国家科委等单位长年深入基层开展扶贫工作的通报》。

（二）主送机关

行文对象有专指的通报,写明主送机关;普发性的通报,也可不写主送机关,而在文后的发送范围中注明。

（三）正文

通报正文通常采用递进式结构,也有采用总分条文式结构的情况。各类通报写法上的差异主要体现在正文部分。下面将分类介绍。

1. 表彰及批评性通报

这两类通报的正文结构一般由四部分内容构成。

首先,介绍先进事迹或错误事实、现象。这部分介绍人物或集体的行动及其效果,要写清时间、地点、人物、事件过程及结果,不可过分简略,也不可过分详细,无须出现对话、心理等细节描写。

其次,对事实进行简短评价。这部分最能体现作者的思想水平、写作水平,将人和事上升到较高的层面来认识,作出中肯的评价,或点出事件意义,或对事件定性,切忌就事论事。

再次,表彰决定或惩罚决定、整治措施。这部分写清楚在什么会议或由什么机构决定,给予对象什么项目的表彰奖励或批评处分,要求清晰、简洁、明确,用词精当。

最后,提出希望、号召和要求。正文结尾部分要具有针对性地提出希望和要求,表明通报的写作目的,点出希望通报能达到的效果。

2. 情况通报

情况通报主要包括以下内容:

（1）叙述通报主要精神或基本情况。

（2）分析精神的实质或情况产生的背景。

（3）最后提出指导性意见。

（四）落款

通报的落款一般应注明发文机关和成文日期。

二、写作注意事项

（一）内容必须真实

通报的事实、所引材料，都必须真实无误。动笔前要调查研究，对有关情况和事例进行认真核对，客观、准确地进行分析、评论。

（二）行文要及时

通报具有较强的时效性，要及时快速地反应。

（三）决定要恰如其分

表彰或惩处决定要得当，要合乎政策或有关规定。

（四）语言要简洁、庄重

表扬性和批评性的通报还应注意用语分寸，要力求文实相符，不讲空话、套话，不讲过头的话。

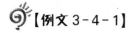

【例文 3-4-1】

××县关于表彰教育工作先进个人的通报

各乡（镇）人民政府，县政府各直属部门：

为在全县范围内掀起敬业乐教、尊师重教的新热潮，进一步调动广大教职工教书育人、管理育人、服务育人的积极性，经县人民政府研究，决定对李××等 13 名优秀教育工作者、刘×等 30 名优秀教师、王××等 33 名优秀班主任予以通报表彰。

希望受表彰的先进个人珍惜荣誉，戒骄戒躁，以更高的标准严格要求，继续当好全县教育工作的排头兵。全县广大教育工作者要向先进典型学习，以更加饱满的热情积极投身到工作中，为我县教育事业发展做出新的、更大的贡献。

附件：2020 年××县优秀教育工作者、优秀教师和优秀班主任名单

××县人民政府

2020 年 12 月 28 日

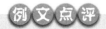

这是一则表彰性通报。先写明表彰的缘由和根据，然后是受表彰人员的名单(附件)，最后写出希望和号召。全文层次清楚，一气呵成。

【例文3-4-2】

××市卫生局关于医生王××滥用麻醉药药品造成医疗事故的通报

各区县、各乡镇医疗卫生单位：

2021年9月20日18时50分，×县×镇×村农民盛××因下腹部疼痛，被送到×镇卫生院治疗，该院夜班医生王××以"腹痛待诊"处理，为病人开了阿托品、安定等解痛镇静药，肌肉注射杜冷丁10毫克。9月21日17时许，该病员因腹痛加剧，再次到该卫生院治疗，医生刘××诊断为"急性阑尾炎穿孔，伴腹膜炎"，急转市第二人民医院治疗，于当晚20时施行阑尾切除手术。手术过程中，发现阑尾端部穿孔糜烂，腹腔脓液弥漫；随后切除了坏死的阑尾，清除了腹腔脓液约300毫升；安装了腹腔引流管条。经过积极治疗，输血300毫升，病人才脱离危险，但身心受到了严重损害。

急性阑尾炎是一种常见的外科急腹症，诊断并不困难。×镇卫生院王××工作马虎，处理草率，在没有明确诊断以前，滥用麻醉剂杜冷丁，掩盖了临床症状，延误了病人的治疗时间，造成了较为严重的医疗事故。这是一种对人民生命财产极不负责任的做法。为了教育王××本人，经卫健委研究，决定给予王××行政记过处分，扣发全年奖金，并在全市范围内通报批评。

各单位要从这次医疗事故中吸取教训，加强对职工的思想教育，增强职工的责任感，以对人民高度负责的精神，端正服务态度，提高服务质量。同时，要加强对麻醉药品的管理，认真执行《××省卫生健康委员会关于严格控制麻醉药品使用范围的规定》，严禁滥用麻醉药品。今后如发现违反规定者，要首先追究单位领导的责任。

特此通报。

××市卫生健康委员会

（印章）

2021年10月6日

这是一则批评性的通报。首先用简洁的语言叙述了通报事情的概况，然后分析其要害和实质，在此基础上提出告诫性的要求。行文态度鲜明，分析透彻，达到了批评和告诫的目的。

【例文 3-4-3】

××县人民政府关于非洲猪瘟防控工作督查情况的通报

为了坚决阻击非洲猪瘟疫情,强化联防联控,形成工作合力,近期,县政府督查室同县动物防疫和畜产品安全指挥部办公室对各镇、有关部门疫情防控工作开展情况进行了全面督查,现将有关情况通报如下。

一、基本情况

从督查总体情况看,各镇、各部门能够提高政治站位,高度重视防控工作,成立防控工作机构,召开专题会议研究安排,依据全县非洲猪瘟防控总体部署,扎实开展防控工作,取得了阶段性成效。

(一)各镇防控工作开展情况

一是专题安排部署。各镇成立了镇村组三级网格化防控工作领导小组,多次召开专题会议,制定工作方案,进行安排部署,严格落实属地管理防控责任,任务落实到村到户。

二是开展疫情监测排查。各镇每个村落实 1 名疫情监测排查员,坚持每天入户排查和镇兽医站巡查的核查工作机制和日报告制度,确保疫情排查到位。

......

(二)各部门防控工作开展情况

各部门积极落实监管责任,依法履职尽责,强化联防联控,形成防控工作合力。

县畜产局:积极履行牵头组织协调职能,有效地组织全县开展了防控工作。

......

二、存在问题

各镇、各部门能够严格按照县政府统一部署,认真落实各项措施,有力地保障了畜牧业健康发展和畜产品质量安全,但在具体工作中,仍然存在一些问题:

一是部门协作、信息互通不够。多数部门能够每周向县动物防疫和畜产品安全指挥部办公室上报防控工作进展情况,但市场监管局、工信局至今没有上报,防控信息难以全面掌握。

......

三、下一步工作要求

为了打赢阻击非洲猪瘟疫情攻坚战,实现疫情不发生的最高目标,各镇、各部门要把疫情防控作为当前重点工作,在持续落实整改措施的同时,进一步提高认识,压实责任,强化措施,通力协作,坚决阻断疫情传播。

×县人民政府

2021 年 11 月 16 日

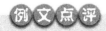

这是一则情况通报。通报先摆情况,然后进行分析,揭示问题实质,得出结论,从而表明通报的目的。行文连贯,逻辑紧凑,措辞准确,针对性强。

【常识巩固】

一、单项选择题

1. 通报,适用于(　　)。

　A. 表彰先进,批评错误,传达重要精神或者情况

　B. 遇到无法处理的情况,向上级寻求支援

　C. 向上级机关汇报工作,反映情况,答复上级机关的询问

　D. 各级人民政府按照法律程序向同级人民代表大会或人民代表大会常务委员会提请审议事项

2. 下列可以用通报行文的有(　　)。

　A. 某公汽公司拟宣传本单位奋不顾身勇斗歹徒的司机陈刚的英勇事迹

　B. 某煤矿拟向国资委汇报本矿遭受严重地质灾难的情况

　C. 市卫健委要求本年度医疗规范不合格的医院进行整改

　D. 某学校向所属市教体局请求拨款建设实验楼

3. 给此标题填写文种:××市关于几起重大交通事故的(　　)。

　A. 通知　　　　　B. 通报　　　　　C. 通告　　　　　D. 公告

二、多项选择题

1. 表彰性通报的正文的组成部分主要有(　　)。

　A. 表彰缘由　　　B. 表彰决定　　　C. 希望号召　　　D. 知晓范围

2. 通报写作要领主要有(　　)。

　A. 以具体事实为基础　　　　　　　B. 以典型事例为题材

　C. 以教育指导为目的　　　　　　　D. 以及时有效为要求

【病文纠错】

请指出下文的错误,并在原文相应处修改。

考核结果的通报

各科室:

　我院关于本年度院感情况的考核任务已经完成,现将结果通报如下:

第一名：内一科

第二名：外一科

第三名：急诊科

××医院

2022 年 2 月 8 日

【练笔实践】

一、根据本任务中的【情境模拟】,完成相应写作。

二、2022 年 2 月 5 日晚,阴雨密布,某医院护士张丽丽在下班途中,偶遇一摔倒路人,危急时刻,张丽丽不顾寒冷,立即跪在地上进行急救,并成功挽救了该路人的生命。该医院为了表彰张丽丽见义勇为的职业精神,特授予其优秀护士荣誉称号。请你代院办拟写一份表彰通报。

3-4
习题答案

【知识拓展】

奖惩性决定与表扬批评性通报的区别

一、表彰行文选用规格不同

有法规、条例、规章为依据的奖惩事项用决定;一般有典型意义的事项用通报。

二、行文目的和文种的性质不同

决定是指挥性公文,行文目的是告知事项,有很强的约束力。通报是知照性公文,其行文目的不是贯彻执行,而是让人们了解情况、交流信息、提高认识,起宣传教育的作用。

任务五 报 告

情境模拟

　　为了进一步弘扬尊老敬贤的传统美德和青年志愿者"奉献、友爱、互助、进步"的精神,2021年暑假,××医学院组织了以"践行荣辱观,服务新农村"为主题的暑期社会实践活动。在实践中,各志愿者积极为老人义诊,科普医疗保健知识,讲述防诈骗的方法,受到了社会的一片好评。作为该活动组织者,院办王老师请你起草一份报告,将此次实践活动的情况汇报给市教体局,你该如何动笔呢?

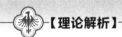【理论解析】

一、报告的适用范围和作用

报告适用于向上级机关或业务主管部门汇报工作、反映情况、答复询问、报送材料等。报告是重要的上行文。

"报告"微课

报告的作用主要是帮助上级及时了解情况,掌握下情,为领导决策提供依据,利于上级的监督和指导。

二、报告的特点

(一)反映实践性

汇报的工作,是对本单位工作的回顾或总结。反映的情况,是本单位在工作实践中所碰到的情况或问题。答复上级机关的询问,也只能依据本单位的实践情况。

(二)概括陈述性

报告的表达方式以叙述和说明为主,叙述和说明必须是概括性的,只要求作粗线条的勾勒,不用详述事件或工作的过程,更不用铺排大量的细节。若有议论,议论多限于夹叙夹议。

三、报告的分类

(一)工作报告

工作报告即向上级机关汇报工作的报告。多数工作报告只汇报某一阶段工作的进展、成绩、经验、存在问题及打算,汇报上级机关交办事项的结果,汇报对某一指示传达贯彻的情况,向上级机关报送物件或材料等。工作报告分为综合工作报告和专题工作报告。

综合工作报告主要用于定期向上级机关汇报本机关、本部门职权范围内的全面工作,最常见的是年度工作报告等。

专题工作报告则适用于某一重要工作完成之后或正在进行之中,专门就其情况向上级机关进行汇报。

(二)情况报告

情况报告适用于汇报出现的新情况、新问题,特别是突发事件、特殊情况、意外事故及处理情况。情况报告突出工作中出现的"情况",针对性强,内容集中。

(三)答复报告

答复报告即答复上级机关询问问题的报告。它属于被动报告,答复内容要针对上级机关的询问,不能答非所问,随意添加内容。

【文种写作】

一、报告的构成要素和写法

报告包括标题、主送机关、正文和落款四个部分。

(一)标题

报告的标题一般采用完整式公文标题的写法,即:发文机关+事由+文种。

(二)主送机关

报告的主送机关一般是发文机关的直属上级机关。如有必要报送其他上级机关,可采用抄送形式。

(三)正文

一般情况下,报告的正文由缘由、事项和结尾三个部分组成。缘由、事项根据不同类型的报告,各自侧重不同。结尾多使用"特此报告""专此报告""以上报告,请审示""如无不妥,请批转有关单位共同执行"等用语。

各类报告正文的写作要点如下:

1. 工作报告

正文围绕主旨展开陈述,内容一般包括:基本情况、主要成绩、经验教训、今后意见、或提出有关建议。同类型的工作报告,汇报的侧重点会有所不同。如果内容较多则分条列项报告。

2. 情况报告

正文围绕主旨,实事求是地概括叙述事件发生的原因、经过、性质,写出处理意见、处理情况或处理建议。

3. 答复报告

答复报告的正文一般包括两部分内容:答复依据,即上级要求回答的问题;答复事项。

(四)落款

报告的落款一般应写明发文机关和成文日期。

二、写作注意事项

(一)注意工作报告和情况报告的区别

工作报告反映的是常规性的工作,内容相对稳定,写法也相对固定,报告中也可以向上级提出工作建议。情况报告汇报的是偶发和突发的特殊情况,内容多不确定,写法相对灵活。经验体会是工作报告写作的难点。

(二)报告和汇报不能混同

报告是正式的公文文种,而汇报则是一般性的文书材料。在工作中,我们要向上级汇报工作,若不行文,完全可以用"关于开展××工作情况的汇报"为标题印发汇报材料,若以公文的形式上报,必须写成"××关于××工作情况的报告"。

"报告"
在线测试

(三)其他

报告作为上行文必须标识签发人姓名。另外,须注意报告中不能夹带请示事项。

【例文点评】

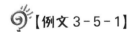【例文 3-5-1】

××医学院××系
关于首届口腔医学专业学生毕业论文指导工作的报告

××医学院:

按照教学计划和我校《学生毕业论文工作管理办法》的要求,2020年2月至6月,我系积极稳妥地开展了首届口腔医学专业学生毕业论文指导工作。在学校领导的关心支持下,在老师们的共同努力下,现在此项工作已经结束。总的来看,工作完成得比较顺利,取得了一定成绩,结果较为圆满。根据学校的要求,现将毕业论文指导工作报告如下。

一、主要工作情况

由于首次组织口腔医学专业毕业论文指导工作,我们缺乏经验,因此,本着早做准备、精心组织、边实践边摸索的原则开展工作。全部工作主要包括以下步骤:

(一)印发论文参考选题(略)

(二)安排论文讲座(略)

(三)落实指导教师(略)

(四)开展个别指导(略)

(五)组织成绩评定(略)

在指导学生撰写论文的过程中,老师们既要完成日常教学任务,又要付出大量时间和精力来指导学生阅读资料、推敲提纲或观点并反复修改论文,但是他们毫无怨言。在4个月的时间里,老师们不仅指导学生研究问题,更以严谨负责、一丝不苟的科学态度感染和教育学生。老师们积极工作和认真负责的精神及对学生的满腔热情和细心指导,给同学们留下了深刻印象,是整个论文指导工作得以圆满完成的基本保障。

二、主要成绩与效果评价

回顾毕业论文指导工作,我们认为成绩是主要的,应当给予充分肯定。

(一)首次组织毕业论文指导工作,是在摸索过程中完成的。(略)

(二)撰写毕业论文,不仅进一步培养了学生们的科学精神,而且对强化写作训练,增强分析、研究和解决问题的能力,发挥了重要作用。(略)

(三)首届论文指导工作,是在我系师资力量比较紧张的情况下完成的。部分教师首次承担这样的工作,为了确保质量,大家共同研讨,向有经验的同志请教,整个指导过程完成得比较顺利。(略)

(四)指导教师的工作,得到了学生们的充分肯定。(略)

总之,首次毕业论文指导工作是一次有益的尝试,成绩是主要的。它既保证了行管专业教学计划的完整执行,提高了毕业论文质量,也使教师得到了锻炼,为继续开展这项工作积累了经验。

三、存在问题及改进意见

我们认为毕业论文指导工作尚有值得改进之处。

(一)(略)

(二)(略)

(三)(略)

我们要继续发扬成绩,不断改进工作,吸取第一次毕业论文指导工作的经验教训,把以后各届学生的毕业论文指导工作做得更好。

特此报告,请审阅。

××医学院××系

2021 年 7 月 16 日

例文点评

这是一份工作报告。正文围绕主旨,首先介绍了工作背景和对工作的总体肯定性评价。文种承启语后引出报告的事项,即"主要工作情况""主要成绩与效果评价"和"存在问题及改进意见",文章以"特此报告,请审阅"的习惯用语结尾。文章展开内容采用分条列项法,内容排列具有逻辑关系,可看出作者对毕业论文指导工作的认识和概括经过了认真仔细的分析,这是写好工作报告的前提。本文语言流畅、明晰,但个别句子还可以简洁一些。

【例文3-5-2】

××集团公司关于张××同志职称评定问题的答复报告

××市人民政府办公室:

接市办5月20日查询我单位张××同志有关职称评定情况的通知后,我们立即进行了调查。现将有关情况报告如下:

张××同志是我集团公司二分厂工程师。该同志1962年起曾在××工学院受过四年函授教育,学习了有关课程,但因历史问题而未能取得学历证明。由于缺乏学历证明,在今年上半年职称评定时,根据上级有关文件精神,我单位职称评委会决定暂缓向上一级职称评委会推荐评定他的高级工程师职称,待取得学历证明后补办。该同志认为这是刁难,因而向市政府提出了申诉。

接到市政府办公厅查询通知后,我们专程派人去××工程学院查核有关材料,得到××工学院的支持,正式出具了该同志的学历证明。现在,我集团公司职称评委会已为张××同志专门补办了有关评定高级工程师的推荐手续,并向该同志说明了情况。对此,他本人已表示满意。

特此报告。

××集团公司(印章)

2020年5月30日

例文点评

这是一篇答复报告。正文开门见山写接到市办查询通知及已进行了调查,这是行文的背景。接着以文种承启语导出主体。主体写张××一事的原由、调查和处理的情况,有理有据。报告处理结果,尤其是张××本人对处理结果的态度,是上级最关心的内容,也是本文的关键一笔,简洁明白。

【常识巩固】

一、单项选择题

1. 报告,适用于下列(　　)事项。

A. 表彰先进,批评错误,传达重要精神或者情况

B. 遇到无法处理的情况,向上级寻求支援

C. 向上级机关汇报工作,反映情况,答复上级机关的询问

D. 各级人民政府按照法律程序向同级人民代表大会或人民代表大会常务委员会提请审议事项

2. 下列标题书写规范的是(　　)。

A. 情况报告

B. 市政府报告

C. ××市卫生局关于甲型 H1N1 流感防控工作的报告

D. ××市教育局清查乱收费的报告

二、多项选择题

1. 适用于报告写作的事项有(　　)。

A. 向上级汇报工作,反映情况　　　　B. 向下级或有关方面介绍工作情况

C. 向上级提出工作建议　　　　　　　D. 答复群众的查询、提问

E. 答复上级机关的查询、提问

2. 工作报告的内容包括(　　)。

A. 经常性的工作情况　　　　　　　　B. 偶发性的特殊情况

C. 向上级汇报今后工作的打算　　　　D. 对上级机关的查问做出答复

E. 向上级汇报的工作经验

3. 适合作报告结尾的习惯用语有(　　)。

A. "特此报告"　　　　　　　　　　　B. "以上报告,请批复"

C. "以上报告,请审示"　　　　　　　D. "请批准"

E. "如无不妥,请批准"

 【病文纠错】

请指出下文的错误,并在原文相应处修改。

关于××分公司火灾的情况报告

2021 年 6 月 4 日凌晨 2 时 40 分,××分公司江南百货大楼发生火灾事故。未造成人员伤亡,但该大楼二楼商品被全部烧毁,直接经济损失 350 万元。

3-5
习题答案

　　分公司经理、副经理多次到现场调查,并对事故进行了认真处理。

××分公司

2021 年 6 月 5 日

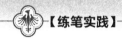【练笔实践】

根据本任务中的【情境模拟】,完成相应写作。

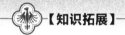【知识拓展】

实际工作中的报告

　　我党我国一向重视报告制度,报告是一种沟通上下级情况、意见,以便更有效地实行领导而使机关体系正常运转的重要工具。在实际工作中,"懒"(该报的不报)和"滥"(不用报的常报)是妨害它发挥作用的两种不良倾向。

　　现实生活中,要注意:"报告"与"作报告"的区别。"作报告"是指领导在重要会议上讲话,常见于各种新闻媒体的相关报道。本项学习任务中的"报告"是公文的一种法定文种,是由法定的作者制作、按照一定的程序向上级机关上报的文书。

任务六 请示与批复

请 示

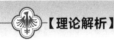

【理论解析】

一、请示的适用范围

"请示"微课

　　请示适用于向上级机关请求指示、批准,是常用的上行文。具体而言,请示的适用范围有如下几个方面:

　　(1) 本机关无权解决的重要事项。

　　(2) 本机关无力解决的具体困难与问题。

　　(3) 按上级机关和主管部门有关政策规定必须履行审批程序的事项。如人员编制、机构设置与调整、经费预算以及对于重大事件(事故)和人员的处理。

二、请示的特点

(一)一文一事

　　为了便于领导批复,请示行文必须一文一事。每则请示只能请求上级批复一个事项,解决一个问题。

（二）事前行文

请示应在问题发生或处理前行文，得到上级机关批准后才能付诸实施，不可"先斩后奏"或"边斩边奏"。

（三）请批对应

一请示，一批复。请示行文的目的非常明确，即要求上级机关对请示的事项作出明确的批复。请示所涉及的问题，一般较为紧迫，没有批复，下级机关就无法工作。因此，下级机关应及时就有关问题向上级机关请示，上级机关应及时批复。

三、请示的分类

请示根据内容和写作意图的不同可分为两类：

（一）请求指示的请示

此类请示一般是政策性请示，是下级机关需要上级机关对原有政策规定作出明确解释，对变通处理的问题作出审查认定，对如何处理突发事件或新情况、新问题作出明确指示等请示。

（二）请求批准的请示

此类请示是下级机关针对某些具体事宜向上级机关请求批准的请示，主要目的是解决某些实际困难和具体问题。

【文种写作】

一、请示的构成要素和写法

请示一般由标题、主送机关、正文、发文机关和成文日期五部分组成。

（一）标题

请示的标题一般由发文机关、事由和文种构成。标题中的事由要明确，语言要简明。"请示"本身含有请求、申请之意，因而标题中不再写"申请""请求"类词语。如《××学校关于×××的请示》《××关于开展困难学生帮扶的请示》。

（二）主送机关

请示的主送机关是指负责受理和答复该文件的直属的上级机关。每件请示只能写一个主送机关，不能多头主送，越级主送。

（三）正文

请示的正文由开头、主体、结语三部分组成。

1. 开头

开头包括请示的缘由或根据,是请示事项能否成立的前提条件,也是上级机关批复的根据。这部分内容要求:实事求是,有理有据,说明充分,条理清楚,开门见山。比较复杂的缘由必须写明必要的事实和数据,不能追求简要而作简单化处理,要让上级机关知晓批准或不批准这个请示将分别出现什么局面。

2. 主体

主体部分主要说明请求事项。它是向上级机关提出的具体请求,也是陈述缘由的目的所在。这部分内容要单一,只宜请求一件事。另外请示事项要写得具体、明确、条项清楚,以便上级机关给予明确批复。

3. 结语

请示的结语应另起一段,通常使用的惯用语有:"妥否,请批复""特此请示,请予批准""以上请示,请批复""以上请示如无不妥,请批准""请审批""请指示"等。请示结尾绝不能缺少以上类型的惯用语。结语不能写成"妥否,请批准"。

（四）发文机关和成文日期

在正文右下方,署上请示的发文机关名称和成文日期。

二、写作注意事项

（一）请示的目的要明确

无论是哪一种请示,都应做到既提出问题,又要有自己的看法、设想或处理意见,不然上级机关就难以批复。

（二）请示的理由要充分

如果理由不充分,请示的事项就缺乏坚实的基础。请示的理由一般包括两个部分:一是需要,二是可能,二者缺一不可。

（三）要把握请示的内在逻辑

请示不论文字长短,其内在逻辑均由"为什么要请示"和"请示什么问题"两个层次组成。所谓"为什么要请示",通常包括请示的背景和缘由;所谓"请示什么问题",即要求上级机关解决什么问题及怎样来解决。

（四）要把握好语言分寸

请示语言既要简明扼要,还要注重语气,语句要谦敬,把握好分寸。

（五）请示应标明附注

附注应写明发文机关联系人的姓名和电话号码,联系人一般是发文机关办公厅（室）主任。

"请示"
在线测试

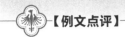

【例文点评】

【例文 3-6-1】

××省高级人民法院
关于交通肇事是否给予被害者家属抚恤问题的请示

最高人民法院：

　　据我省××县人民法院报告，他们对交通肇事致被害人死亡，是否给予被害者家属抚恤的问题，有不同意见。一种意见认为，被害者若是有劳动能力的人，并遗有家属要抚养的，给予抚恤。另一种意见认为，只要不是由被害者自己的过失所引起的死亡事故，不管被害者有无劳动能力，都应酌情给予抚恤，我们同意后一种意见。几年来的实践经验证明，这样做有利于安抚死者家属。

　　是否妥当，请批复。

××省高级人民法院

2022 年××月××日

例 文 点 评

　　这是一篇请求指示的请示。正文内容简洁明了，请示事项单一明确。请示以"据……报告"作为行文依据、背景，然后对交通肇事致被害人死亡是否给予其家属抚恤的问题提出两种不同意见，同时表明行文单位的倾向性意见，最后，请求上级单位予以指示。

【例文 3-6-2】

××省卫生健康委员会
关于新增儿童白血病救治定点医院的请示

国家卫健委医政医管局：

　　按照贵局《××关于报送儿童白血病诊疗有关信息的通知》要求，前期我委已上报××家省级儿童白血病救治定点医院和××家市级儿童白血病救治定点医院。根据我省部分医院的申请和每个市确定至少一家儿童白血病救治定点医院的实际需求，经和贵局医疗与护理处沟通后，现将我省拟新增的 9 家儿童白血病救治定点医院（其中 3 家医院为省级儿童白血病救治定点医院）上报贵局备案。下一步，我委将按照相关工作要求，积极开展儿童白血病救治工作和儿童白血病诊疗有关信息的报送工作。

　　妥否，请批复。

附件：××省儿童白血病救治定点医疗机构责任人和数据

××省卫生健康委员会
2022年××月××日

（联系人：×××　联系电话：×××-××××××××）

例文点评

这是一篇请求批准的请示。正文开头客观、具体表述了请示的原因，理由合理、充分；主体事项叙述清楚明了；最后提出请求批准，表达清楚。

【例文3-6-3】

××县应急管理局关于拨付自然灾害救灾资金的请示

县人民政府：

根据《××市政府关于下达中央和省级自然灾害救灾资金的通知》精神，下达到我县中央自然灾害救灾资金300万元，相关资金主要用于因自然灾害造成人员紧急转移安置和需紧急生活救助、倒塌和严重损坏房屋补助、一般损坏房屋维修补助、因灾遇难人员家属抚慰等方面。经我局初步验收，绝大部分因灾倒损重建和维修户已接近尾声，考虑到受灾户资金困难，请求县人民政府拨付自然灾害救灾资金97.8万元，用于解决因灾困难户房屋重建和维修的资金问题。

特此请示，请批复。

××县应急管理局
2022年8月9日

例文点评

这是一篇请求上级机关支持、帮助的请示。请示事项单一明确，即拨付自然灾害救灾资金。请示以上级通知精神作为行文依据、背景，然后对资金到位情况、灾后重建情况、资金用途、拨付资金原因进行阐述，最后，请求上级单位予以批复，内容简洁明了。

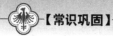 **【常识巩固】**

一、单项选择题

1. 请示是一种（　　）。

A. 上行文　　　　B. 下行文　　　　C. 平行文　　　　D. 三种文种混合

2. 请示应在(　　)行文。

　　A. 事前　　　　　B. 事中　　　　　C. 事后　　　　　D. 以上均可以

3. 请示一般由标题、(　　)、正文、发文机关和成文日期五部分组成。

　　A. 发文机关　　　B. 主送机关　　　C. 主体　　　　　D. 时间

4. 在请示中,结语有通常使用的惯用语,以下不正确的是(　　)。

　　A. "妥否,请批复"　　　　　　　　B. "特此请示,请予批准"

　　C. "以上请示,请批复"　　　　　　D. "妥否,请批准"。

二、多项选择题

1. 请示根据内容和写作意图的不同可以分为(　　)。

　　A. 请求指示的请示　　　　　　　　B. 请求批准的请示

　　C. 请求批转的请示　　　　　　　　D. 不需要回复的请示

　　E. 拨付资金的请示

2. 以下内容是请示特点的有(　　)。

　　A. 一文多事　　　B. 一文一事　　　C. 请批对应　　　D. 事前行文

　　E. 事后行文

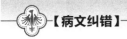【病文纠错】

　　请指出下文的错误,并在原文相应处修改。

<h3 align="center">关于举办团干部培训班的请示报告</h3>

县委、县政府:

　　目前我县团干部队伍的现状与形势和任务的要求极不适应。据查,全县专职团干部中36岁以上的42名,其中41岁以上的33名,大大超过了有关规定。而且近年来,团干部更新较快,每年平均30%左右。在新老交替过程中青黄不接的现象也较为突出。

　　为改变这种状况,我们曾办过几期团干部培训班,很受欢迎。现在根据我县实际情况,拟于今年10月至明年4月再办一至二期团干部培训班。具体意见如下:

　　(一)培养目标:培养具有一定理论水平,较全面地掌握青年工作理论和团的业务知识,热爱团的工作,思想正派的团委书记和专职团干部。

　　(二)培训时间:3个月左右。

　　(三)内容和安排:① 党的思想基础理论,约占总课时的65%;② 团的工作理论,约占总课时的30%;③ 其他方面知识,约占总课时的5%。考试及格者,发给毕业证书,承认学历。

　　(四)学员条件:拥护党路线、方针、政策,作风正派,热爱团的工作,有创新和献身精神,具有一年以上的团的基层工作经验。

(五)招收人数和报名办法:本次共招收 40 名,由各乡镇、直属单位、各系统的党委(组)和团委推荐,报县团委批准,填写一式两份的报名表。报名 7 月 20 日截止。

为了适应飞速发展的新形势之需要,加强团干部队伍的政治素质,完成培养有理想、有道德、有文化、守纪律的团干部队伍。这是举办这个培训班主要目的。

以上请示报告,如无不妥,请转发有关单位。

××县团委

二〇二〇年九月十日

3-6
习题答案

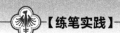

【练笔实践】

一、根据本任务中的【情境模拟】,完成相应写作。

二、某校刚刚搬迁至新校区,校园环境有待进一步优化,需要 200 万元用于校园绿化。请你以该校名义,向上级部门写一则请示申请该经费。

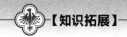

【知识拓展】

请示与报告的异同

请示与报告两个文种,都属于上行文,都具有反映情况、提出建议的功用,撰写中都要注意陈情恳切,语气谦恭,有近似的一面,但它们又有明显区别:

一、内容要求不同。请示必须一文一事,便于上级机关及时审批。报告可以是一文一事,作专题性报告;也可以一文数事,作综合性报告。

二、行文目的不同。请示的目的是希望得到上级机关的审核、批准,必须要求上级机关及时给予批复。报告的目的只是让上级机关了解、掌握情况,或者提出意见、建议,一般无须上级机关批准。

三、行文时间不同。"事前请示,事后报告"。请示必须事前行文,切不可"先斩后奏";报告在事前、事中、事后均可行文。

四、结束用语不同。请示的结尾一般用"妥否,请批复"或"特此请示,请予批准"等形式,请示的结束用语必须明确表明需要上级机关回复的迫切要求;报告的结尾多用"特此报告"等形式,一般不写需要上级必须予以答复的词语。

值得注意的是,一些地区和部门在请示和报告的使用上把握不够准确,常常把请示写成报告,或在报告中夹带请示事项,有的标题写成"请示报告",类似这类现象,必须予以纠正。

批　　复

　　通过对请示的学习，王小刚同学终于完成了这份内容完整、格式规范的请示——《××学校关于开展庆祝中国共产党成立 100 周年系列活动的请示》，李老师说："小刚，如果你是上级教育主管部门，会怎么回复我们的请示呢？"小刚说："这次活动形式丰富、人员较多，但由于新冠疫情的影响，不能举行大规模人员聚集活动，倒是可以举行线上的活动。"李老师笑着说："不错，想法还是很好。那应该用什么公文文种来回复呢？你试着写一份吧。"小刚挠挠头："老师，我这就去学习批复的写作知识。"

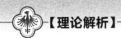【理论解析】

一、批复的适用范围

　　批复是"答复下级机关的请示事项"时使用的文种，是机关应用写作活动中的一种常用公务文书，是指导性的下行文，所表达的内容是受文的下级机关开展某项工作的依据。

二、批复的特点

　　（一）行文的被动性

　　批复是用来答复下级请求事项的，下级有请示，上级才会有批复。下级有多少份请示呈报上来，上级就有多少份批复回转下去。批复不是主动的行文，是公文中唯一的纯粹被动性文种。

　　（二）内容的针对性

　　批复的针对性极强，下级机关请示什么事项或问题，上级机关的批复就指向这一事项或问题，绝不能答非所问，也无须旁牵他涉。

　　（三）集中性和明确性

　　由于下级的请示是一事一报，请示内容十分集中，相应的批复也是一文一批，答复的内容也十分集中，因此批复的篇幅一般都不长。批复的态度和观点必须十分明确。

　　（四）政策性和依据性

　　对于撰写批复的上级机关而言，不管是发出指示还是批准事项，都必须有政策依据,不能随意为之。对于发出请示的下级机关而言,批复一旦下达,就是行动的依据,不得违背。

三、批复的分类

批复根据内容和性质的不同,可以分为审批事项批复、审批法规批复和阐述政策批复;按照批复意见也可以分为肯定性批复、否定性批复和解答性批复。

【文种写作】

一、批复的构成要素和写法

批复一般由标题、主送机关、正文、落款四个部分组成。

（一）标题

批复的标题一般采用公文常规模式写法,即"发文机关＋事项＋文种"。略有不同的是,批复往往在标题的事项中,明确表示对请示事件的意见和态度;而其他公文标题中的事项部分,一般只点明文件指向的中心事件或问题,多数不明确表示态度和意见。如《×××关于同意××项目建设的批复》,其中"同意"两字就是用来表明态度和意见的。如果不批准请求事项,标题中可以不出现态度和意见,到正文中再表态。如果是答复请求指示的请示,也无须在标题中表态。

（二）主送机关

批复的主送机关一般只有一个,是报送请示的下级机关。

（三）正文

批复的正文由三部分组成,分别是批复引语、批复意见和批复要求。

1. 批复引语

批复引语主要涉及两个方面:一是对方的请示,二是与请求事项有关的方针政策和上级规定。

对方的请示是批复最主要的依据,要完整引用请示的标题并加括号注明其发文字号,例如:"你单位《××关于变更×××管理权限的请示》(××〔2020〕31号)收悉"。

上级有关的文件和规定是答复请示的政策和理论依据,可表述为:"根据××关于××的规定,现作如下答复"。必要时,可标引文件名、文件编号和条款序号。如果下级请示的事项在上级文件和规定中找不到依据,这样的文字可不出现。

2. 批复意见

针对下级机关请示所发出的指示,做出的批准决定,以及补充的有关内容,都属于批复意见。如果内容复杂,可分条表述,但必须坚持一文一批的原则,不得将若干请示合在一起用列条的方式分别给以答复。

批复意见一般分为三种：完全同意、不完全同意、完全不同意。意见不同,写法也不同。

（1）完全同意的批复可以不写同意的理由,只明确表态。

（2）下级单位的请示,受政策和具体情况限制有时不能得到完全同意的批复,在写这类批复时,先说明同意的部分,再讲清不同意的部分及其原因。

（3）完全不同意的批复,一定要讲明不同意的理由和根据要经过周密的思考和研究后,清楚、肯定、有针对性地答复下级请示,不能使用有歧义的词语。也可在发文之前,先向下级单位讲明理由和依据。

3. 批复要求

对下级执行批复的要求可写在结尾处,文字要简约,语气要坚决,态度要鲜明。如果只是批准事项,不需要提出要求,此段可免。还有些批复可在同意的前提下,原则性地提出希望,如"希望你单位在建设某工程时一定要注意施工安全和质量"。结尾一般用"此复""特此批复"等习惯用语。

（四）落款

这部分写在批复正文右下方,署成文日期并加盖公章。

二、写作注意事项

（一）批复要慎重及时

批复既是上级机关指示性、政策性较强的公文,又是对下级单位请求指示、批准的答复性公文。因此,撰写批复要慎重及时,根据现行政策法令及办事准则,及时给予答复。批复的态度和观点必须十分明确。对于请求指示的请示,批复要给以明确的指示;对于请求批准的请示,批复或者同意、批准,或者不同意、不批准。有时,由于情况的复杂性,原则上同意请示的内容,但对某些个别环节提出不同的意见和要求,这是允许的,不违背态度明确的原则;但不能观点不明,态度含糊,令下级机关无所适从。

（二）批复必须有针对性

批复必须有针对性,一文一批复,请示要求解决什么问题,批复就答复什么问题。

 【例文点评】

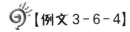 【例文3-6-4】

×××党总支关于同意×××党总支第一支部增补选委员的批复

×××党总支第一支部:

你支部《关于增补选支部书记、支部委员的请示》收悉。经研究,现批复如下:

一、同意你支部召开党员大会的时间及会议议程。

二、同意你支部增补选委员 2 名，提名候选人 3 名，其中书记 1 名。

三、同意×××同志提名为你支部的书记候选人预备人选。

四、同意你总支提出的选举办法。有选举权的到会人数应超过应到会人数的五分之四。

请按照《中国共产党章程》和《中国共产党基层组织选举工作条例》有关规定，认真做好选举工作。选举结果如与批准候选人不一致，报总支批准。如一致，报校党委备案。

此复。

×××党总支

2021 年 4 月 7 日

例文点评

此范例格式规范，语言表述简练，批复意见明确。针对其下属党支部增补选委员这一事项的请示意见一一做出回应，同时在后面提出希望和要求。

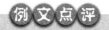 【常识巩固】

一、单项选择题

1. 批复是一种（　　　）。

    A. 上行文　　　　B. 下行文　　　　C. 平行文　　　　D. 三种文种混合

2. 批复一般由标题、（　　　）、正文、落款构成。

    A. 发文机关　　　B. 主送机关　　　C. 主体　　　　　D. 时间

3. 批复的内容不包括（　　　）。

    A. 批复引语　　　B. 批复意见　　　C. 批复要求　　　D. 批复种类

4. 批复必须有针对性，（　　　）文一批复。

    A. 一　　　　　　B. 二　　　　　　C. 三　　　　　　D. 四

二、多项选择题

1. 对请示的批复一般分为（　　　）意见。

    A. 完全同意　　　B. 不完全同意　　C. 完全不同意　　D. 最好不执行

    E. 应该可以

2. 批复的特点包括（　　　）。

    A. 被动性　　　　B. 针对性　　　　C. 集中性　　　　D. 明确性

    E. 政策性

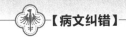【病文纠错】

请指出下文的错误,并于原文相应处修改。

3－6
习题答案

批　复

×××单位:

　　有关请示已悉。关于修建新办公大楼一事,经研究,还是以不建为宜。此复。

×××单位

××××年××月××日

【练笔实践】

根据本任务中的【情境模拟】,完成相应写作。

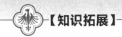【知识拓展】

请示与批复的辨析

　　一、从性质上看,请示和批复都属于公文。《党政机关公文处理工作条例》中对请示和批复适用范围作了明确的规定,即凡需要上级机关给予指示、批准的事项,都要用"请示",凡需要答复下级机关请示的事项,都要用"批复"。

　　二、从内容上看,两者的内容都要明确。请示要事项明确,内容具体,简单明了,一文一事,不能拖泥带水,模棱两可,含糊其词。批复也是一样,对请示的事项同意或不同意,如何操作,态度一定要明确,让下级机关一看就知道如何办理。

　　三、从行文关系上看,请示和批复是截然相反的行文关系。请示是上行文,批复是下行文。

　　四、从语言上看,请示是下级向上级行文,其行文语言必须符合下级的身份,一般用"请求""恳请""妥否""如无不妥"为多,而不能用"必须""一定""要求"等强硬的语言。批复是上级对下级行文,其行文语言必须符合上级的身份,一般不用商量性的语言。

任务七　函

情境模拟

　　××医学院准备举办"双选会",××医疗器械公司因业务发展需要,得知消息后拟向该医学院发一则公函,表明自己想在校内设点招聘的意愿,李小华作为这家公司的人事主管,该如何来写这则公函?

"函"微课

【理论解析】

一、函的适用范围和用途

　　函适用于不相隶属的机关之间商洽工作、询问和答复问题、请求批准和答复审批事项。函的使用范围极广,使用频率极高,函的用途主要包括以下四个方面。

　　(1) 不相隶属机关单位之间的公务联系、往来。

　　(2) 向无隶属关系的业务主管部门请求批准有关事项。

　　(3) 业务主管部门答复审批无隶属关系的机关请求批准的事项。

　　(4) 机关单位对个人的事务联系,如回复群众来信等。

二、函的特点

(一) 使用广泛

　　函的使用范围不受级别高低、单位大小的限制,收发函件的单位均以比较平等的身份进行联系。

(二) 行文多向性

　　函可以上行、下行,但多数作平行文。

(三) 用语谦敬性

　　函的用语应注重谦恭有礼,尊重对方。函是最注重使用文言词汇的公文。

三、函的分类

　　函按行文去向划分,可分为去函和复函;按内容和用途划分,则分为如下几类。

（一）商洽函

商洽函即不相隶属机关之间商洽工作、联系有关事宜的函。如人员商调、联系参观学习等。

（二）询答函

询答函即不相隶属机关之间相互询问和答复有关具体问题的函。询答函可分为：

（1）询问函。不明确的问题向有关机关和部门询问，用询问函。

（2）答复函。对机关和部门所询问的问题作出解释答复，用答复函。

询答函涉及的多数是问题而不是具体的工作。

（三）请批函

请批函用于向不相隶属的主管部门请求审批事项，或用于主管部门答复不相隶属机关单位的请批事项。

（四）告知函

告知函即告知不相隶属机关有关事项的函。

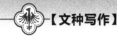 【文种写作】

一、函的构成要素和写法

（一）标题

函的标题由发文机关、事由和文种构成。

（二）主送机关

函的主送机关，一般情况下，是单一明确的一个。但在特殊情况下，也可以是多个主送机关。

（三）正文

1. 开头

函的开头写行文的缘由、背景和依据。

（1）去函的开头，或说明上级的有关指示精神，或简要叙述本地区、本单位的实际需要、疑惑和困难。

（2）复函的开头，引用对方来文的标题及发文字号，有的复函还简述来函的主题，与批复的写法基本相同。复函以"现将有关问题函复如下"一类文种承启语引出主体事项，即答复意见。

2. 主体

函的主体部分写需要商洽、询问、答复、联系、请求批准或答复审批及告知的事项。

（1）商洽函一般先交代所商洽事务的缘由及背景，再写明需商洽的具体事项，在此基础上提出希望、请求或帮助等。

（2）询答函中的去文，主要写发起询问的缘由和所询问的内容。询答函中的复函，针对来函中的事项做出明确具体的答复。

（3）请批函的主体分为缘由和事项两部分。缘由部分写请批某事项的原因，有的还要简要介绍背景情况。事项部分写请求批准的内容。

（4）告知函的正文内容，主要写要告知事项的缘由和背景，在此基础上罗列所要告知的事项。

函所涉及的事项一般都比较单一，可与行文缘由合为一段。如果事项比较复杂，则分条列项书写。

3. 结语

不同类型的函结语有区别。不必让对方回复的函，结语常用"特此函告""特此函达"。要求对方复函的，用"盼复""望函复""请即函复"等语。请批函的结语多用"请批准""请大力协助为盼""望能同意""望准予××是荷"等惯用语。复函的结语常用"特此函复""特此回复""此复"等惯用语。也有的函不写结语。

（四）发文机关和成文日期

函的正文右下方，署上发文单位名称和成文日期。

二、写作注意事项

（1）注意请批函与请示的区别。向有隶属关系的上级机关请求指示、批准事项用请示，向没有隶属关系的业务主管机关请求批准有关事项，则用请批函。业务主管机关答复请求审批事项，用审批函。

（2）函在内容上应当开门见山，直奔主题。

（3）一文一事，简洁明了。

（4）语言要规范得体，并体现函的用语特色。对主管机关，用语要尊重、谦敬；对级别低的单位，用语要平和；对平行单位和不相隶属的单位，用语要友善。

【例文点评】

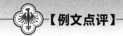【例文 3-7-1】

××市人民医院关于赴××市肺科医院商洽合作事宜的函

××市肺科医院：

为寻求贵市高层次医院支持合作，我院领导班子成员拟于 4 月 10 日赴贵院洽谈相关事宜，我市卫生健康委员会非常关心支持我院接轨贵市工作，主任××同志届时将一并前来。洽谈人员名单附后。

特此函告。

附件：××市人民医院洽谈人员名单

××市人民医院

2022 年 3 月 26 日

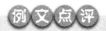

　　这是一则商洽函，是××市人民医院和××市肺科医院，两个不相隶属机关之间为商洽合作事宜而拟写的函。开篇简述来函目的，再函告洽谈人员相关信息，言简意赅。

【例文 3-7-2】

<h3 align="center">国务院办公厅关于同意成立《湿地公约》
第×届缔约方大会组织委员会和执行委员会的函</h3>

××省人民政府，自然资源部、国家林草局：

　　自然资源部关于成立《湿地公约》第×届缔约方大会组织委员会和执行委员会的请示（自然资发〔2021〕××号）收悉。经国务院批准，现函复如下：

　　一、同意成立《湿地公约》第×届缔约方大会组织委员会（以下简称组委会），主要职责是审定大会筹备方案，指导有关部门和地方政府开展大会筹备工作，研究决定大会筹备重大事项，邀请外国政府部级官员和国际组织高级别代表参会，完成党中央、国务院交办的其他事项。

　　组委会主任由自然资源部部长××、××省省长××担任，常务副主任由国家林草局局长××、××省副省长××担任，副主任由外交部副部长××、国家林草局副局长××、××市市长××担任，委员由中央宣传部、国家发展改革委、教育部、科技部、工业和信息化部、公安部、安全部、财政部、生态环境部、住房和城乡建设部、交通运输部、水利部、农业农村部、文化和旅游部、应急部、海关总署、国际发展合作署、中科院、中国气象局、中国民航局等部门及××省、××市有关负责同志担任。

　　二、同意成立《湿地公约》第×届缔约方大会执行委员会（以下简称执委会），主要职责是在组委会领导下，组织实施大会各项具体筹备工作。执委会办公室设在国家林草局，执委会内设机构及人员组成等由组委会根据工作需要自行确定。

　　三、组委会成员如需调整，由所在单位提出意见报组委会批准。大会筹办有关任务完成后，组委会和执委会自动撤销。

国务院办公厅

2021 年 11 月 3 日

例 文 点 评

　　这是一则答复函,为国务院办公厅对不相隶属的××省人民政府、自然资源部、国家林草局进行答复。答复内容为,对三部门向国务院所请示的关于成立《湿地公约》第×届缔约方大会组织委员会和执行委员会的相关问题,做出解释和回复。开篇先简述来函的主题,再引用对方来文的标题及发文字号,并以"现函复如下"的承启语,引出主体事项,即对缔约方大会组织委员会职责、缔约方大会执行委员会职责、组委会成员调整三个方面的工作,给予答复。此函写法规范、语言准确得体,较好地体现了发函单位的意图。

 【常识巩固】

一、单项选择题

1. 下列说法正确的是(　　)。

　　A. 函可以用于商洽意见

　　B. 函不可以发给上级机关

　　C. 凡是请求协助事项的,均不可以使用函这一文种

　　D. 对来函的回复用批复这一文种

2. 下面的复函开头不恰当的是(　　)。

　　A. 贵单位20××年××月××日《××关于××问题的函》已收悉,经研究,复函如下

　　B. 贵单位20××年××月××日《××关于××问题的函》(×发〔2021〕×号)已收悉,经研究,复函如下

　　C. 贵单位《××关于××问题的函》已收悉,经研究,复函如下

　　D. 贵单位的函已收悉,经研究,回函如下

3. 不相隶属机关之间请求批准,用(　　)。

　　A. 请示　　　　　　　　　　　　B. 报告

　　C. 函　　　　　　　　　　　　　D. 批复

二、多项选择题

1. 函适用于不相隶属机关之间(　　)。

　　A. 商洽工作　　　　　　　　　　B. 询问和答复问题

　　C. 请求批准事项　　　　　　　　D. 答复审批事项

2. 以下机关之间,因工作需要往来公文,可以使用函的有(　　)。

A. 省财政厅和省教育厅　　　B. ××大学与市人社局

C. 省中医药管理局与省人民政府　　D. 县公安局与乡人民政府

【病文纠错】

请指出下文的错误，并于原文相应处修改。

工作联系函

××市中心医院：

现有我校护理专业学生毕业实习即将开始，经研究决定派护理学院23名学生到贵院实习，望能妥善安排。

妥否，请迅速回音。

××市职业技术学院

二零二一年六月十日

3-7
习题答案

【练笔实践】

一、根据本任务中的【情境模拟】，完成相应写作。

二、某医学职业院校为提高本校创新创业工作成效，加强创新创业教育的专业性，有效引导学生依托专业知识背景进行创新创业探索，拟请某医学院选派1名专家围绕上述内容，到该校进行专题讲座。该医学职业院校应如何拟写相应公文？

【知识拓展】

公函与便函的区别

公函和便函都是日常生活中常用的函类，在形式和内容上有许多相同之处，但两者也有不少区别。

公函属于正式公文，具有较完整的公文格式和要素，一般用于商洽、询问、答复工作中较重要的问题，请求主管部门批准某些事项。公函一般用函件版头，编排文号，用纸按照《党政机关公文处理工作条例》和《党政机关公文格式》要求采用国际标准A4型纸张。

便函用于询问、答复、联系、介绍某些一般性的公务事宜。它不属正式公文，不编文号，不列标题，用机关信笺直接书写并盖上公章即可发出。

任务八 纪 要

情境模拟

  2022年3月，为切实落实实验室安全管理责任制，全面完成实验室安全隐患排查，强化实验室安全教育，××医学院召开了实验室安全专题会议。作为校办干事，你需要根据会议内容写一篇纪要，以便相关部门及时传阅了解、扎实落实会议精神，你知道该如何写吗？

【理论解析】

一、纪要的适用范围和用途

  纪要适用于记载会议主要情况和议定事项，可以上行也可以下达。纪要根据会议记录、会议文件、会议的其他有关资料整理而成。纪要主要用于沟通情况、交流经验、统一认识、指导工作。有些纪要可经上级领导机关或主管部门批转或转发，要求下级机关或部门执行。

二、纪要的特点

  （一）内容的纪实性
  纪要是根据会议记录和各种会议材料整理而成的如实反映会议内容的纪实性公文。
  （二）表述的简要性
  纪要只是对会议结果的择要归纳，概括性强、凝练度高。
  （三）作用的受限性
  纪要只对与会单位、与会人员有一定的约束力。要扩大读者范围和影响力，则需由上级领导机关或主管部门批转或转发。

三、纪要的类型

  按照内容的不同，纪要可以分为以下几种类型：

（一）决议性纪要

此类主要记载和反映领导层制定的决策事项,作为传达和部署工作的依据,对今后的工作具有指导作用。

（二）研讨性纪要

此类主要记载和反映经验交流会议、专业会议、学术性会议的研讨情况,阐明各方的主要观点、意见或情况。

（三）协议性纪要

此类主要记载双边或多边会议达成的协议情况,以便作为各方执行公务和履行职责的依据。

【文种写作】

一、纪要的构成要素和写法

（一）标题

纪要的标题有两种写法:

一种是由发文机关名称＋事由＋文种构成,如《××市医药行业协会与药监局座谈会纪要》。

还有一种由正副标题组成,如《以人为本,切实加强食品药品质量的监督管理——××省食品药品质量监督管理工作纪要》。

（二）正文

1. 开头

纪要正文开头写会议概况,包括会议时间、地点、出席人员、中心议题和议程等。

2. 主体

纪要正文主体是会议纪要的中心部分,反映会议的主要精神、讨论意见和决议事项等,大致有以下几种写法:

（1）综述式。对会议的内容或议定事项进行综合概括,按性质分成若干部分,依据一定的逻辑顺序排列写出。议题比较重大,涉及面较广的纪要,多按此类写法。

（2）分项式。把会议的内容或议定事项,分条列项地写出。许多讨论解决具体问题的纪要多按此类写法。

（3）摘要式。将与会者的发言按中心议题的要求择其要点摘录出来,按内容性质归类后写出,对发言者要写出真实姓名和职务、职称。这种写法能客观地反映与会者的观点和主张,还能较大限度地保留谈话风格。

3. 结尾

正文结尾一般用于提出希望、号召和要求,用"会议呼吁……""会议号召……""会议希望……"等作为领起语简要地加以说明;也可省略。

（三）成文日期

纪要的成文日期有两种写法:一种是写于标题下方,居中书写,并用圆括号括起来;另一种是写于正文右下方。纪要可以不加盖公章。

二、写作注意事项

（一）注意概括和筛选

纪要是对会议全部材料的概括、综合和提炼,必须广泛搜集会议材料,全面掌握会议情况,按照会议精神,对材料进行分类和筛选。

（二）坚持实事求是

纪要必须忠实地反映会议的基本情况,传达会议议定的事项和形成的决议。纪要撰写者不能改动会议议定的事项,更不能随意改动会议上达成的共识和形成的决定。此外,撰写者也不能对会议内容进行评论。

（三）抓住要点,突出会议主题

纪要不同于会议记录,内容上应围绕会议的主旨来整理、概括,切忌记流水账。

（四）注重使用纪要的习惯用语

纪要以"会议"为第三人称而记述会议内容,反映的是与会人员的集体意志和意向。主体部分应注重使用下列层次或段落的开头语:"会议认为""会议提出""与会者一致认为""会议决定""会议要求""会议希望""会议号召"等。

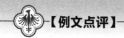【例文点评】

【例文 3-8-1】

××学院 2021 年第八次党委工作会议纪要

时　　间:2021 年 5 月 21 日 14:30—17:00

地　　点:博学楼 412 会议室

主 持 人:××

出席人员:×××、×××、××、××、××

列席人员:×××、×××、××、××、××

请假人员:×××、×××(因公出差)

记录整理:××

一、报告事项

1. ××报告了 5 月 21 日市委安全稳定工作会议精神,议定……

2. ××报告了市委到我校参观调研相关事宜,议定……

……

二、研究事项

1. 研究了……,议定……

……

三、审定事项

1. 审定同意"两优一先"拟表彰名单———

优秀共产党员××人(按姓氏笔画排序):××、××……

优秀党务工作者××人(按姓氏笔画排序):××、××……

先进基层党组织××个:××、××……

2. 审定同意我校 2021 年春季学期××等 128 人为入党积极分子。

……

2021 年 5 月 21 日

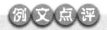

　　　这是一篇决议性纪要,主要记录和反映领导层制定的决策事项,作为传达和部署工作的依据。纪要分类合理,语言简练,重点突出。

【常识巩固】

一、单项选择题

1. 以下不属于会议纪要特点的是(　　　)。

　A. 内容的纪实性　　　　　　　　B. 表述的纪要性

　C. 作用的受限性　　　　　　　　D. 结论的一致性

2. 关于纪要的作用,下列说法不正确的是(　　　)。

　A. 沟通情况　　　　　　　　　　B. 交流经验

　C. 向上级机关寻求支持　　　　　D. 要求下级机关执行

3. 下列必须在纪要的正文部分给予记述的事项是(　　　)。

　A. 会议的名称与文种　　　　　　B. 会议的基本情况

　C. 会议的希望、要求或发出号召　D. 会议讨论与决定的问

二、判断题(正确的打√,错误的打×)

1. 会议纪要详细记录每一个人的发言,以确保内容完整性。　　　　　(　　　)

2. 纪要主要用于沟通情况、交流经验、统一认识、指导工作,因此,其传阅不需要上级领导机关或主管部门批转。　　　　　　　　　　　　　　　　　　　　(　　　)

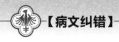【病文纠错】

请指出下文的错误,并于原文相应处修改。

第××期全国高校大数据课程教师研讨会纪要

2022年××月××日,第××期全国高校大数据课程教师研讨会在福建省泉州市安溪县中国国际信息技术(福建)产业园举行。本期研讨会由厦门大学数据库实验室主办,旨在搭建高校大数据课程教师沟通交流平台,共同探讨如何加快全国高校大数据课程体系建设。

××师范大学大数据学院周××教授认为……

解放军理工大学赵××老师指出……

××理工学院刘××老师指出……

××农林科技大学聂××老师强调……

……

会议最后,××大学数据库实验室林××助理教授做了总结发言,希望全国高校大数据课程教师能够团结一心,齐心协力,互相学习,分享交流,共同推进中国高校大数据教学事业不断迈上新的台阶!

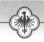

3-8
习题答案

【练笔实践】

一、根据本任务中的【情境模拟】,完成相应写作。

二、请根据所在班级最近一次班会的内容,模仿公文会议纪要的格式及内容,写一篇班会纪要。

【知识拓展】

会议纪要与会议记录的区别

会议记录是当事人记录会议情况以供备查的一种文体。

会议纪要有别于会议记录。二者的主要区别是:

第一,性质不同。会议记录是讨论发言的实录,属事务文书;会议纪要只记要点,是法定文种。

第二,功能不同。会议记录一般不公开,无须传达或传阅,只作为资料来存档;会议纪要通常要在一定范围内传达或传阅,要求贯彻执行。

学习单元四

写作常用事务文书

单元概述

　　事务文书是党政机关、社会团体、企事业单位及个人处理日常事务时，用来沟通信息、总结经验、研究问题、安排工作、规范行为的实用性文书，是应用写作的重要组成部分。事务文书虽然不是《党政机关公文处理工作条例》中规定的法定文种，但在日常工作中却是使用较为普遍和广泛的文书，事务文书行文比公文灵活，不像公文那样具有严格的限制，故在公务活动中也运用得比较多。

任务一　条据与启事

条　据

情境模拟

　　张正因外出参加比赛不能到班上课，需请假 2 天。他向老师递交请假条时，老师指出他的请假条存在几个问题。请假条是同学们经常使用，却总是容易出错的文种。你能正确拟写一份请假条吗？写请假条应该注意哪些方面呢？

【理论解析】

一、条据的概念和特点

　　人们在日常的工作和生活中，往往要写一张纸条交给对方（个人或单位）作为书面凭据，这种作凭据用的纸条，就是条据。它是日常生活中较常见、较简便的应用文。常用的条据有请假条、留言条、收条、借条、领条等。这类条据都有一个固定的格式。

　　条据的特点在于一个"便"字，写起来简便，看起来方便，一般是一文一事。纸小而作用大，切莫小觑了便条字据。

二、条据的种类

　　条据根据内容和性质可以分为两类。

　　（一）说明类条据

　　说明类条据的作用主要是告知对方某个信息，向对方说明某件事情。这类条据只起说明告知的作用，不具有法律效力，如留言条、便条、请假条。

　　（二）凭证类条据

　　凭证类条据的作用是作为证据、凭证，具有法律效力，如收条、领条、借条、欠条、代收条。

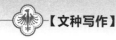【文种写作】

一、条据的结构与写法

条据的结构形式包括标题、正文、结束语和落款四个部分。

（一）标题

标题是条据必不可少的项目，它是表示条据性质的部分。例如"收据""借条""请假条"等。

（二）正文

凭证类条据一般不写称谓，在第一行空两格写明条据的性质、关系，如"今收到""现收到""代领到"等，其后写明对方名称（单位或人名）、钱物名称、数量、归还日期等相关信息。而说明类条据在标题下的一行顶格写受文者姓名或称谓，如"××同志""××老师"等。其后另起一行空两格写明告知、说明的事项。

（三）结束语

正文写完后，凭证类条据另起一行，空两格写"此据"二字，也可省略不写。说明类条据根据不同情况使用不同的结束语。

（四）落款

条据的右下方需要写明所在单位的名称和经手人姓名（签章）及写条据时的日期。

二、写作注意事项

对外使用的条据，写对方单位名称要用全称；物品要写明名称、规格、数量；金钱要写明金额，金额必须用大写，以防涂改；数字前不留空白；数字后面要写量词，如"元""个""双""斤"等。条据中的文字如果确实需要改动，要在涂改处加盖印章，以示负责。

总之，条据一经签订，对签约的各方就有了约束力，特别是经济性质的条据。因此，条据写得是否准确，权利与义务规定得是否严密、完备，关系到当事人的切身利益，影响发生纠纷时是非曲直的判断和鉴别。所以，写条据时，必须认真慎重，熟悉各类条据的格式及写法，绝不可掉以轻心。

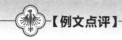【例文点评】

【例文 4-1-1】

请 假 条

李老师：

我因感冒发烧，须去医院看病，特请假一天（12 月 16 日），望您批准。

此致
敬礼！

您的学生：赵雷
2022 年 4 月 16 日

例文点评

　　本例是一则学生因病不能够上课向老师所写的请假条。标题醒目，内容完整。正文把病情、请假理由、请假时间写得一清二楚，用语简洁而准确，同时表现了对老师的尊敬和礼貌。

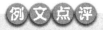【例文 4-1-2】

借　　条

　　今借到××市星火中学木制学生座椅叁拾把，供我校表彰大会用，明日中午 12 时之前归还。
　　此据。

××市卫生健康学院
经手人：李龙（签章）
2022 年 5 月 23 日

例文点评

　　本例是单位向单位借物时所写的借条。标题明显，正文语言简明扼要，对方单位全称、所借物品名称、规格、数量、用途、归还时间一应俱全，最后有落款单位和经手人的签章。符合借条的写作要求。

【例文 4-1-3】

收　　条

　　今收到王炎同学交来的 2022 级护理 1 班团支部 9 月份团费，共计人民币 34 元整（叁拾肆元整）。
　　此据。

××中医药大学团委（公章）
收款人：张正
2022 年 5 月 8 日

例文点评

这是一则收取团费后经办人给前来交款人所写的收条。标题醒目,正文中交款人的姓名、款项名称、钱款数量写得清楚明白,金额用汉字大写,符合要求。结尾收款人的单位名称、姓名及开收据的时间都写得非常具体并且加盖了公章。双方经办人责任明确具体,完全能够证明钱款的流向。内容简洁、清楚、准确、完整,格式也符合要求。

【例文 4-1-4】

领　条

今领到学校总务科发给 2022 级检验 1 班的保温桶壹个,保温杯伍拾个,手套伍拾双。此据。

经手人:王雪
2022 年 4 月 28 日

例文点评

这是一则向发物单位开具的领物凭条。标题明确,正文将物品发放单位的名称,所领到的物品名称、种类、数量以及流向都写得具体、清楚。结尾经手人的姓名和具体日期也写得明白。写作格式符合规范。

【例文 4-1-5】

欠　条

1 月 28 日向张山同学所借的人民币 700 元整(柒佰元整),今日已归还 300 元整(叁佰元整),尚欠 400 元整(肆佰元整),壹个月内还清。
此据。

欠款人:万念
2022 年 3 月 23 日

例文点评

这是一则个人对个人出具的钱款欠条。正文将欠款对象,原借款额、时间、币种,已归还钱款的数额和归还时间,尚欠钱款的数额和归还时间写得清清楚楚,最后署上借款人的姓名和开具欠条的日期。内容虽多,但文字简洁明了,具体、准确,有过程、有承诺。

【常识巩固】

一、单项选择题

1. 请假条一般是因为某种原因向单位请假时使用,那么个人对个人( )。

   A. 可以使用　　　B. 不可以使用　　　C. 有时能使用　　　D. 有时不能使用

2. 如果替人代收钱或物,代收人写的收条开头应该写( )。

   A. 今借到　　　　B. 今收到　　　　　C. 今代收到　　　　D. 代收到

3. 凭证性条据的数字如果写错,更正后的正确做法是( )。

   A. 在更正处签名　　　　　　　　B. 在更正处加盖印章

   C. 在条据后说明情况　　　　　　D. 不做任何处理

二、多项选择题

1. 下列属于凭证性条据的有( )。

   A. 借条　　　　　B. 收条　　　　　C. 欠条　　　　　D. 领条

   E. 假条

2. 对外使用的条据,要注意的事项是( )。

   A. 写对方单位名称要用全称

   B. 物品要写明名称、规格、数量

   C. 金钱要写明金额,必须用大写,以防涂改

   D. 数字前不留空白

   E. 数字后要写量词

【病文纠错】

请指出下文的错误,并于原文相应处修改。

请假条

张老师。

　　我昨天下午背着书包回家后,晚上突然发高烧,今天不能到校上课。特请假一天,请批准。

此至

敬礼!

22年2月17日

学生:李佳

4-1
习题答案

【练笔实践】

一、根据本任务中的【情境模拟】，完成相应写作。

二、张兰于4月5日向李强借了5 000元人民币，约定1年后归还，但当时因某种原因未出具任何条据，现(4月10日)要补写一张条据，请为张兰代拟一份条据。

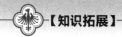【知识拓展】

借条和欠条的区别

在日常生活中，人们常常将借条误写为欠条，将欠条误写为借条。其实，借条和欠条是有重要区别的：

（一）两者证明的关系不同

借条证明借款关系，欠条证明欠款关系。借款肯定是欠款，但欠款则不一定是借款。

（二）两者形成的原因不同

借条形成的原因是特定的借款事实。而欠条形成的原因很多，可以基于多种事实而产生，如因买卖产生的欠款、因劳务产生的欠款、因企业承包产生的欠款、因损害赔偿产生的欠款等。

（三）法律上的处理不同

人民法院进行合法性审查时，两者适用的法律不同。基于借条或者欠条引起的纠纷，在诉讼过程中，人民法院要依据不同的法律对借条或者欠条载明的权利义务的合法性进行审查。

同时，在未注明偿还日期的情况下，二者的诉讼时效的起始时间是不同的。约定了还款期的借条和欠条，时效是一样的；没有约定还款期的借条和欠条，则是有区别的。

启　　事

情境模拟

十年砥砺奋进，十年春华秋实。××医院将迎来建院十周年庆，医院邀集各级领导、前辈、同仁以及社会各界朋友共同举行院庆活动。院庆筹备工作小组该拟写哪种事务文书？又该如何进行写作呢？

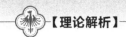【理论解析】

一、启事的含义

启事是机关、团体、企事业单位或个人,需要向公众说明某事,希望公众协助办理、参与和注意时使用的一种事务文书。

"启事"微课

启事以公开方式广泛传播信息,在日常生活中使用比较普遍。"启"是"开"的意思。启事,即公开某件事情,所以"启事"不能写作"启示"。

二、启事的种类

按写作目的,启事可分为如下几种。

（一）寻找类

写此类启事的目的是寻找遗失的物品或走失的亲人,如寻物启事、寻人启事等。

（二）招领类

写招领启事是因发现了他人遗失的物品,希望通过启事能物归原主。

（三）征召类

写此类启事的目的是征收到某种物品或征求到某种人员,如征稿启事、征物启事、招聘启事、征婚启事等。

（四）聚会类

写这类启事的目的是邀集亲友、校友、会友、社会同人一起举行某种活动,如校庆启事、厂庆启事等。

（五）告知类

此类启事用于把某些事项公之于众,以便让公众知晓,便于开展工作和业务,如迁址启事、变更启事等。

以上几种启事,又可以分作两个类型:前四种为请求协作型,写启事目的是希望得到别人的帮助和配合,这类启事的事务性、实用性很强;最后一种为告知型,写启事的目的仅是让别人知晓某件事或某种心意,不需要别人采取相应的行为,这类启事多带有公关宣传性质。

【文种写作】

一、启事的结构与写法

启事尽管种类繁多,但结构大体相同,通常由标题、正文和落款三部分组成。

（一）标题

启事的标题有多种写法：一是以文种作为标题，如"启事""紧急启事"；二是以事由作为标题，如"招聘"；三是以启事单位和文种作为标题，如"××公司启事"；四是以事由和文种作为标题，如"招标启事"；五是由启事单位、事由、文种构成标题，如"××商城开业启事"等。

（二）正文

启事正文具体说明启事的内容，必须将有关事项一一交代清楚。

正文一般包含启事目的、原因、具体事项、要求等。如果内容较多，可分条列项，逐一交代明白。正文部分是体现各种启事不同性质和特点的关键部分，应依据不同启事的内容和要求，变通处理，注意突出启事的有关事项，不可强求一律。

（三）落款

落款写明启事单位名称或个人姓名和启事日期。如果标题或上文中已写明单位名称，此处可以省略。凡以机关、团体、单位的名义张贴的启事，应加盖公章，以示负责。

二、启事写作的注意事项

（1）寻人启事、寻物启事要把相关人或物的特征写明。这样便于别人鉴别和验证，防止领取时出错。要着重写外在的、大家很容易注意到的特征，比如寻物启事写明遗失物品的颜色比写该物品的材质更好。

（2）招领启事写物品特征要有所保留。招领启事中写物品特征既不能太笼统，也不能太详细。太笼统了，丢失物品人就难以判断；太详细了，容易被他人冒领。但是，如果物品中有足以鉴别失主身份的物品，如证件，则可详细写明。

（3）征招类启事要注意宣传鼓动。这类启事不能满足于说清事情，还要述说事件的意义，以起到良好的征召效果。

（4）请求类启事要注意礼节。既然要请求别人协作，那就必须礼貌待人，否则就达不到写启事的目的。

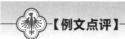 【例文点评】

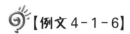 【例文 4-1-6】

寻　物　启　事

本人不慎于 9 月 14 日在学校西操场晨练时，丢失三寸见方的绿色丝绒手提袋一个，袋口穿系一根黄色丝绳，袋内装有：八成新的女式手表一只，表带为紫红色；白色绢丝手帕一条,手帕的一角绣有粉红色梅花;淡蓝色玛瑙手链一只。若有捡到者,请联系我,联系电话:××××××××,本人深表感谢!

失主:胡×

2022 年 3 月 16 日

例文点评

　　这则启事格式规范,内容写得简明扼要、清楚明白。自己丢失的东西的特征、记号、式样以及丢失的时间、地点和联系方式都写得清清楚楚。同时在开头还写明"本人不慎"将手提袋丢失,强调了自责的态度,为拾物者打消顾虑。

【例文 4-1-7】

招 领 启 事

　　本人拾到钱包一个,内有餐卡及人民币若干元,请失主前来第六宿舍楼 302 室认领。

2022 级护理 3 班刘××

2022 年 5 月 30 日

例文点评

　　这是一则拾物招领启事。格式正确,内容简洁明了,既清楚地说明了物件的种类,又有所保留。联系方式具体,便于失主前去认领,是一份合乎规范的招领启事。

【例文 4-1-8】

寻 人 启 事

　　某女,18 岁,身高 1.60 米,瓜子脸,肤白,大眼睛。于 7 月 14 日离家,当时身穿浅红色连衣裙,白色皮凉鞋,至今未归。本人若见到此启事,请尽快同家人联系,家中人十分挂念。有知其下落者,请与其父吴先生联系,联系电话:××××××××。定重谢!

吴先生

2022 年 5 月 15 日

例文点评

　　该寻人启事略去走失原因不写,把走失人的特征和联系方式写得详细、清楚,这都是有利于找寻到走失人员的关键内容。

【例文 4-1-9】

国庆征文启事

为了欢度国庆,推动职工业余文艺创作,我们决定在国庆节前夕出一期《国庆专刊》。希望同志们积极支持,踊跃投稿。内容要求歌颂祖国、歌颂中国共产党,反映我们厂改革开放以来的巨大成就和职工新的精神风貌。稿件力求短小精悍、形式不拘,诗歌、散文、小说、报告文学等均可。本次征文设一、二、三等奖及优秀奖若干。一等奖 600元,二等奖 400 元,三等奖 200 元,优秀奖 100 元。征文结束后,举行颁奖仪式,向获奖者颁发证书、奖金,并将获奖作品结集成刊。稿件请于本月 25 日之前投入稿箱或交给各部门学习组长。

××医疗器械厂宣传部

2022 年 6 月 5 日

例文点评

该启事内容比较完整,把征文的缘由、要求、方法都交代清楚了。较好的地方还有:征文缘由不只写出《国庆专刊》,还写了出专刊的意义;征文要求分内容和形式两方面写明,考虑全面。稿件被采用后的一些奖励办法,如评奖、奖金等,可以提高征文效果。

【常识巩固】

一、判断题(正确的打√,错误的打×)

1. 招领启事要把相关人或物的特征写清楚。　　　　　　　　　　　　　　　（　　）

2.《公交总站迁址启事》这个标题写法正确。　　　　　　　　　　　　　　（　　）

3. 启事不具备法令性,因此不具备公文的强制性和约束力。　　　　　　　（　　）

二、多项选择题

1. 下列属于请求协助型启事的是(　　　)。

　　A. 声明类　　　　　　　　　　　B. 聚会类

　　C. 招领类　　　　　　　　　　　D. 寻找类

　　E. 陈情类

2. 启事的正文一般包括(　　　)。

　　A. 目的　　　　　　　　　　　　B. 原因

　　C. 具体事项　　　　　　　　　　D. 归还时间

　　E. 要求

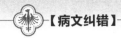【病文纠错】

请根据文后的问题,修改这则"寻物启事"。

寻物启事

本人是人民市场会计,于5月15日骑车经过农科大学教授楼附近时,不小心丢失皮包一只。有拾到者请交给本人,我愿意负出重金表示感谢。

此致

敬礼!

人民商场全休职工

5月16日

4-1
习题答案

1. 它在格式上的毛病:＿＿＿＿＿＿＿＿＿＿＿＿＿＿

2. 它在内容上的问题:＿＿＿＿＿＿＿＿＿＿＿＿＿＿

3. 文中存在错别字,请在原文中圈出,并在旁边写上正确的字。

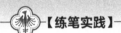【练笔实践】

一、根据本任务中的【情境模拟】,完成相应写作。

二、根据下列资料写一则寻物启事和一则招领启事。相关内容可根据写作要求合理虚构。

李某在学校操场丢失黑皮包一个,内有一串钥匙(共5把),人民币810元(面值100元的7张,面值50元的2张,面值10元的1张),空白支票3张。

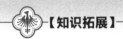【知识拓展】

启事与相关文种的区别

一、与公告的区别

公告是国家行政机关的法定公文,由较高级别的国家机关依照特定的程序制发,而启事只是普通的日常应用文,一般的企事业单位、团体或个人,都可以使用这一文种;公告向国内外公布国家的重大事项,而启事内容宽泛。"招商公告""招聘公告"都属于误用。

二、与通知的区别

发文主体不同。通知的发文主体是机关、团体、企事业单位,而启事的发文主体还可以是个人。

受文对象不同。启事的受文对象是公众,是不确定的对象,而通知是下行文,其受文对象是下级,是确定的受文对象。比如:某医院要让员工来换工作证,就用通知,因为对象是其下级,是明确的;如果是要让社会公众提供自己珍藏的该医院的历史资料,则用启事,因为受文对象是社会公众,不是其下级,而且受文对象是不明确的,不知道谁手上有需要的史料。

三、与广告的区别

如果是固定的、长期的、大批量的商品贸易信息,则可视作广告。如果是临时性的、偶然性的、个别的信息,则用启事。如大学生毕业前出售旧书、旧车等就用启事。

任务二 计 划 与 总 结

计   划

【理论解析】

"计划"微课

一、计划的适用范围和用途

　　计划是党政机关、社会团体、企事业单位和个人,为了实现某项目标或完成某项任务而事先做的安排和打算。

二、计划的特点

(一)预见性

　　计划是事前写作,是先于要进行的实践活动制订的、对未来一定时期的工作目标或实践活动作出的一种预想性的部署和安排,具有一定的预见性。

(二)可行性

　　计划的制订是为了被执行。为了实现预期的目标,计划中必须有切实可行的措施和方法,必须切合实际情况,保证目标的实现。

(三)指导性

　　计划一经制订公布,就是各项工作的指南和规范,就要对完成任务的实际活动起到指导作用和约束作用。工作的开展、时间的安排等,都需要按计划执行。

三、计划的分类

计划根据不同的标准可分为不同的种类。

（1）按内容分类。

按内容分,有学习计划、生产计划、工作计划、科研计划等各种专项计划。

（2）按写作方式分类。

按写作方式分,有条文式计划、表格式计划、文表结合式计划。

（3）按性质和用途分类。

按性质和用途,计划可以分为以下类型:

① 规划、纲要。规划、纲要是时间较长、范围较广、内容比较概括的长远计划。其中纲要更有概括性,常常是对工作方向、目标提出纲领式的计划,如《××省儿童发展纲要》。

② 要点。要点是一种粗线条式、提纲式的计划,常用于领导机关,如《××省人民政府 2022 年工作要点》。

③ 设想、打算。设想、打算一般是初步的、预备性的或者非正式的计划。设想涉及比较长一段时期的工作,如《××县小城镇建设初步设想》;打算则是短期的。

④ 方案。方案是从目的、要求、工作方式方法到工作步骤一一对专项工作作出全面部署与安排的计划,如《××市旧城改造方案》。

⑤ 安排。安排是短期内对范围较小、内容单一的工作进行具体布置的计划。

⑥ 策划书。策划书即对某个未来的活动或者事件进行具体策划并展现给特定读者的文本。根据策划目的,可以分为商业类策划书、非商业类策划书。根据策划内容,还可以分为营销策划书、活动策划书、项目策划书、公关策划书等。

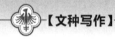【文种写作】

一、一般计划的构成要素与写法

（一）计划的四要素

一般说来,计划要写明目标和任务、措施和办法、步骤和时间、检查和督促等内容,即做什么、怎么做、什么时候做、检查计划完成的效果。

1. 目标和任务

目标和任务指的工作目标和分解的具体任务、要求,通常要有定质、定量的具体指标,即写清楚做什么。

2. 措施和办法

措施和办法指为达到规定目标、完成规定任务要凭借什么条件,依靠哪些力量,采取什么措施,安排哪些部门或人员,即写明怎么做和由谁做。

3. 步骤和时间

步骤和时间指达到目标、完成任务的阶段安排,先做什么,每一个步骤什么时候完成,即写明什么时候做。

4. 检查和督促

检查和督促指对计划执行情况的督促检查、评比、奖惩以及计划修订的说明。为保证计划能认真执行,切实落实,这部分内容是必不可少的。

(二)计划的写法

1. 条文式计划

条文式计划一般由标题、正文和落款构成。

(1)标题。一般由四个要素组成:单位名称、适用时限、计划内容和计划种类,如《××大学 2022 年招生工作计划》。有时候,标题也省略其中的某些要素,或省略时限,或省略单位,或省略单位和时限,如《××公司接待方案》《2017—2022 年城市规划》《毕业生分配工作的计划》。若计划是还不成熟或未经批准的,则在标题后加"草案""讨论稿"等字样,并加上圆括号。

(2)正文。正文指计划的主体部分,是具体内容,一般由前言、目标和任务、措施和步骤构成。

前言简要概括基本情况,并指出制订计划的政策依据以及要努力达到的目标。例如《××商城开展优质服务的活动方案》的前言是:"为了贯彻治理整顿、深化改革的方针,结合大楼实际,开展优质服务活动,净化柜台,提高经营质量,维护消费者利益,进一步提高社会效益和大楼信誉,为争创'顾客满意最佳商店'创造条件。"这一前言阐明了制订该方案的依据、目的和意义。

目标和任务是计划的核心内容,提出工作任务以及要达到的数量和质量的指标。写法一般采用分条列项的形式,用小标题或者序号标明层次,然后逐项写出具体任务和具体目标。

措施和步骤是完成任务的保证,措施要具体,分工要明确,步骤要有序,条理要清楚。时间安排应当具体,到什么时间完成哪些任务,都要一一说明。

(3)结尾。这部分应根据实际需要决定写不写、怎样写。计划的结尾可以提出号召和希望,激励大家为实现计划而努力;可以简要强调任务的重点和工作的主要环节;也可以说明注意事项,分析实施计划中可能出现的问题和遇到的困难,提醒大家防患于未然。有的计划不写上述内容,而是把督促检查的要求写为结尾部分,条文式的计划通常这样写。

(4)落款。落款写明制订计划的单位(标题中已标明单位的这里也可不写)和日期。

2. 表格式计划

它和条文式计划写法的主要不同是在主体部分。即主体部分把任务、措施、步骤、

"计划"
在线测试

完成时间、执行人员等分项列成表格,依时间先后顺序排列。有的还列上执行情况一项,以反映出计划的实施状况。这种写法眉目清楚,一目了然,直观性强,适用于任务具体、时间性强、程序性强的计划,如生产计划、招生工作计划、学校工作计划等。表格式计划有时也称作工作日程安排表、行事历。

3. 文表结合式计划

此类计划即表格式和条文式相结合的计划。一般是将各项目标内容填进表格后,再用简短文字作解释说明。

二、策划书的构成要素和写法

计划对人们的学习、生活和工作有较强的指导、督促和推动作用,其重要性不言而喻。尤其是在经济繁荣、社会发展的今天,各种专题活动层出不穷,策划书就是对即将举办的专题活动,进行规划设计的文书,在实际生活中使用频率较高,在此特别介绍其写法。

策划书没有固定的格式,不同种类的策划书,其策划过程与写作要求差异很大。但由于策划书具备"计划"属性,一些基本要素是必备的。策划书通常要具备以下结构要素:

(一) 标题

标题可直接由"事由+文种"构成,如《药学院捐书活动策划书》。也可以采用双行标题,主标题务虚,可用带有修辞色彩的、形象化的语言形式来吸引受众注意力,突显策划书的创意;副标题则务实,点明策划事由与文种,如《极简主义的魅力——大学纸装设计展示及 T 台走秀活动策划书》。

(二) 正文

策划书的正文包括引言、主体、结尾等部分。

引言简要写明策划缘由、目的、预期效果,包括该策划的亮点及其意义。

主体包括目标("做什么")、措施("谁来做""怎么做")、步骤("何时做完")三要素。

结尾要对策划案进行总结,还可根据需要进行相应的风险预测评估,提出预案与建议。

(三) 附录

附录主要列举对正文内容有补充和说明作用的文件与资料,如策划书前期进行的调研报告、可行性分析等。

三、写作注意事项

(一) 从实际出发,统筹兼顾

无论是撰写长期计划还是短期计划,都必须从实际出发;要充分分析客观条件,所撰写的计划既要有前瞻性,又要留有余地,使计划执行者通过努力能够完成预期目标。

事关全局的计划,还应该把方方面面的问题考虑周全,将计划分解到部门。要处理好大计划与小计划之间的关系、整体与局部的关系,做到统筹兼顾。

(二)突出重点,主次分明

一段时间内要完成的事情很多,计划先做什么、后做什么、主要做什么、次要做什么,必须有重有轻,有先有后,点面结合,有条不紊,这样才有利于工作的全面开展,达到事半功倍的效果。

(三)目标明确,步骤具体

计划的目标必须明确,才会使撰写者明确努力的方向、步骤和进程,才有利于实施和检查。

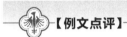【例文点评】

【例文4-2-1】

××县2022年艾滋病防治工作计划

艾滋病的传播和蔓延已经给家庭、社会和经济发展造成严重危害和潜在威胁。为了认真贯彻实施《艾滋病防治条例》和《××县防治艾滋病战略规划(2017—2022)》,落实艾滋病防治工作各项任务,有效预防艾滋病的传播和蔓延,特制订本工作计划。

一、指导思想

坚持预防为主、防治结合的方针,动员各部门配合和社会参与,采取主动监测和有效预防的方法,加大宣传,正确引导,创造良好的防治环境;有效预防艾滋病病毒在特殊人群和一般人群中的传播,降低艾滋病发病率,保障人民群众身体健康。

二、工作目标

建立政府领导、多部门合作、社会参与的艾滋病预防和控制体系;逐步建立健全防治艾滋病的有关制度和宣传教育、卫生保健、监测管理及跟踪服务等相结合的工作网络,减少艾滋病病毒感染相关疾病的发病、死亡和艾滋病病毒感染对个人、家庭、社会带来的影响。

三、工作内容

(一)健全领导体制,建立有效机制

根据《艾滋病防治条例》,各级政府切实将艾滋病防治工作纳入重要议事日程,加强领导,统筹协调,制订具体防治目标和行动计划并纳入政府目标管理考核。各相关部门根据各自的职能,明确分工,落实责任,密切配合,加强相互间的协调,加强对基层的指导;定期组织开展艾滋病防治工作的督察,对因领导不力、措施不当、隐瞒病情、玩忽职守造成严重后果的,要按《艾滋病防治条例》有关规定严肃追究责任。

（二）加大宣传力度，普及防治知识

一是宣传部门对全县艾滋病防治宣传工作进行统一部署，通过广播、电视等宣传媒体，有计划、有步骤地开展经常性的艾滋病防治知识宣传教育；二是在公共场所（包括候车室、酒店、宾馆、娱乐场所等）设置艾滋病防治和无偿献血知识宣传教育专栏，摆放宣传教育资料；三是在县党校开设防治艾滋病健康教育和无偿献血知识讲座，普通中学在教学计划中要有艾滋病防治和无偿献血知识内容；四是对有高危行为的被监管人员和入监犯人开展艾滋病、性病知识讲座；五是充分利用"三下乡"，在农村开展艾滋病防治知识宣传工作，做到乡乡有音像宣传品，村村有宣传挂图，户户有宣传手册；六是做好农民工预防艾滋病的宣传教育工作。

（三）强化防治措施，实施综合治理

1. 加强疫情监测和检测

一是实施艾滋病自愿免费血液初筛检测和相关咨询。县疾病预防控制中心要加强艾滋病疫情监测，开展高危人群和出入境人员的艾滋病疫情监测，力求准确掌握艾滋病病毒感染者和患者数量、疫情变化情况和流行趋势。二是加强实验室网络建设，不断完善 HIV 初筛实验室。

2. 加强告知和跟踪管理

卫生、公安等部门要密切配合，加大对艾滋病感染者的告知力度，发现一例，告知一例。同时，加强对感染者的跟踪管理，定期进行随访，随时掌握感染者的状况，并提供医学咨询，积极救治患者。

3. 干预高危行为

×县人民医院初步建立美沙酮维持治疗试点门诊，利用治疗门诊开展健康教育、咨询、抗病毒治疗监督服药等相关服务。扩大安全套推广项目覆盖面：于今年起开展安全套推广工作，动员社会力量参与，培训各级人员，提高工作能力，深入开展综合干预措施，对新发现的艾滋病病毒感染者提供免费的安全套。

4. 阻断母婴传播

按照《关于预防艾滋病母婴传播工作实施方案（试行）》要求，开展预防艾滋病母婴传播工作。县妇幼保健机构和医疗服务机构主动与疾病预防控制机构密切配合，落实各项活动。为当年到医院分娩的孕产妇和婚前保健人群提供预防艾滋病母婴传播的健康教育和免费咨询、检测服务。对查出阳性、继续妊娠并分娩的孕产妇提供免费抗病毒药物阻断，对阳性孕妇住院分娩给予补助，对所生婴儿提供免费抗体筛查和确认检测，为艾滋病病毒抗体阳性孕产妇及所生婴儿提供随访服务，至婴儿满 18 个月（随访次数应达孕产妇 2 次、婴儿 5 次）。

5. 杜绝医源性传播

卫生行政部门要根据《中华人民共和国传染病防治法》《中华人民共和国献血法》和《血液制品管理条例》，加强对无偿献血工作的组织和领导，会同红十字会等社会团体，动员全社会健康适龄人员积极参加无偿献血,提高无偿献血率。同时对所有临床用血进行艾滋病病毒检测,确保临床用血安全。要积极推广使用一次性注射器、输液器,做好一次性医疗、卫生用品用后销毁和有关重复使用的医疗器械的消毒工作,防止艾滋病医源性传播。

6. 落实"四免一关怀"

(1)根据《关于艾滋病抗病毒治疗管理工作的意见》,抗病毒治疗以社区和家庭治疗为主。在我县开展免费抗病毒治疗工作,通过对医疗卫生人员的培训和提供抗病毒药物等相关服务,提高抗病毒治疗的能力。为患者提供免费的抗艾滋病病毒治疗药物,切实提高他们的生活质量。

(2)要将经济困难的艾滋病患者及其家属纳入政府救助范围,按有关社会救济政策的规定,给予必要的生活救济,并通过多种形式和渠道,解决艾滋病患者遗孤义务教育问题。同时,要积极扶持有生产能力的艾滋病病毒感染者和患者从事力所能及的生产活动,增加其收入。

7. 加大经费投入

县财政要加大对艾滋病防治工作的经费投入,加强艾滋病防治能力建设,保证必要的药品采购、健康教育、行为干预、人员培训、疫情监测、防治能力建设和患者救治的经费,并加强对艾滋病防治经费的管理和使用的监督检查,确保专款专用,提高资金使用效率。

例文点评

　　这是一份条文式专项工作计划。开头即指出了制订这项工作计划的根据,接着提出了计划总体目标,然后明确了本年度两个具体工作目标,最后从三个方面陈述了计划要开展的主要工作内容,将具体措施贯穿其中,让整个计划显得目标明确,条理清晰。

【例文 4-2-2】

××学校创新创业学院养老服务分会
"智慧养老·展望未来"主题沙龙活动策划书

一、活动背景

随着老年人口不断增多,我国已经逐步进入老龄化社会,各地开始对养老模式进行积极探索,智慧养老服务应运而生。科技和社会的进步,使得传统的养老模式不能满足持续变化形势的要求,整个社会应改变现行的养老模式,探索多样化的智慧养老方式,使老年人的生活获得全面的保障与服务,减少老年人的孤寂感,促进社会的和谐发展。为向广大同学普及什么是智慧养老,了解养老趋势,养老服务分会特举办此次主题沙龙活动。

二、活动目的

为了让更多同学进一步了解养老行业发展动态及趋势，鼓励同学们积极参与其中；活跃校园文化氛围，建设学院优良学风，展现当代大学生的风采。

三、活动时间：2021 年 12 月 17 日 16:00—17:30

四、活动地点：××学校北区 1-1-02 教室

五、活动主题："智慧养老·展望未来"

六、参与人员：××学校全体学生

七、活动流程

（一）活动前期

会长召开部门会议，与各部长、副部长商议此次活动具体事宜。

1. 活动前期安排（见附表一）

2. 宣传部

（1）设计并制作宣传海报，要求主题符合活动内容；

（2）制作、发送邀请函；

（3）撰写沙龙活动海报，转发各工作群。

3. 秘书部

物资准备（活动现场布置）。

4. 外联部

（1）负责联系活动场地；

（2）联系、邀请相关老师参与活动。

5. 技术实践部

（1）活动现场维护秩序；

（2）制作嘉宾牌；

（3）活动结束后会场清洁工作。

6. 人力资源部

（1）撰写策划书并交社团部审核；

（2）负责活动签到。

（二）活动中期

活动流程：

1. 签到完成后，安排同学有序入座；

2. 主持人致辞欢迎，依次介绍参加本次活动的嘉宾，宣布活动开始；

3. 老师主题演讲；

4. 演讲完毕，进行提问环节；

5. 会长进行本次活动总结；

6. 主持人宣布活动结束,成员散场,各位活动负责人员留下,清理会场。

(三)活动后期

1. 召开活动总结会议,对活动出现的问题复盘;

2. 整理活动的资料(文案、视频),进行备份;

3. 统计参加活动同学的名单,核对姓名、班级、学号、辅导员等信息,便于出示活动学分证明;

4. 宣传部在活动结束后第二天上交新闻稿于社团部;

5. 活动结束要写活动总结并上交。

八、经费预算(见附表三)

九、注意事项

(一)整理参与人员个人信息时注意信息是否完整。

(二)所有工作人员必须着正装并提前二十分钟签到。

(三)注意保持会场安静。

(四)本活动最终解释权归××学校创新创业养老服务分会所有。

十、应急措施

(一)活动开始前准备人员检查设备是否正常,电源处需要专人看守,检查话筒、PPT是否齐全,资料进行备份。

(二)若有人员突然受伤,先安抚情绪和心理,使用提前准备的外伤药救治,再送往医务室。

××学校创新创业学院养老服务分会

2021年12月9日

附表

附表一　　　　　　　　　**活动前期筹备工作安排**

工 作 任 务	负 责 人
策划书纸质档、电子档上交社团部	
海报、宣传单设计	
活动宣传语编辑、修改	

附表二　　　　　　　　**工作人员名单及工作细则**

序 号	姓 名	工 作 细 则
1		统筹工作安排
2		撰写策划书

序　号	姓　　名	工　作　细　则
3		活动签到
4		宣传海报制作
5		教室宣传
6		寝室宣传
7		活动总结
8		会场布置
9		会场清洁打扫
10		联系老师、确定活动地点

附表三　　　　　　　　　　　　　　经费预算

项　　　目	经　　　费
资料打印	
海报制作	
其他	
费用总计	

例 文 点 评

　　这是一份主题沙龙活动策划书,全文从活动背景、活动目的、活动时间、活动地点、活动主题、活动流程、经费预算、注意事项和应急措施等方面进行策划,内容较为全面,可操作性较强。

【常识巩固】

一、判断题(正确的打√,错误的打×)

1. 计划的目标不能留有余地,制订了就要坚决执行。　　　　　　　　　　（　　）

2. 计划的标题通常由单位名称、适用期限和文件名称构成。　　　　　　　（　　）

3. 计划一般围绕"为什么做""做什么""怎么做""什么时间完成"而制订。　（　　）

二、多项选择题

1. 计划的四要素包括(　　　)。

A. 目标和任务　　　B. 措施和办法　　　C. 步骤和时间　　　D. 检查和督促

E. 实施范围

2. 计划是一个统称,下列文种属于计划的是(　　　)。

A. 意见　　　　　　B. 安排　　　　　　C. 设想　　　　　　D. 纲要

E. 打算

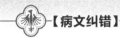【病文纠错】

请指出下文的错误,并于原文相应处修改。

暑 假 计 划

　　不知不觉中,快到暑假了,我们在这一年里学习方面到底做得怎样。在学习日语方面我们到底掌握了多少日语,再想想在这一年里,我们是如何度过的,我们应该好好掌握,这个暑假努力去学习日语,我觉得我们在这学期学到的知识实在太少了,所以除了书本上学到的,我们可以到书城汲取更多的知识,可以买多点日剧回来看,多听点日语磁带,使我们的知识面更广。

张华

2021 年 6 月

4-2
习题答案

【练笔实践】

一、根据本任务中的【情境模拟】,完成相应写作。

二、新的学期即将开始,请你为自己拟订一份学习计划。

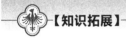【知识拓展】

各类计划文书适用范围

　　计划可用于各种情况、各种场合。但从时间角度来区分,长远的计划用规划,中期的用计划,短期的则用安排。规划是计划中最宏大的一种,从时间上说,一般都要在三年或五年以上;从范围上看,大都是全局性工作或涉及面较广的重要工作项目,如《××省工业结构调整规划》。相对其他计划文书,规划带有方向性、战略性、指导性。安排则是计划中最为具体的一类。其内容比较确切、单一,容易把握。

总　　结

　　学校为推进良好学风、校风的建设,充分调动全校学生的积极性,践行校训精神,特开展"校级先进班集体"的评选活动。学校要求各班级上交一篇总结,回顾班级一学期以来各方面争先创优的情况。作为某班班长的你,深得辅导员及同学们的信赖,他们委托你完成此次任务。你该如何写作呢?

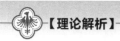

【理论解析】

一、总结的适用范围和用途

"总结"微课

　　总结是单位或个人对前一阶段的实践活动进行回顾、检查、分析、研究,从中找出经验教训和规律性的认识,用来指导今后实践的一种事务文书。

二、总结的特点

　　(一)实践性

　　总结是人们自身实践的本质的反映。它要求内容真实,完全客观地反映自身的实践活动。总结中的材料,只能来自自身的实践,不能东拼西凑、添枝加叶;总结的观点不能是外加的漂亮标签、任意拔高的思想,只能是从自身实践中抽象出来的认识和规律;总结一律采用第一人称写作。

　　(二)理论性

　　总结是人们对事物客观规律认识的反映。它不是对工作实践的简单复制,而是对实践的本质概括。它不仅反映工作做得"怎么样",还阐明"为什么做得这样"。它要对工作中的经验与教训、成绩与问题进行分析研究,把感性认识上升为理性认识,提炼出规律性的结论,以便正确认识和把握客观事物。

　　(三)指导性

　　总结着眼于未来。总结通过经验归纳、教训分析,得出科学的结论,从而提高对今后工作、学习等活动的预见性与主动性,使工作、学习上一个新台阶。总结若不指导以后的实践,就没有存在的价值。

　　(四)群体性

　　除个人总结外,总结必须有群众基础,无论哪一个部门、哪一个单位的总结,都要集中群众的意见,依靠群众的智慧来写;要反映群众的工作实践,反映群众创造的成绩、经验。

三、总结的分类

总结可按性质、内容、范围、时间等分为不同类型。

按照性质来分,有综合性总结和专题性总结。综合性总结又称全面总结,是对本组织一定时期内工作的全面总结。专题性总结也称单项总结,是对某一项工作或某一个问题的总结。

按照内容来分,有工作总结、思想总结、学习总结、生产总结等。

按照范围来分,有地区总结、部门总结、班组总结和个人总结等。

按照时间来分,有年度总结、季度总结、月份总结等。

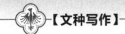

【文种写作】

一、总结的构成要素与写法

总结的结构由标题、正文、落款三部分组成。

(一)标题

标题必须准确、简洁,一般有以下两种写法。

1. 公文式标题

公文式标题一般由单位+时限+事项(事由)+文种四项构成,如《×××医院 2022年度护理工作总结》《××医院关于 2022年开展岗前培训工作的总结》。有时标题也可以省略单位或时限,成为三项式或两项式标题,如《2022年"创卫"工作总结》《××县民政局扶贫助残工作总结》《"扫黄""打非"专项斗争工作总结》。不能将标题简单写为《××公司总结》《2022年总结》《总结》之类。

2. 新闻式标题

新闻式标题常用于专题性总结,可以是单标题,如《放手发展多种经营,努力增加农民收入》《经济要振兴,教育要先行》;但更多采用双标题。正标题突出中心,副标题说明单位、时限、事由、文种,如《振兴蚕业,以蚕富农——××县蚕丝公司 2021年科技扶贫工作总结》《一本书一页纸一句话——职业技能考证学习方法总结》。

(二)正文

总结的正文由开头、主体和结尾三个部分组成。

1. 开头

总结的开头要简明扼要,紧扣中心,有吸引力。常采用以下几种方式。

(1)概述式。概括介绍基本情况,简要交代工作的背景、时间、地点、条件、指导思想、总体评价等。不要求全求详,与中心无关的不写。

（2）结论式。先明确提出总结出的结论,使人了解经验教训的核心所在,然后引出下文。

（3）提示式。对工作的主要内容作提示性、概括性的介绍,但不概括经验,只提示总结的工作内容范围。

（4）对比式。开头对有关情况进行比较,以说明成绩,表明优劣,引出下文。

（5）提问式。开头先设问,提出问题,点明总结的重点,引起人们的关注。

2. 主体

主体部分是总结的核心,主要包括工作做法、成绩、经验以及问题教训。

（1）做法、成绩与经验。这是总结的主要内容。要写明做了哪些工作,采取了哪些措施、方法和步骤;有什么效果,取得了哪些成绩,取得成绩的主客观原因是什么;哪些做法是成功的、行之有效的,有什么经验和体会。这些内容中,做法、成绩是基础材料;经验体会是总结的重点,在全文中占有主导地位。其他内容可略写。

（2）问题与教训。要写出工作中存在的问题与不足以及给工作带来的影响、造成的损失;分析出现问题、失误的主要原因及由此得出的教训。不同的总结对这部分内容的轻重处置不同,比如着重反映问题的总结,就要把这部分作为重点。

主体部分通常从纵、横两个角度来组织材料,安排结构。常见的结构形式有如下几种。

（1）分部式,又称传统式或程序式。按"情况—成绩—经验—问题—意见"或"主旨—做法—效果—体会"的顺序分成几个大部分,依次来写。为了做到条理清楚,每个部分可用小标题,或者用序号列出。这种结构以递进思路为主安排全文结构,每个层次（或部分）按总分思路安排局部结构,容量较大,条理清楚,头绪分明,适用于大型总结、全面总结。

（2）阶段式。这种结构形式把要总结的工作的全过程,按时间顺序和工作进程,划分成几个阶段来写。每个部分把这个阶段的工作情况、经验教训结合在一起来写。采用这种纵式结构,全文脉络清楚,便于看出工作的开展进程和每个阶段工作的特点。周期较长而又有明显阶段性工作的总结,可采用这种方法。运用这种结构形式,要注意突出各个阶段的特点,不要一味堆砌材料,注意各阶段之间的连贯性。

（3）总分式。这是常被采用的结构形式。先概述情况如形势、背景、成绩,或者提出结论,点明主旨,之后将工作内容逐条逐项排列。或是以工作经验体会为序,分条列项,结合经验体会的分析阐述,以虚带实自然地介绍工作情况,夹议夹叙,讲清问题。这种方式能突出总结的理论性,较适用于专题经验总结。或是以工作项目或者工作成绩为序,在叙述、说明工作状况的基础上,以实代虚地引出经验教训。这种方式既可用于专题工作总结,也可用于全面工作总结。分条列项时,各条有相对独立性,又围绕中心有密切联系。各条各项一般有条（项）首句揭示该条（项）中心意思,以使观点更鲜明。

（4）贯通式。这种结构形式围绕中心，按时间顺序或者事物发展顺序，抓住主要线索，层层分析说明工作的全过程。它不分条款，不用小标题，前后贯通，一气呵成，按自然段落安排层次。这种结构适合内容比较单一的专题总结。

（5）统计图表式。这种结构把工作情况、成绩分门别类、列项统计，最终用图表呈现出来，并对基本状况、主要数据加以适当的比较说明和文字分析。图文结合，具体直观，相得益彰。有些生产总结，可以量化工作的总结，要突出显示现状和成绩时，可采用这种结构形式。

3. 结尾

总结结尾是今后的工作设想和努力方向。这是在总结经验教训的基础上，针对工作的实际问题，提出改进措施、今后设想和打算，或者说明工作发展趋势，展望工作前景，提出新的目标，以表明决心，鼓舞斗志。

（三）落款

写明总结单位和成文时间。

二、写作注意事项

（一）材料要充分

充分占有材料是写好总结的前提和基础。必须尽可能地收集概况材料、典型材料、背景材料、数字材料和群众反映。同时，应对所得材料加以核实，以确保总结的真实性。

（二）分析要客观

这包含三层意思：一是要立足客观现实，从事实中分析归纳出观点，观点要有材料支撑。二是要把握客观规律，由表及里，科学分析，把握普遍性、必然性、规律性的东西。总结不是"材料汇编"，不是"工作流水账"，探求规律才是其关键和根本目的。三是要进行辩证思考，"一分为二"，既要总结成绩，又要正视问题，不回避、不遮掩，为今后工作找到动力和方向。

"总结"
在线测试

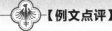【例文点评】

【例文 4-2-3】

科学技术是学科发展和经济发展的强大推动力

2015—2020 年，我院在省科技厅的领导和支持下，共承担国家科技部项目 17 项，省科技厅项目 146 项，共获科研经费 1 203.7 万元（国家和省科技厅投入），经过科研人员的勤奋工作，取得了显著成绩，现总结如下。

一、真抓实干,在中医药标准化研究上取得重大突破

中医药学是中华文化中的瑰宝,具有独特的学术体系和临床疗效。但是,长期以来存在着缺乏规范统一表述的问题,近现代曾有许多著名中医学家试图进行规范统一,但终未成功。我院朱××教授认为,中医药标准化、规范化是重大课题,是学术发展的技术基础工作,因此,坚持学术探索不放松,并在2015—2020年,在省科技厅社会发展处和国家中医药管理局的资助下,组成由朱××教授牵头、王××教授等多位全国知名专家和院士参加的课题组,经过多年的努力,终于完成并在全国推广《中医临床××术语》这一标准化研究成果,为中医药学标准化研究和实施做了先行工作。这项成果于2019年获省科技进步一等奖。卫生部领导在全国中医药工作会议上的报告中指出:"《中医临床××术语》正式实施,这是我国中医药标准化建设取得的又一重要成果。"国家中医药管理局医政司领导说:"该研究是中医学一项划时代的重大成果,是中医标准化工作的重大突破,是中医药走向世界必需的基础性工程,对于中医学来说是一场深刻的革命。"

(一)有力促进了中医科研、医疗、教学与国内外交流

该标准经国家技术监督局批准,于2011年3月4日发布,2012年10月1日起在全国实施。国家中医药管理局规定,今后要按本标准"进行病名、症名诊断和使用标准化术语,教学、科研、卫生统计、医政管理、出版及国内外学术交流均应执行"。《中医病案规范》明确要求:……本标准所建立的完整、统一的疾病、症候、治法体系,已被中医界认可,可广泛应用于中医学各领域,满足临床的实际应用。该标准在全国推广使用后产生了重大的社会影响。

(二)推动了中医诊断重点学科的快速发展

显著的科研成就培养了人才,扩大了社会影响,进一步促进了学科的发展。我院中医诊断学科为国家中医药管理局第一批重点学科建设单位,2019年又顺利地进入了第二批国家中医药管理局重点学科建设单位。我院设中医诊断学科博士点和中医博士后流动站,为全国中医诊断学专业委员会主任委员单位,全国中医诊断教学研究会主委单位,居全国同类学科领先水平。2020年1月,我院中医诊断学科被正式批准为国家级重点学科。

二、加快新药研发,促进地方经济发展

中医药学以其独特的医疗和保健功能,为中华民族的繁荣昌盛做出了巨大贡献。中医药产业现代化是必然趋势。我院抓住机遇,转变观念,加强管理,充分利用自身优势,把过去注重学术研究转变为学术研究和开发研究并重,出现了学术发展和技术产品双丰收的良好局面。5年间,先后获国家科技进步三等奖4项,省科技进步一等奖9项、二等奖13项、三等奖51项。在省科技厅资助的基础上,完成国家级标准1项,进一步成功申报国家攻关项目3项,国家自然基金项目6项,获三类新药证书4张,四类新药证书2张,通过二类新药临床前评审1项,通过三类新药生产前评审2项,进入二期临

床试验 3 项,为学院直接创收 1 722 万元。其中,由胡××教授负责研制的戒毒中药××宁,2017 年获省科技厅和国家科技部的立项资助,在课题组的勤奋努力下,仅用不到两年的时间就完成了新药的全部研究工作,于 2018 年 4 月获得国家三类新药证书并转让给湖南××药业有限公司,当年投产当年获利,2018 年销售额即达到 4 000 多万元,累积到 2020 年,销售收入已经突破 2.1 亿元,上缴利税 2 000 余万元。

随着我省经济发展的步伐日益加快,我院将进一步加大科技投入,繁荣学术研究,促进经济发展,为科技兴湘做出应有的贡献。

例文点评

　　这是一则专题性总结,题目采用新闻式标题,概括提炼了文章最主要的观点,点出了总结的"文眼"。开头部分简约而概括,主体部分内容单一而集中,偏重于总结成绩和经验,并用具体的数据和材料说明了观点。结尾部分则写得简短有力,既有决心,又有展望。

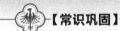

【常识巩固】

一、单项选择题

1. 总结的写作一般使用(　　)。

    A. 第一人称　　　　　　　　　B. 第二人称

    C. 第三人称　　　　　　　　　D. 三种人称互用

2. 下列标题,不属于总结的是(　　)。

    A. 读报剪报,我积累知识的一种方法

    B. 借风扬帆,我县乡镇企业发展外向型经济的经验

    C. 学书法的秘诀

    D. 高职生的昨天、今天和明天

3. 总结的内容不包括(　　)。

    A. 做了什么　　　　　　　　　B. 怎么做的

    C. 今后的具体目标　　　　　　D. 取得的成绩或不足以及经验或教训

二、多项选择题

1. 在写作总结之前,需要经历的工作环节是(　　)。

    A. 检查　　　　B. 想象　　　　C. 回顾　　　　D. 综合

2. 总结的主体采用"阶段式"结构,包括(　　)。

    A. 指导思想　　B. 经验体会　　C. 今后打算　　D. 工作概况

    E. 问题回顾

【病文纠错】

请指出下文的错误,并于原文相应处修改。

课 程 小 结

　　法律课是我本学期选择的院选修课。在这一学期的学习使我学到了许多法律上的知识,课上的每一个案例都是很好的学习教材。我们课堂上看过的案例有挂靠事件、无言的证据、电热水器漏电致人死亡等等。

　　法律课是一堂形式多变、内容活泼的课。上课的形式主要以小组为主。有时自由组合、有时抽签,我们还以辩论赛、重演案例、模拟法庭等形式上课。形式丰富的授课方式使我们每个同学都有高度的积极性,都能在愉快的课堂中真正学习到相关的法律知识,并且能有较深的印象。

　　我认为法律课是我最喜欢上的一节课,因为老师总能用不同的形式授课,而且能把我们的主动性和积极性调动得很高,课堂气氛非常活跃。

　　我真的好希望所有的课都能像景老师的法律课一样,有愉快的课堂,而且所讲到的知识都能被学生牢牢地记住。那我们就不再会认为学习是枯燥无味的,成绩也一定会大大地提高。

　　谢谢景老师让我有这么愉快的课堂!

李景
2020 年 6 月 10 日

4-2
习题答案

【练笔实践】

　　一、根据本任务中的【情境模拟】,完成相应写作。

　　二、根据自己的实际情况,对过去这段时间的学习、活动或工作等认真回顾,拟写一份总结。

【知识拓展】

总 结 的 语 言

　　总结要恰如其分地反映事物的本质特征,语言要求平实朴素,尽可能用事例、数据说话,切忌华而不实。总结采用第一人称写作,是自我评价,因此措辞语气要恰当,不夸饰、不渲染。人们常以谈"体会"替代介绍"经验",用"一定"修饰已取得的成绩等,可资借鉴。当然也不能谦虚过度,给人"虚伪"之感。

任务三 合同与协议

合 同

情境模拟

　　医学生小李毕业后选择从事养老服务业,创办了一家养老院。经过前期的宣传,目前已经有5位老人表达了入住意愿。为保障双方的权益,养老院需要与5位老人分别签订服务合同。合同有什么样的格式?应该包含哪些必要的条款呢?

【理论解析】

一、合同的概念

　　《中华人民共和国民法典》第四百六十四条规定:"合同是民事主体之间设立、变更、终止民事法律关系的协议。"合同的本质,是当事人之间通过自由协商,决定其相互权利义务关系,并且根据其意志调整他们相互之间的关系。合同对于保护当事人的合法权益,维护社会经济秩序,促进社会经济发展,都具有重要作用。

二、合同的特点

　　合同具有合法性、约束性、对等性、一致性和双向性等特点。

　　(一)合法性

　　合同要求按国家的法令政策签订,签订后即具有法律效力,受到国家法律的承认和保护。

　　(二)约束性

　　合同是制约性文书,是为保证双方权益的实现而制定的双方必须遵守的协议,一经签订,双方就必须如约执行,不得随意违反。否则,就要承担法律责任。

（三）对等性

签订合同的双方，不论单位的大小、级别的高低，在协商时是平等的，在承担法律责任时，其法律地位也是平等的。

（四）一致性

合同中的一切条款，都必须在当事人双方经协商达成一致的意愿后才能写入，未取得一致意见的条款不能写入。决不允许一方将自己的意志强加给另一方，其他组织和个人无权非法干预。

（五）双向性

为了达到双方各自的目的，双方都必须享有要求对方的权利，同时也应该承担保证对方权利实现的义务，且明显表现为甲方的权利就是乙方的义务，反之亦然，如收货交货、付款收款等。

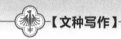【文种写作】

一、合同的构成要素和写法

合同一般由标题、正文、附则、签署四个部分组成。

（一）标题

标题即合同的名称。一般有四种写法。一是以合同种类作为标题，如《委托合同》；二是内容＋文种，如《商品房买卖合同》；三是时间＋内容＋文种，如《2022 年校舍租赁合同》；四是签约单位＋内容＋文种，如《华通公司、宜健生化研究所航空货物运输合同》。

（二）正文

正文一般包括开头和主体两部分。开头部分写明订立合同的依据、目的。主体部分载明签约的内容。《民法典》第四百七十条规定："合同的内容由当事人约定，一般包括下列条款：当事人的姓名或者名称和住所；标的；数量；质量；价款或者报酬；履行期限、地点和方式；违约责任；解决争议的方法。当事人可以参照各类合同的示范文本订立合同。"

1. 当事人的姓名或者名称和住所

这包括签订合同当事人的名称、地址、合同编号及签约地点、时间、联系方式等。当事人名称是必须要有的项目。其他项目和项目位置可以选择和调整。为使正文叙述方便，当事人名称通常用"甲方、乙方""供方、需方"等代称，全称写在代称的后面，或者相反，注以"以下简称××字样"。

2. 标的

标的是合同各方当事人共同发生权利义务所指的对象，如货物、货币，劳务、工程项目、科研成果等。它集中反映了当事人订立合同的目的和要求，是合同成立的前提条件。所以签约双方必须首先对合同标的达成一致协议，并在合同中作出明确具体的规定。根据合同目的的不同,标的可以是货物,可以是劳务,也可以是工程项目等,如购销合同中的各种商品;养老服务合同中养老机构提供的服务;建设工程承包合同中承包人所完成的工程项目。标的必须是国家准许的流通物品,否则不能作为合同的标的物。标的不明或无标的,合同就不能成立。

3. 数量

数量是标的量的规定,是以计量单位和数字来衡量标的的尺度,确定合同权利义务的大小。没有数量规定,合同无法履行。数量规定必须准确具体,计量单位也要明确规定。

4. 质量

质量是标的内在素质和外观形态的综合,是指产品或劳务、完成工作的优劣程度,包括品种、规格、型号的要求。对产品规格与质量要标准化。当前我国的产品规格与标准国家标准、部颁标准、企业标准和协商标准四类。

5. 价款或报酬

价款或报酬亦称价金,是取得标的一方向对方支付的表现为货币量的代价。合同应具体规定价金的数额,包括币种、单价和总额,并明确它们的计算标准、估算方式和程序。

6. 履行的期限、地点和方式

合同履行期限是交付标的和支付价金的时间。到期不履行即为逾期,要承担违约责任。凡要提前或延期履行的,应事先达成协议。履行期限的规定必须具体明确。

合同履行地点是指合同规定的义务履行地。合同标的为实物的,一般是指标的交付地。合同履行地点直接关系到履行合同的费用和时间,因此必须明确加以规定。

合同履行的方式是交付标的的方式,是指当事人用什么方式履行合同义务。包括:一次履行、分期履行,采用送货制、代运制、提货制等多种形式。

7. 违约责任

违约责任指合同双方如不能执行合同时的责任和处罚方法及条件,这是保证合同履行的重要条款之一。当事人订立合同时,应写明一方违约时所应支付的违约金额数和对损失的赔偿。

违约责任是履行合同的重要保证,也是解决合同纠纷的可靠依据。

8. 解决争议的方法

《民法典》中争议的解决方法主要有四种:和解、调解、仲裁和诉讼。

(三)附则

附则是指"合同生效"项,包含何时生效、有效期限等内容,如"本合同由双方签订,从盖章之日起生效,有效期一年"。附则还要写明合同正本、副本份数,由谁保管。通常是当事人双方各持一份,鉴证或监督单位各持一份。如"本合同一式三份,由甲方、乙方和鉴证单位各执一份"。

(四)签署

签署的内容包括签订合同的当事人双方各自单位的名称、单位地址、法定代表人姓名、委托代理人姓名或自然人姓名、电话、开户银行、账号、邮政编码等。需要鉴(公)证的合同,将有关部门的鉴(公)证意见写在署名的下方,并签署有关部门的全称,加盖公章。

二、合同的写作要求

(一)合同的内容必须合法

合同的内容应是当事人意愿的共同体现,所涉及的内容必须符合国家的相关法律、法规和有关职能部门或行业的管理规定。

(二)合同的格式必须规范

可向当地工商行政管理机关或业务主管部门购买合同纸,也可按照示范文本格式自行印刷使用。撰写合同时,一定要按规定的文本格式和要求进行,要严肃认真,不得随意涂改,如有错误或遇到特殊情况确需修改时,应将双方同意的意见作为附件附上。如在原件上修改,应加盖双方印章。

(三)合同的结构完整、条款完备

合同无论采用哪种书面表达形式,结构都应完整;正文中的条款应完备,标的、数量和质量、价款或报酬,履行期限地点和方式,违约责任以及其他条款都应考虑周详。

(四)合同的语言必须准确

合同中使用的概念只能有一种解释,不能因为语词表达不明而引起误解或歧义。对容易引起误解或歧义的词语,要专门规定它的意义,避免留下隐患。经济合同的语义必须准确,应避免使用"希望""尽可能""争取"等模糊性用语,不说空话、套话。经济合同的数字应核对无误,金额应大写;同时还要注意要防止由于错字、别字、漏字、标点符号使用不当等,造成合同的解释分歧和执行障碍。

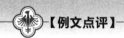
【例文点评】

【例文4-3-1】

商品房买卖合同

(现售)

出卖人向买受人出售其开发建设的房屋,双方当事人应当在自愿、平等、公平及诚实信用的基础上,根据《中华人民共和国民法典》《中华人民共和国城市房地产管理法》等法律规定,就商品房买卖相关内容协商达成一致意见,签订本商品房买卖合同。

第一章　合同当事人

出卖人:＿＿＿＿＿＿＿＿＿＿＿＿＿＿＿＿＿＿＿＿＿＿＿＿＿

企业统一社会信用代码：_____

开发企业资质证书号：_____

通信地址：_____

法定代表人：_____　联系电话：_____

委托代理人：_____　联系电话：_____

委托销售经纪机构：_____

企业统一社会信用代码：_____

经纪机构备案证明号：_____

通信地址：_____

法定代表人：_____　联系电话：_____

置业顾问：_____　联系电话：_____

身份证号码：_____

买受人：_____

【法定代表人】【负责人】：_____

【国籍】【户籍所在地】：_____

证件类型：【居民身份证】【护照】【企业统一社会信用代码】【_____】，

号码：_____

通信地址：_____

联系电话：_____

【委托代理人】【法定代理人】：_____

【国籍】【户籍所在地】：_____

证件类型：【居民身份证】【护照】【企业统一社会信用代码】【_____】，

号码：_____

通信地址：_____

联系电话：_____

共有方式为【按份共有】【共同共有】，按份共有份额为_____

第二章　商品房基本状况

第一条　项目建设依据（略，以下第二条至第二十七条，均略去条目具体内容）

第二条　销售依据

第三条　商品房基本情况

第二十七条　补充协议

第二十八条　合同生效

本合同自双方签字或盖章之日起生效。本合同的解除应当采用书面形式。

本合同连同附件共____页,一式____份,其中出卖人____份,买受人____份,【_____】____份,【_____】____份,【_____】____份,【_____】____份。合同附件与本合同具有同等法律效力。

出卖人:(签字或盖章)　　　　　买受人:(签字或盖章)

【法定代表人】:(签字或盖章)　　【法定代表人】:(签字或盖章)

【委托代理人】:(签字或盖章)　　【委托代理人】:(签字或盖章)

　　　　　　　　　　　　　　　　【法定代理人】(签字或盖章)

签订时间:____年____月____日　　签订时间:____年____月____日

例文点评

　　此合同由××市住房保障和房屋管理局、××市市场监督管理局共同制定。其格式规范,内容具体确定,全面、准确地反映了商品房买卖全过程的内容,明确了商品房买卖过程中各环节当事人双方责、权、利关系,有利于保护当事人的合法权益;有利于加强对商品买卖行为的监督检查;有利于减少合同纠纷,促进合同纠纷的解决。

 【常识巩固】

一、多项选择题

合同的内容由当事人约定,一般包括的条款有(　　　)。

A. 当事人的姓名或者名称和住所　　B. 标的

C. 数量　　　　　　　　　　　　　D. 质量

E. 价款或者报酬　　　　　　　　　F. 履行期限、地点和方式

G. 违约责任　　　　　　　　　　　H. 解决争议的方法

二、判断题(正确的打√,错误的打×)

1. 为了称代方便,合同中可以用"你方""我方"等来指代当事人。　　　　　(　　　)

2. 为了表示合作双方的友好关系和合作诚意,在合同拟定时可以不用列出违约责任和解决争议的方法。　　　　　　　　　　　　　　　　　　　　　　　　　(　　　)

【病文纠错】

请指出下面这份劳动合同的错误，并在原文相应处修改。

甲方(用人单位)：_____

统一社会信用代码：_____

法定代表人(主要负责人)或委托代理人：_____

注册地：_____

经营地：_____

联系电话：_____

乙方(劳动者)：_____

居民身份证号码：_____

(或其他有效证件名称_____　证件号：_____)

户籍地址：_____

经常居住地(通信地址)：_____

联系电话：_____

根据《中华人民共和国劳动法》《中华人民共和国劳动合同法》等法律法规政策规定，甲乙双方遵循合法、公平、平等自愿、协商一致、诚实信用的原则订立本合同。

一、劳动合同期限

第一条　甲乙双方自用工之日起建立劳动关系，双方约定按下列第____种方式确定劳动合同期限：

1. 固定期限：自_____年____月____日起至_____年____月____日止，其中，试用期从用工之日起至_____年____月____日止。

2. 无固定期限：自_____年____月____日起至依法解除、终止劳动合同时止，其中，试用期从用工之日起至_____年____月____日止。

3. 以完成一定工作任务为期限：自_____年____月____日起至_____工作任务完成时止。甲方应当以书面形式通知乙方工作任务完成。

二、工作岗位

第二条　甲方根据工作任务需要及乙方的岗位意向与乙方签订岗位聘用合同，明确乙方的具体工作岗位及职责。

第三条　甲方根据工作需要及乙方的业务、工作能力和表现，可以调整乙方的工作岗位，重新签订岗位聘用合同。

三、工作条件和劳动保护

第四条　甲方实行每周工作 40 小时,每天工作 8 小时的工作制度,但根据工作需要,有权要求乙方适当加班。

第五条　甲方可根据工作需要组织乙方参加必要的业务知识培训,培训费用可在乙方工作报酬中予以扣除。

四、劳动报酬

第六条　甲方采用以下第____种方式向乙方以货币形式支付工资,于每月____日前足额支付:

1. 月工资_____元。

2. 计件工资计件单价为_____,甲方应合理制定劳动定额,保证乙方在提供正常劳动情况下,获得合理的劳动报酬。

3. 基本工资和绩效工资相结合的工资分配办法,乙方月基本工资_____元,绩效工资计发办法为_____。

4. 双方约定的其他方式_____。

第七条　乙方在试用期期间的工资计发标准为_____或_____元。

第八条　甲方应合理调整乙方的工资待遇。乙方从甲方获得的工资依法承担的个人所得税由甲方从其工资中代扣代缴。

五、社会保险和福利待遇

第九条　甲乙双方依法参加社会保险,甲方为乙方办理有关社会保险手续,并承担相应社会保险义务,乙方应当缴纳的社会保险费由甲方从乙方的工资中代扣代缴。

第十条　甲方依法执行国家有关福利待遇的规定。

第十一条　乙方因工负伤或患职业病的待遇按国家有关规定执行。乙方患病或非因工负伤的,有关待遇按国家有关规定和甲方依法制定的有关规章制度执行。

六、职业培训和劳动保护

第十二条　甲方应对乙方进行工作岗位所必需的培训。乙方应主动学习,积极参加甲方组织的培训,提高职业技能。

第十三条　甲方应当严格执行劳动安全卫生相关法律法规规定,落实国家关于女职工、未成年工的特殊保护规定,建立健全劳动安全卫生制度,对乙方进行劳动安全卫生教育和操作规程培训,为乙方提供必要的安全防护设施和劳动保护用品,努力改善劳动条件,减少职业危害。乙方从事接触职业病危害作业的,甲方应依法告知乙方工作过程中可能产生的职业病危害及其后果,提供职业病防护措施,在乙方上岗前、在岗期间和离岗时对乙方进行职业健康检查。

第十四条　乙方应当严格遵守安全操作规程,不违章作业。乙方对甲方管理人员违章指挥、强令冒险作业,有权拒绝执行。

七、劳动合同的变更、解除、终止

第十五条 甲乙双方应当依法变更劳动合同,并采取书面形式。

第十六条 甲乙双方解除或终止本合同,应当按照法律法规规定执行。

第十七条 甲乙双方解除终止本合同的,乙方应当配合甲方办理工作交接手续。甲方依法应向乙方支付经济补偿的,在办结工作交接时支付。

第十八条 甲方应当在解除或终止本合同时,为乙方出具解除或者终止劳动合同的证明,并在十五日内为乙方办理档案和社会保险关系转移手续。

八、双方约定事项

第十九条 乙方工作涉及甲方商业秘密和与知识产权相关的保密事项的,甲方可以与乙方依法协商约定保守商业秘密或竞业限制的事项,并签订保守商业秘密协议或竞业限制协议。

第二十条 甲方出资对乙方进行专业技术培训,要求与乙方约定服务期的,应当征得乙方同意,并签订协议,明确双方权利义务。

第二十一条 双方约定的其他事项:＿＿＿＿＿＿＿＿＿＿＿＿＿＿＿＿＿＿＿＿。

九、劳动争议处理

第二十二条 甲乙双方因本合同发生劳动争议时,可以按照法律法规的规定,进行协商、申请调解或仲裁。对仲裁裁决不服的,可以依法向有管辖权的人民法院提起诉讼。

十、其他

第二十三条 本合同中记载的乙方联系电话、通信地址为劳动合同期内通知相关事项和送达书面文书的联系方式、送达地址。如发生变化,乙方应当及时告知甲方。

第二十四条 双方确认:均已详细阅读并理解本合同内容,清楚各自的权利、义务。本合同未尽事宜,按照有关法律法规和政策规定执行。

第二十五条 本合同双方各执一份,自双方签字(盖章)之日起生效,双方应严格遵照执行。

甲方(盖章)   乙方(签字)

法定代表人(主要负责人)

或委托代理人(签字或盖章)

　　年　月　日   　　年　月　日

4-3
习题答案

【练笔实践】

一、根据本任务中的【情境模拟】,完成相应写作。

二、刚从大学毕业的你为缓解经济压力,打算将所购住房的空置房间租出去,请为自己拟写一份房屋租赁合同。

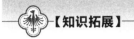【知识拓展】

定金和订金的区别

《中华人民共和国民法典》第五百八十六、五百八十七条规定:"当事人可以约定一方向对方给付定金作为债权的担保。定金合同自实际交付定金时成立。定金的数额由当事人约定;但是,不得超过主合同标的额的百分之二十,超过部分不产生定金的效力。实际交付的定金数额多于或者少于约定数额的,视为变更约定的定金数额。""债务人履行债务的,定金应当抵作价款或者收回。给付定金的一方不履行债务或者履行债务不符合约定,致使不能实现合同目的的,无权请求返还定金;收受定金的一方不履行债务或者履行债务不符合约定,致使不能实现合同目的的,应当双倍返还定金。"

由此可见,二者区别主要为:

(1)定金具有担保性质,而订金只是单方行为,不具有担保性质。

(2)给付定金的一方不履行约定的债务的,无权要求返还定金;收受定金的一方不履行约定的债务的,应当双倍返还定金。而订金一般没有惩罚功能,双方履行合同时,充作价款。即定金不能退,订金能退。

(3)定金的数额在法律规定上有一定限制,不能超过主合同标的额的百分之二十;而订金的数额依当事人之间自由约定,法律一般不作限制。

协 议

情境模拟

养老机构在正式收住老人前,一般会设立30天左右的试入住期,观察老人的整体情况,以便判定该老人与入住前的评估结果是否一致,及时调整照护标准与方案。假定你是一家养老院的负责人,请拟一份试入住协议。

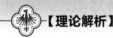【理论解析】

一、协议的概念

协议(也叫协议书)是协议双方或多方之间为了完成某项合作或某件事情,经过协商取得一致意见后共同订立的明确相互权利义务关系的契约性文书。它是当事人双方

(或多方)为了解决或预防纠纷,或确立某种法律关系,实现一定的共同利益、愿望,经过协商而达成一致后签署的具有法律效力的记录性应用文。协议的当事人可以是政府机关、社会团体,也可以是企事业单位,还可以是公民个人。

二、协议的种类与形式

协议的种类,根据其内容分,有生产协作协议、建房协议、征用地协议、科学实验协议、工程协议、赡养协议、收养协议、技术转让协议、赔偿协议以及调解协议等。可以确立某种经济关系,也可以确立长期法律民事关系或临时解决各种具体纠纷。

协议一般有三种形式:表格式、条文式、叙述式。

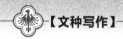【文种写作】

一、协议的构成要素和写法

（一）标题

协议的标题通常有两种形式:一是只写文种;二是事由加文种。

（二）当事人名称

标题之下,写明协议各方当事人的单位名称或个人姓名。为使协议正文行文简洁方便,在立约各方当事人的前面或后面,一般应注明"甲方""乙方"等。"甲方""乙方"在前时,用冒号引出当事人;如放在后面时,用括号把"甲方""乙方"括起来。当事人如果是单位,可在单位名称后注明法定代表人姓名、地址、邮政编码、电话号码等内容,如果是个人,可在姓名后注明性别、年龄等内容。

（三）正文

正文一般包括开头、主体和结尾三部分。开头部分写明立约的依据、目的、缘由等。主体部分写明约定的内容,一般包括合作意图、项目内容、合作方式、权利义务、工作日程等内容。由于协议的用途广泛,种类很多,每一份协议正文的条款应当根据当事人协商的具体内容而定。结尾部分的内容主要有:协议的份数(正、副本各几份)、保存人或单位、有效期限和违约责任等。

（四）签署

当事人如果是单位,除了单位名称外,还应同时署上代表人的姓名,并加盖印章。如果是个人,签名或盖章。如果有中间人、证明人、调解人等,也要签字盖章。签章后写明协议签订的日期。协议如经公证处公证的,则要有公证单位名称、公证意见、公证人姓名、公证日期和公证机关印章。

二、协议的写作要求

作为一种契约文书,协议的写作要求和合同是相同的,有关内容可以参考本任务中"合同的写作要求"。需要特别注意的是,虽然协议的规范程度比合同低,但是,协议一经签订,也具有法律效力。因此写作协议时,也必须遵守国家的政策、法规;态度要认真,行为要谨慎,切不可因为是"协议"而草率行事。在实际操作中,协议往往是合同的基础,合同的某些关键性内容,往往在协议中已经先行约定,因而在撰写协议时,表述一定要准确、严谨,不要给后续工作留下隐患。

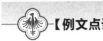【例文点评】

【例文 4-3-2】

托 育 协 议

甲方(托育机构)

机构名称:

法定代表人:　　　　　　　　　职务:

地址:　　　　　　　　　　　　邮政编码:

联系电话:　　　　　　　　　　电子邮箱:

乙　　方

姓名:　　　　　　　　　　　　居民身份证号:

联系电话:　　　　　　　　　　电子邮箱:

为保证学员在＿＿＿＿＿＿中心(以下称甲方)安全学习、健康成长,依据中华人民共和国相关法律法规,双方经过充分协商,一致同意签订如下协议:

一、乙方购买的是甲方提供的＿＿＿＿＿＿＿托育服务产品,协议金额＿＿＿＿元(人民币大写＿＿＿＿),分＿＿＿＿次支付,第一次支付时间为合同签订当日,支付金额为＿＿＿＿元(人民币大写＿＿＿＿),第二次支付时间为合同签订后＿＿＿日内。

二、如乙方未按时付款,视为根本违约。甲方有权单方面解除合同,按＿＿＿＿元(人民币大写＿＿＿＿)/天的标准服务价向乙方收取服务费用。同时乙方应向甲方支付协议金额30%的违约金,并赔偿违约行为造成的甲方一切损失。

三、本协议有效期自签订时起,至服务产品到期结束时止。

四、产品使用期间,甲方根据产品说明向乙方提供教学和托管照料服务,乙方应接受甲方指导、积极协助配合甲方高质量完成工作。

五、乙方应于协议签订后2日内按甲方要求真实准确地提供学员信息,并在信息变化时及时书面通知甲方。乙方对一切因学员信息真实性和准确性不足导致的后果承担全部责任。对姓名、年龄、性别、病史等(见学员信息登记表)基本信息,乙方提供不实的,视为根本违约,甲方可单方面解除合同,乙方应向甲方支付协议金额30%的违约金。

六、乙方应于协议签订后7日内按甲方要求提供学员30日内的体检报告,乙方对一切因报告时效性、真实性和准确性不足导致的后果承担全部责任。甲方审核报告完毕后,书面通知乙方学员入园时间。

七、乙方应于协议签订后2日内学员入托前按甲方要求真实准确地填写接送人员信息表,甲方有权拒绝任何表外人员将学员接离中心。乙方如需调整接送人员信息表,应向甲方提出书面申请。

八、乙方授权甲方使用学员在中心期间的影像资料作为且仅作为宣传使用。

九、乙方承诺遵守甲方的安全防控要求和疾病防控要求,甲方有权拒绝身体或精神上不适或异常的学员及乙方相关人员进入中心。如学员患病,乙方应及时告知甲方,告知不及时所造成的后果由乙方承担。

十、如非甲方接送或组织中心外活动,学员到达中心前和离开中心后的安全和健康由乙方负责,乙方应尤其关注接送途中学员的安全和健康状况。

十一、乙方每月可请假1次,最长2日假期,需至少提前1日向甲方书面申请,假期次数和时间过期不累积;按季度付费客户享有1次最长3日假期,需至少提前1日向甲方书面申请;按半年制付费客户享有1次最长7日假期,需至少提前3日向甲方书面申请;年课包付费用户享有2次最长7日假期,需至少提前3日向甲方书面申请;以上假期均不可拆分使用,请假结束后学费按天顺延。

十二、如乙方要求中止协议退费退学,应提前半月向甲方提出书面申请并申明原因,并向甲方支付合同金额的20%作为违约金,支付剩余学费的10%作为服务费;如乙方未提前半月向甲方提出书面申请,并要求立即退费退学的,应立即向甲方提出书面申请,并向甲方支付合同金额的20%作为违约金,支付剩余学费的25%作为服务费。甲方将在学员退学后45个工作日内将剩余学费返还乙方。

十三、其他补充:_____

十四、协议履行过程中,如需变更,双方应协商一致签订书面补充协议,任何口头协议均无法律效力。

十五、如遇战争、重大灾害等不可抗力,本协议自动中止履行。

十六、如遇协议履行纠纷,双方首先协商解决,协商不成的,向甲方所在地人民法院起诉解决。

十七、本协议一式两份,甲乙双方各持一份,签字后生效。

甲方:(签章)   乙方:(签字)

日期: 日期:

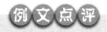

这是一份条文式服务协议。内容精练,开头部分写当事人的相关信息,第一至十七条写明标的、数量和质量、报酬、履行期限、地点和方式、违约责任及解决争议办法,语言简洁,格式规范。

【常识巩固】

判断题(正确的打√,错误的打×)

1. 当事人如果是单位,在签署时,只需加盖单位公章即可。　　　　　　　　　(　)

2. 协议书的规范程度比合同低,所以撰写时可以不用像合同那样表述严谨。(　)

3. 协议的内容只要体现当事人共同意愿即可,不一定必须符合国家的有关法律、法规和有关职能部门或行业的管理规定。　　　　　　　　　　　　　　　　　(　)

【病文纠错】

请指出下文的错误,并于原文相应处修改。

借款人(以下称甲方):＿＿＿＿＿＿＿＿＿＿＿＿＿＿＿＿＿＿

出借人(以下称乙方):＿＿＿＿＿＿＿＿＿＿＿＿＿＿＿＿＿＿

甲方因资金周转需要,向乙方申请人民币借款,乙方同意向甲方出借上述借款。甲、乙双方遵照有关法律规定,经协商一致,订立本合同。

第一条　乙方同意出借金额为××元(人民币大写××),借款于本合同生效后按本合同第二条约定的方式支付。

第二条　本合同双方同意以银行转账的方式作为乙方向甲方支付借款的方式,甲、乙双方应保留银行划款记录。

1. 甲方的账户

户名:＿＿＿＿＿＿＿＿＿＿＿＿＿＿＿＿＿＿＿＿＿

账号:＿＿＿＿＿＿＿＿＿＿＿＿＿＿＿＿＿＿＿＿＿

开户行:＿＿＿＿＿＿＿＿＿＿＿＿＿＿＿＿＿＿＿＿

2. 乙方的账户

户名:＿＿＿＿＿＿＿＿＿＿＿＿＿＿＿＿＿＿＿＿＿

账号:＿＿＿＿＿＿＿＿＿＿＿＿＿＿＿＿＿＿＿＿＿

开户行:＿＿＿＿＿＿＿＿＿＿＿＿＿＿＿＿＿＿＿＿

合同双方均同意：借款款项、借款利息的支付和还款均通过以上两个账户进行，双方名下的其他银行账户的资金往来不作为借款款项、借款利息支付和还款的凭证。

第三条　本次借款的月利率为××％。日利率＝月利率/30

第四条　借款期限为××天，自20××年××月××日到20××年××月××日止（自实际放款之日起算，以实际银行转账为准）。

第五条　甲方保证该借款的用途符合法律规定，因所借款项用于法律所限制或禁止的用途导致的任何责任均由甲方独立承担。

第六条　甲方在借款期限届满时一次性偿还本金，且甲方有权提前偿还上述借款。

第七条　甲方还款资金的偿还顺序如下：

1. 借款未逾期的，非足额偿付按先还利息后还本金的形式偿还；

2. 借款逾期的，按罚息、利息、本金的顺序偿还。

第八条　本合同履行期间，出现下列情况之一的，乙方有权要求甲方提前偿还全部借款本金和利息，甲方应在收到乙方发出通知后7日内一次性偿还借款本金和实际发生的利息：

1. 甲方提供虚假或非法的证明、信息或资料；

2. 甲方名下的财产（包括但不限于甲方抵/质押给乙方的财产）被司法部门予以查封的。

第九条　甲方违反本合同约定的，乙方有权提前收回借款，并按本合同约定收取相应的利息。

第十条　甲方违反本合同约定，未按期偿还借款的（包括未按本合同第三条、第四条约定的还款日期足额清偿本息及出现本合同第八条约定情形未能在乙方发出通知后7日内足额偿还本息的情形），甲方除应继续支付借款利息外，同时应承担未还款金额（本息合计）每日万分之的罚息。同时，甲方违约的，应承担乙方为实现债权而支付的合理费用，包括但不限于律师费（实报实销，但以人民币××万元为限）、公证费（实报实销）。

第十一条：本合同一式二份，双方各执一份，具同等效力。

甲方（手印）：_____

日期：_____

乙方（手印）：_____

日期：_____

4-3
习题答案

【练笔实践】

一、根据本任务中的【情境模拟】，完成相应写作。

二、因资金周转需要，你打算向朋友借款五万元，为保障双方的合法权益，请拟定一份借款协议。

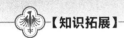【知识拓展】

合同和协议的区别

一、使用范围不同

合同主要用于经济领域，签约的目的主要是实现一定的经济目的。协议的使用范围比合同广泛，当事人可以用协议的方式来确定政治、经济、科技、法律、文教、民事等各种协作关系。

二、规范程度不同

虽然协议和合同都是规约性文书，但协议的规范程度比合同低。

三、时效规定不同

合同的时效明确而具体，协议的时效则有所不同。有些协议的时效期限也很明确具体，如赔偿协议，在赔偿完毕后有效期即告结束；有些协议的时效就很长，如赡养协议。

任务四　简　　报

情境模拟

　　2021年是中国共产党成立100周年。连日来，全市各单位纷纷开展党史学习活动，教育引导全市广大党员干部、职工学党史、听党话、跟党走。作为某市卫生健康委员会机关党委办公室干事，你需要做一期党史学习专题简报，将全市卫健系统党史学习情况总结展示出来，该怎么做呢？

【理论解析】

一、简报的概念

　　简报是政府机关、企事业单位、社会团体等组织用来汇报、反映、沟通情况和交流经验的一种内部刊物。它是对有关情况的简要报道，一份简报可以是一篇文章，也可以是几篇文章。

　　简报名称很多，常见的有"动态""信息通报""内部通讯""工作通讯""简讯""简况""快讯""情况反映""内部参考资料"等。

二、简报的种类

　　简报的形式多样，内容繁多。按内容分，有情况简报、动态简报、会议简报；按编写方法分，有综合性简报、专题性简报；按刊出期限分，有定期与不定期简报。常用的简报有以下三种。

　　（一）工作简报

　　工作简报是反映本部门、本系统工作情况的简报。主要说明实际工作开展的状况，介绍工作经验，反映出现的问题等。

　　（二）动态简报

　　动态简报又称信息简报，是传播信息、反映动态、交流情况的一种简报。主要用于反映各部门、各领域新近发生的新情况、新动态和产生的新信息，为有关部门领导制定决策提供重要的参考依据。

（三）会议简报

会议简报主要是及时报道某种会议的概况，会上交流的情况、经验、研究等问题，反映会议形成的决议和基本精神。一般会议简报以报道会议内容为主，既可以综合报道会议各阶段的情况，也可以摘登大会发言或小组讨论发言。在编发发言摘要时，要力求准确、全面、如实地反映出发言者的基本观点和思想倾向，并尽可能在送交发言人或大会秘书处有关负责人审阅后再编发。

三、简报的特点

（一）真实性

简报中所反映的材料必须真实、可靠，对事物的分析阐释，必须坚持实事求是的科学态度，符合实际。因此在撰写简报时，要对事件、材料、数据进行仔细核实。

（二）准确性

简报的准确性体现在内容、材料和语言等几个方面。内容要选择具有价值、值得重视的情况和问题，所运用的材料要经过调查研究、仔细核实，确保其真实性。语言的使用要准确、规范，避免用词不当，语义混淆。

（三）及时性

简报要写得快、印得快、发得快，以便有关人员根据情况及时地处理问题，制定政策。重要的情况要一日一报，甚至可以一日数报。

（四）新鲜性

简报内容必须是新情况、新经验，有一定的参考价值。如果简报所反映的情况失去了新鲜性，也就失去了其应有的作用和意义。

（五）简明性

简报的篇幅通常比较短小，因此，内容力求简明，行文平实，不需作艺术描述和理论阐述，只将"是什么，怎么样"写明即可。

（六）保密性

简报是内部传阅，未经批准不得公开，有的还严格限制阅读范围，并按涉密公文保密规定确定密级期限。这是简报与消息的重要区别。

【文种写作】

简报结构由报头、报核、报尾三部分构成，如图4-1所示。

一、报头

报头位于首页上方，约占全页三分之一版面，通常用红线将报头与报核隔开，一般包括简报名称、期数、编印单位、印发时间和密级五部分内容。

简报名称位于报头中央,一般用红色大号黑体字如"××简报""××动态"等。

期数位于简报名称的正下方,可以只有年度期数,也可年度期数加总期数组成,如"第 12 期"或"第 10 期(总第 128 期)"。

编印单位顶格写在期数之下,间隔线之上左侧。编印单位须写全称,如"××会议秘书处编""中共××市××局党组庆祝中国共产党成立 100 周年活动暨党史学习教育领导小组办公室"。

印发时间编印单位同一行的右侧,须写明编发的年、月、日。

简报如有保密等级,须在报头的左上角标明密级,如"绝密""机密""秘密"等。

密级	简 报 名 称	编号
	第××期(总第××期)	
编印单位		印发日期
按语:		
	标题	
	(导语)	
	(主体)	
	(结尾)	
报:×××		
送:×××		
发:×××		
		共印××份

图 4-1　简报结构示例

二、报核

报核,又叫报身,在横隔线以下,通常由按语、标题、正文、结尾四部分构成。

(一)按语

按语是编发机关指定人员对简报内容所写的说明性或评论性文字。内容可以是强调该期简报的意义,提出该注意的问题,也可以在肯定工作成绩的基础上提出希望和意见。按语位置在标题之前,用"编者按"或"按"等领叙词引导。按语不是简报必备要素。

(二)标题

简报标题类似于新闻标题,简短醒目,揭示主题,如《××团委开展青春绿色行动见成效》。

(三)正文

正文是简报的中心部分,一般由导语、主体和结尾三部分构成。

1. 导语

简报的导语有三种写法：一是叙述法，直接把要反映的事件的时间、地点、人物、原因、结果写出来，使读者一目了然；二是结论式，先写出事情的结果或因此而得出的结论，然后再作具体说明，或得出结论的理由；三是疑问式，即提出几个重要问题，引起读者的注意，然后再在主体部分做出具体回答。

2. 主体

主体应写得翔实、充分、有力。通常采用以下几种写法：一是按时间顺序写，即按照事情发生、发展、结束的顺序来写，这种写法比较适合报道一个完整的事件，称为新闻式写法；二是按空间变换的顺序写，这种写法适合报道一个事情几个方面的情况；三是按逻辑方法分类、归纳，即把所有材料归纳为几个部分，按序号或小标题归纳为几个部分、几个方面，分别叙述；四是夹叙夹议法，即边叙述、边评述，这种方法适合反映某种带有倾向性问题的简报；五是对比法，即在对比中展开论述。

3. 结尾

结尾常以议论深化主题；或呼应导语，归结全文；或表达愿望，制定目标。结尾处可具名，也可无专门结尾。

三、报尾

报尾位于简报末页下端，用横线与正文部分分开，包括两个项目：

（一）发送对象、范围

于报尾的左边，按受文单位的级别，顶格由上往下依次写明"报××，××""送××，××""发××，××"，报的单位是上级单位，送的单位是同级单位或不相隶属的机关，发的单位是下级单位。

（二）印发份数

于报尾右侧，注明本期的总印数。

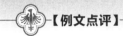【例文点评】

【例文 4-4-1】

党史学习教育简报

第 20 期

中共××市卫健委党组庆祝中国共产党成立
100 周年活动暨党史学习教育领导小组办公室　　　　　　　2021 年××月××日

_____

编者按：党史学习教育开展以来，各地、各单位认真落实中央和省市决策部署，务实举措、创新特色、上下联动,开展了特色鲜明、形式多样的学习教育活动,不断增强学习吸引力、感染力和凝聚力。为进一步推动专题学习走心走深走实,持续用力把党史学习教育引向深入,引导广大党员干部学有所思、学有所悟、学有所得,现将部分县(市、区)的好做法、好经验、好成效专题刊发,供参考。

全市卫健系统党史学习教育县(市、区)经验交流专刊

......

××区立足"两个重点"抓实党史学习教育。红色园区叙党史。各单位通过电子显示屏、文化宣传栏等窗口宣传党史学习教育,打造党史教育文化墙,搭建党史文化长廊,雕刻红色主题文化雕塑,修建党员教育活动室,引导广大职工了解党的光辉历史。红色活动忆党史。紧扣党史学习教育主线,丰富党史学习教育活动,举行"红色故事我来讲"系列活动,举办红色故事征文比赛、"好书推荐"比赛、"红色经典诵读"活动、红色教育基地研学活动等,让党史学习走"新"更走心。

××县聚焦"三个维度"激励职工知史爱党。深刻领会,着力提升党史学习教育的"高度"。组织广大党员干部认真学习习近平《论中国共产党历史》等4本指定学习书目,征集学习心得体会百余篇,邀请专家教授聚焦中国共产党的发展历程和历史启示等党史学习教育重点进行解读,教育引导广大教师深入了解中华民族从站起来、富起来到强起来的历史逻辑、理论逻辑和实践逻辑。准确把握,着力提升党史学习教育的"深度"。开设"党史天天读"学习教育专栏,实现全县近万名党员职工党史教育"全覆盖"。举行"党史我来讲"主题演讲,共同追忆党的光荣历史。注重成效,着力提升党史学习教育的"广度"。各基层单位党组织依托当地革命旧址、历史人物等红色资源深入开展社会实践活动,常态化推动党史学习教育与社会主义核心价值观教育有机结合。

......

报:市委庆祝中国共产党成立100周年活动暨党史学习教育领导小组办公室

发:各县(市、区)卫健局,园区社发局,委直属单位党委(总支、支部),局机关各科室、各党支部

(共印50份)

例文点评

　　这是一篇党史学习教育情况简报。标题直接简要,正文的主体部分通过逻辑方法分类、归纳,分别选取了某区和某县卫健系统党史学习教育情况作为典型进行通报,语言简洁明了。报尾用横线与正文分开。左侧注明简报的报、发部门、单位。右侧标明本期简报的印刷份数,格式规范。

【常识巩固】

一、单项选择题

1. 下列不属于简报的是(　　)。

　　A. 内部参考　　　　B. 简讯　　　　　C. 动态　　　　　D. 消息

2. 下列不属于简报用途的是(　　)。

　　A. 汇报工作　　　　B. 沟通信息　　　C. 交流经验　　　D. 提高工作透明度

二、判断题(正确的打√,错误的打✕)

1. 简报的送是发给上级单位。　　　　　　　　　　　　　　　　　　　　　(　　)

2. 简报主要是总结重要会议或事件,用来存档备查,不需要及时编发。　　　(　　)

3. 为便于领导和有关部门及时掌握工作情况,责任部门要做到有闻必录、每事必报。(　　)

【病文纠错】

请指出下文的错误,并于原文相应处修改。

××镇疫情防控简报

第 35 期

镇党委办公室　　　　　　　　　　　　　　　　　　　　2022 年 2 月 15 日

××镇召开 2022 年春季开学疫情防控工作部署会

　　2 月 9 日上午,××镇 2022 年春季开学疫情防控工作部署会在镇党委会议室召开。

　　会议指出,当前全国疫情呈现多点发生、局部暴发的态势。春季开学人员大范围流动、师生集中聚集,防控风险点多、任务艰巨,对春季开学提出了更高要求和挑战。各校要充分认识当前疫情形势下做好春季开学工作的重要性,坚决克服麻痹思想、侥幸心理,始终把做好校园疫情防控工作作为头等大事,从严从紧、从细从实,确保开学有力有序。

　　会议要求,各校要全面做好常态化防控,落实师生员工返校条件,对外出的师生员工实施动态监测,严防输入风险。要做好开学前的各项准备工作,做好防疫物资的储备和校园消杀,指导师生做好个人防护。

　　报:×××××××××

　　发:×××××××××

4-4
习题答案

(共印 30 份)

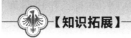 【练笔实践】

一、根据本任务中的【情境模拟】，完成相应写作。

二、请根据所在班级最近一次主题班会的内容，以班委名义编发一份简报。要求有完整的简报格式，并在报核部分拟写按语和标题。

【知识拓展】

简报和新闻的区别

一、公开范围不同

简报根据涉密等级，仅在单位或系统内部部分人员中传阅，一般不对外公开；新闻则往往面向社会。

二、内容篇幅不同

简报强调"简"，要求语言简洁凝练，内容尽量简短精悍；新闻则可长可短，根据表达需要安排篇幅。

三、呈现形式不同

简报一般有专门印制的套红简报报头，由主办单位或专门会议机构负责编发；新闻则可根据需要，在报纸、门户网站、微信、微博等不同媒介和载体上呈现。

任务五　申请书与倡议书

申　请　书

情境模拟

　　假如你是某地一养老服务机构的基层工作人员,经过多年的实践,积累了大量的经验。近期,公司拟在某一社区开辟新的业务,你打算申请换岗,你将怎样撰写申请书,让人力资源主管相信你足以胜任新岗位呢?

【理论解析】

　　申请书是个人或集体向组织、机关、企事业单位或社会团体表述愿望、提出请求,希望批准或帮助解决问题的专用书信。

　　申请书的使用范围广泛,种类也很多。按作者分类,可分为个人申请书和单位、集体公务申请书;按解决事项的内容分类,可分为入团、入党、调岗、困难补助申请书等。

【文种写作】

　　申请书一般由标题、称呼、正文、结尾以及署名日期构成,其结构及写法如下。

一、标题

　　申请书的标题一般有两种写法,一种是直接写"申请书",另一种是在"申请书"前加上内容,如"入党申请书""离职申请书"等。

二、称呼

　　标题下一行顶格写明接受申请书的单位、组织或有关领导。

三、正文

正文部分是申请书的主体。首先可提出要求，有的可先简要介绍自己。其次说明理由，理由要写得客观、充分，事项要写得清楚、简洁。

四、结尾

申请书一般可用"特此申请""恳请领导帮助解决""恳请领导研究批准"等惯用语结尾，也可用"此致""敬礼"礼貌用语。

五、署名、日期

个人申请要写清申请者姓名和申请日期；单位申请写明单位名称并加盖公章，同时注明日期。

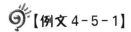【例文 4-5-1】

岗位调动申请书

尊敬的各位领导：

您好！我叫孙××，于2020年1月进入公司。现申请从目前的采购部调动到人事部。

在公司工作的两年多时间里，我先后在后勤部、财务部、采购部担任过副部长和部长职务，积累了大量的实践经验，沟通能力、领悟能力及决策能力也得到了提升。我具有较强的书面、口语表达能力和较强的亲和力与服务意识，工作两年期间，曾获得"优秀员工""优秀创新青年"等荣誉。根据公司的战略规划，结合个人的兴趣及职业发展路径，特申请调岗到人事部工作。我深知，人事部是一个综合能力要求极强的部门，需要具备良好的执行力和职业素养。而我正是人力资源管理专业出身，拥有相关专业技术资格证书。如能获得批准调岗，将更能发挥我的专业特长，从而更好地为公司服务。恳请领导研究批准！

　　此致

敬礼！

申请人：孙××

2022年1月10日

此份岗位调动申请书先简要叙述了自己目前的基本情况，然后提出岗位调动的请求及原因，条理清晰，一目了然。

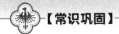 **【常识巩固】**

一、判断题(正确的打√,错误的打×)

在写作申请书时,为了达到自己的目的,可以适当虚夸和杜撰。 ( )

二、单项选择题

1. 申请书的正文部分是主体,首先要提出要求,其次要( )。

    A. 说明态度   B. 说明优缺点

    C. 说明理由   D. 提出今后的打算

2. 个人或集体向组织、机关、企事业单位或社会团体表述愿望、提出请求时,可以采用的应用文体是( )。

    A. 申请书   B. 计划

    C. 总结   D. 函

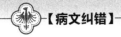 **【病文纠错】**

请指出下面这份学费减免申请书存在的问题,并于原文相应处修改。

学费减免申请书

尊敬的领导:

    您好! 我是2021级的新生,由于家庭无力筹得本学年的10 000元学费,故本人提出减免申请。

    我来自贫困乡村,家庭主要经济来源是父母从事农业劳动的收入。多年来,我家一直维持粗茶淡饭、节衣缩食的生活。因为买不起农耕工具,年迈的父母主要是靠肩挑、背驮、手推的古老方式来耕作。父亲早年罹患乙肝,本需安心调养,但是他怕自己医疗费过高,就早早地拒绝一切治疗,到现在还把病情拖着。每当他生气或过度劳累时就会伴着心慌气短,肚子发胀,脸色发青,面色非常难看。这时,妈妈、姐姐和我就抱在一起痛哭。

    由于常年手工耕作,父母积劳成疾,身上多处都有损伤。父亲常年腿抽筋,两条腿都抽。晚上因此常常无法入眠,表情十分痛苦。父亲不能干重活,矮小的母亲就承担了家里的大部分农活,多年下来,她的手指、手腕、胳膊肘、脖颈、膝盖、脚踝等多处都有损伤,常常行动不便。尽管如此,我家实在拿不出钱来给父母治病。家里的绝大部分收入都用到了我们姐弟的学杂费上。这么多年的积贫积弱使我们无力再去贷款。

    为了我们姐弟俩的学业,我父母在当地的农村信用合作社贷了款,我也申请了助学贷款。但由于家里常年入不敷出,本已负债累累。现在我家又要挣扎着还贷款利息,我们姐弟和父母都承受着极大的心理压力。

为此,我谨代表我的父母诚恳地提出减免学费申请,希望领导能切实了解和关切我家的具体状况,给予我们力所能及的帮助。在此我代表我的父母表示感谢! 我保证今后努力学习,以实际行动报答母校的恩情。

学生:小芳

2021 年 9 月 20 日

4-5
习题答案

 【练笔实践】

一、根据本任务中的【情境模拟】,完成相应写作。

二、近期,某医学院开展年度国家助学金评审工作,李红之前已经被认定为家庭经济困难学生,她准备写一份助学金申请书上交班级评议小组初审,请你代她拟写一份。附李红的家庭主要情况:五口人,人均年收入 5 000 元,父亲残疾,母亲患有慢性病,两位妹妹中学在读(一位初中,另一位高中)。

 【知识拓展】

申请书写作注意要点

一、申请的事项要写得清楚、具体,涉及的数据要准确无误。

二、理由要充分、合理,实事求是,不能虚夸和杜撰,否则难以得到上级领导的批准。

三、语言要准确、简洁,态度要诚恳、朴实。

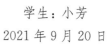

倡 议 书

情境模拟

当前,全球新冠肺炎疫情仍然十分严重,国内规模性疫情与散发疫情交织,疫情防控形势依然严峻复杂。作为医学院校的一名大学生,请以此为背景,写作一份倡议书,号召全校医学生行动起来,为疫情防控做出自己应有的贡献。

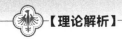【理论解析】

一、倡议书的概念

倡议书是个人或集体提出建议并公开发起,希望共同完成某项任务或开展某项公益活动所运用的一种专用书信。它作为日常应用写作中的一种常用文体,在现实社会中有着较为广泛的应用。

二、倡议书的特点

倡议书是发动群众开展活动的一种手段,具体来讲有以下特点。

(一)具有群众性

倡议书往往面向广大群众,或对一个部门的所有人发出,或对一个地区的所有人发出,甚至向全国发出,借此调动大家积极性,使其齐心协力完成既定目标。

(二)具有公开性

倡议书就是一种广而告之的书信,目的是让广大的人民群众知道了解某一情况,以期在最大范围内引起共鸣。

(三)具有倡导性

倡议书不强制人们做什么,但会倡导人们做什么,它会提出建议或发起行动。倡议书宣传真善美,抵制假丑恶,使人们无形之中受到深刻的教育。

【文种写作】

倡议书一般由标题、称呼、正文、结尾、落款五部分组成。

一、标题

倡议书标题一般由文种名称单独组成,即在第一行正中用较大的字体写"倡议书"三个字。另外,标题还可以由倡议内容和文种名共同组成,如《关于××的倡议书》。

二、称呼

称呼一般顶格写在第二行开头。倡议书的称呼可依据倡议的对象而选用适当的称呼。如"广大的青少年朋友们""广大的妇女同胞们""亲爱的同学们"等。有的倡议书也可不用称呼,而在正文中指出。

三、正文

倡议书正文一般在第三行空两格开始,可以分成两部分。

（一）写倡议书的背景原因和目的意义

这部分应写明在什么情况下，为了什么目的，发出什么倡议，或是倡议有哪些作用、意义。倡议书的发出旨在引起广泛的响应，只有交代清楚倡议活动的原因，以及当时的背景事实，并申明发布倡议的目的，人们才会理解和信服，才会自觉地行动。这些因素交代不清就会使人觉得莫名其妙，难以响应。

（二）写明倡议的具体内容和要求

此部分要具体说明倡议的内容和要求，如应开展怎样的活动、做哪些事情、具体要求是什么等。此外，倡议的具体内容最好分条列项、一一写明，这样才会清晰明确、一目了然。

四、结尾

结尾要表明倡议者的决心和希望，或者写出某种建议。倡议书一般不在结尾写表示敬意或祝愿的话。

五、落款

落款即在右下方写明倡议者单位、集体或个人的名称或姓名，署上发倡议的日期。

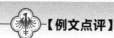 【例文点评】

【例文4-5-2】

"抵制网络谣言　共建网络文明"倡议书

网络空间是亿万民众共同的精神家园。新冠肺炎疫情以来，各类谣言在网上传播扩散，严重误导公共舆论，损害网民权益，污染网络环境。整治网络谣言乱象、维护社会和谐稳定成为社会各界共同心声。为进一步净化网络生态，建设网络文明，形成全社会共同抵制、共同治理网络谣言的良好局面，现发出如下倡议：

一、严守传播秩序。互联网不是法外之地，严格遵守法律法规、社会公德和伦理道德，坚决杜绝造谣传谣等违法违规行为，自觉抵制网络谣言和各类有害信息，绝不让互联网成为传播有害信息、造谣生事的平台。

二、完善治谣格局。加强对危害国家安全、扰乱社会秩序、损害群众权益、误导公共舆论等谣言的依法治理，强化平台主体责任，斩断谣言滋生传播链条，清除网络谣言"毒瘤"，营造风清气正的网络空间，形成多主体参与、多手段结合的网络谣言综合治理格局。

三、辟除网络谣言。团结动员各方面力量对网络谣言及时发现、快速举报、协同查证、联动辟除,以权威辟谣澄清谬误、正本清源,让虚假信息人人喊打,让网络谣言无处遁形,协力筑牢抵制网络谣言传播的坚固长城。

四、共建网络文明。坚持正确政治方向、舆论导向、价值取向,提升网民媒介素养、科学精神和法治意识,增强辨别是非、抵御网络谣言的能力,不信谣、不传谣,大力弘扬社会主义核心价值观,共同培育积极健康、向上向善的网络文化。

中央网信办举报中心

中国文明网

中国互联网发展基金会

中国互联网联合辟谣平台

2021年9月1日

(资料来源:中国互联网联合辟谣平台)

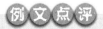

　　这份倡议书分为两个部分。第一部分阐明发倡议书的目的和意义,简明扼要;第二部分分条写出倡议内容,条理清晰,从标题到落款,都十分规范。

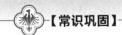

判断题(正确的打√,错误的打×)

1. 倡议书是为倡议、发起某项活动而写的号召性的专用书信。　　　　　　　(　　)

2. 为了表达尊重,倡议书在结尾时要写上表示敬意或祝愿的话。　　　　　　(　　)

3. 倡议书的特点是具有群众性、公开性和强制性。　　　　　　　　　　　　(　　)

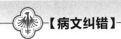

　　请指出下面这份爱心募捐倡议书存在的问题,并于原文相应处修改。

<h3 style="text-align:center">爱心募捐倡议书</h3>

亲爱的老师、同学们:

　　你们好!

　　我校的××同学于去年12月在××医院查出得了脑瘤,由于家境贫寒无法支撑高昂的医疗费用,正打算放弃治疗。

　　亲爱的朋友们,生命是脆弱的,但人心是坚强的;生活是残酷的,但人间是有情的。爱心会升起一道神圣的光环,给他温暖,给他勇气,助他重新健康地生活和学习! 在此,

4－5
习题答案

我们真诚地倡议：为了拯救××同学生命,请伸出我们的友爱之手献上一份爱心吧！让我们大家一同努力,共伸援助之手帮忙××同学闯过难关,愿我们的点滴付出汇成爱心的暖流,化成默默的祝福,让暗淡的生命重新看到万丈阳光,让希望的光芒照亮××同学的人生前程！

2022 年 1 月 30 日

【练笔实践】

根据本任务中的【情境模拟】,完成相应写作。

【知识拓展】

倡议书写作注意事项

一、内容应当符合时代精神,切实可行,与国家的路线方针政策相一致。

二、背景、目的应交代清楚,有充分的理由。

三、措辞贴切,情感真挚。

四、篇幅不宜过长。

学习单元五

写作社交礼仪文书

单元概述

　　社交礼仪文书是在交际应酬中表达一定的礼节、仪式，用来调整、改善和发展个人与个人、个人与组织、组织与组织之间关系的一种实用文书。个人及机关单位均可使用社交礼仪文书。它是沟通人际关系的桥梁，是增强人际关系的纽带。

　　社交礼仪文书种类繁多，内容丰富，涉及面广，常用的主要有感谢信、致歉信、慰问信、求职文书、邀请函、海报等，具有交际性、礼节性和规范性的特点。

任务一 感谢信与致歉信

感　谢　信

情境模拟

　　××医学院临床医学专业的 15 名学生,到××社区做志愿者,这期间得到了社区工作人员的热情关心和悉心指导。实习结束后,作为其中一名志愿者的你,要拟写一封感谢信向社区工作人员表达谢意,你该如何进行具体的写作呢?

【理论解析】

一、感谢信的适用范围和用途

　　感谢信是为了答谢对方的邀请、问候、关心或帮助而写的书信。感谢的对象是支援、帮助、关心过自己的党政机关、企事业单位、社会团体或个人。感谢信具有感谢和表扬的双重作用,既可以直接送给对方,也可以在对方所在地的公共场所张贴传播,还可以通过新闻媒介、新媒体公开传播。

二、感谢信的分类

　　感谢信依据不同的标准有不同的分法。

　　(1) 从感谢对象的属性来分,有写给集体的感谢信和写给个人的感谢信。

　　(2) 从感谢信的存在形式来分,有公开张贴的感谢信,包括在报社登报、电台广播、电视台播报或在对方单位、住所、宣传栏张贴等,是一种可以公开的感谢信;也有直接寄给单位、集体或个人的感谢信。

【文种写作】

一、感谢信的结构与写法

感谢信通常包含标题、称呼、正文、结语和落款五部分,具体写法如下。

(一)标题

感谢信的标题有三种形式。一是在第一行正中只写"感谢信"三个字。二是在文种前加上一个定语(即受文对象),说明什么事、写给谁,如《致王小明同学的感谢信》《致见义勇为英雄王鹏的感谢信》。寄给个人的感谢信,有时可以不写标题。

(二)称呼

标题下一行顶格写感谢对象的单位名称或个人姓名。单位名称和个人姓名前后都可加适当的称呼,如"尊敬的×××""×××同志"等。称谓之后加上冒号。如果感谢对象比较多,也可以把感谢对象放在正文中间提出。

(三)正文

正文是感谢信的主体部分。一般来说,感谢信正文可以分为三个层次来写:首先陈述事实,写清楚对方在什么时间、地点,什么原因,对自己或单位有什么支持和帮助。然后赞扬对方,评价对方在事情中表现出的好思想、好品德、好风格。最后表示谢意,表明要向对方学习和今后更加努力的决心。

(四)结尾

结尾部分应另起一行,前空两格写"此致",换一行顶格写"敬礼";也可以用一般书信中的其他祝福语结尾。

(五)落款

一般在正文的右下方署上感谢者的单位名称或个人姓名,在署名下面写上发信日期。

二、写作注意事项

(一)叙述清楚,详略得当

感谢信中,在叙述对方对自己或本单位的帮助时,要把事情的前因后果及主要过程叙述清楚,叙述的六要素(时间、地点、人物,事件的原因、经过和结果)缺一不可。所叙述的事迹篇幅不宜太长,点到为止,详略得当。

(二)行文真挚,感情热烈

感谢信的写作者是受到帮助的个人或单位,写作缘由是体会到了对方无私帮助的可贵精神。因此,在写作中,需多用褒义词,不能冷漠地讲述事情,否则达不到感谢的目的。

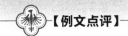

【例文点评】

【例文 5-1-1】

感　谢　信

××电子商贸有限公司：

在举世瞩目的第三十二届东京奥运会上，我国运动员团结奋战、顽强拼搏，共取得38枚金牌、32枚银牌、18枚铜牌的优异成绩，其中驻训练局训练的13支国家队共计获得26枚金牌，31名运动员站上奥运会的最高领奖台，实现了运动成绩和精神文明双丰收，为祖国和人民赢得了荣誉。

国家体育总局训练局作为奥运军团的大本营，世界冠军的摇篮，承载着国家运动员训练备战保障工作。在备战东京奥运会最关键期间，为落实防疫情、保备战的要求，国家队进行了长达一年半的封闭训练。在此期间，贵公司与我局密切配合、并肩战斗，快速调配物资，调度运输车辆和人员，克服种种困难，及时送来了"运动员备战保障产品"等物资，为驻局运动队备战东京奥运会提供了重要支持和保障。

在此，谨向贵司长期以来对我局工作的支持、理解和帮助表示诚挚的谢意！

国家体育总局训练局

2021 年 8 月 17 日

例文点评

这封感谢信写清楚了致谢的原因，并表达了谢意，此外，还对对方的工作进行了热情的赞扬和肯定。本文格式规范，措辞准确中肯，感情真挚热烈。

【例文 5-1-2】

尊敬的叶××先生：

您好！

我叫李××，就读于××大学建筑工程与环境学院建筑系，现已是大四学生。这次能获得您设立的"××奖学金"，我感到非常荣幸和高兴。特写信向您表示由衷的谢意和崇高的敬意。感谢您！

刚入大学时我就知道"××奖学金"，也听说了许多您的事迹，您一直关心和支持家乡的教育事业。"××奖学金"的设立，表达了海外宁波人朴实的爱乡情，代表了您对我们青少年的深情和期望。金钱有价，情义无价。它不仅是物质奖励，同时还是对我们勤奋学习、勇于进取精神的肯定，更是对我们当代大学生价值取向的正确引导。您的高贵品质、泽乡情怀，您的艰苦创业、热心公益事业的精神，也将永远值得我们学习。在大学的最后一年,我有幸获得这项奖学金,这将成为我人生道路上一个闪亮的路标。

在过去的三年里,我一直很刻苦地学习,学习成绩一直保持班级第一;在担任院学生会干部和班干部期间,认真负责地完成了每一项工作。但是,这都是不够且不足道的。从您的事迹和精神中我深深体会到,人生除了要尽力做好自己的事,更多的还应该为社会多做贡献。再过半年,我就将踏上工作岗位,我会以您为榜样,尽我所能,达我所成。我也相信一定会有更多的学子在您所设的"××奖学金"的资助与感召下学业有成,为建设祖国做出更大的贡献,将您的这份深情厚意回报社会。

值此新年之际,我衷心地祝福您和您家人身体健康,万事如意!再次谢谢您!

此致

敬礼!

××奖学金获得者:李××

2022 年 3 月 12 日

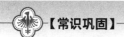

这是一封写给个人的感谢信,可以不写标题。在信中,作者首先讲述了自己获得奖学金的心情和写信的目的;然后,阐述了设立奖学金的意义,赞扬奖学金设立者的高贵品质;同时,用简短的语言写了自己的表现,也说明了奖学金评比的标准。最后,作者表达了要以叶××先生为榜样,回报社会、服务人民、报效祖国,很好地回应了奖学金设立者的初衷。结尾再次致谢,呼应开头。

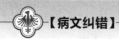【常识巩固】

判断题(正确的打√,错误的打×)

1. 感谢信只能以"此致敬礼"的惯用语结尾。　　　　　　　　　　　　　　(　　)

2. 感谢信感谢的事项都必须实事求是,反对言过其实。否则,会引起别人的反感。(　　)

3. 感谢信的称呼可以使用修饰语,跟申请书称呼的写法相同。　　　　　　　(　　)

4. 感谢信的行文需多用褒义词,要饱含真挚、热烈的感情。　　　　　　　　(　　)

5. 感谢信把对方的行为公之于众,目的是表扬对方并希望对方的行为能成为他人学习的榜样。　　　　　　　　　　　　　　　　　　　　　　　　　　　　　(　　)

【病文纠错】

请指出下文的错误,并于原文相应处修改。

感 谢 信

5月10日下午,我在下班的路上不慎将钱包丢失,幸亏贵校的李丽同学捡到了。她顾不上吃饭,及时将钱包交到了警察手中,几经周折把钱包送到了我家,钱包里面的钱财分文不少。

惊喜之余我深深被李丽同学这种拾金不昧、舍己为人的高尚品质感动,在提倡和谐社会的今天,这种行为更是应该大力提倡和鼓励的。

失主:张力

5-1
习题答案

【练笔实践】

一、根据本任务中的【情境模拟】,完成相应写作。

二、一天深夜,70岁的王大爷因身体不适被家人送到××医院急诊科,在医生及时救治下,王大爷的生命得到了挽救。请以病人家属的名义给××医院急诊科写一封感谢信。

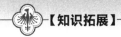【知识拓展】

书写感谢信的注意事项

感谢信的正文,主要写个人或集体得到的帮助及这些帮助产生的效果。在叙述事件的时候,应准确详细且无误。尽管对方帮助的过程可能会非常曲折,但叙事应简洁、明了,选取具有代表性的事情、细节加以渲染。

特别需要注意的是,感谢信以感谢为主,措辞应真诚热情,表达谢意时要符合实际;信中对对方的评价,要有感而发,切忌不着边际,无限拔高。遣词造句要把握好分寸,否则会给人一种虚伪的感觉。同时要考虑感谢对象的身份,以此采取不同的语言表达方式,达到使对方明白自己的谢意的目的。

致 歉 信

情境模拟

××医院因年底电脑系统升级,导致患者及家属暂时无法办理各种手续,给患者及家属带来了诸多不便。此时,医院该拟写什么文种来表达歉意?又该如何进行写作呢?

【理论解析】

一、致歉信的含义和作用

致歉信是单位或个人向相关部门或他人表达歉意,求得谅解的一种书信。在人际交往中发生误会和失误时,致歉信可起到沟通和协调作用,取得对方谅解,从而消除矛盾,增进友谊和信赖。

二、致歉信的分类

致歉信可分为写给集体的和写给个人的。写给集体的致歉信一般采用公开张贴或在新闻媒体公布的形式,以求在更大范围内挽回过失所造成的影响,从而在公众中树立良好的形象。写给个人的致歉信一般直接寄送给个人。

【文种写作】

致歉信的格式和感谢信的格式类似,一般由标题、称呼、正文、落款组成。

一、标题

致歉信一般在第一行正中写"致歉信"三字作为标题,也可加上一个定语,如"致×××的致歉信";非公开张贴的致歉信也可不写标题。

二、称呼

标题下一行顶格写致歉对象,为更好地表示歉意可加上敬语,如"尊敬的"。

三、正文

正文部分写明致歉的事由和表达歉意,可包括以下三个方面。
(1)自我介绍,说明致歉的缘由。
(2)简述事件的经过,重点放在由于自己的过失给对方工作及其他方面带来的损失和影响。如系误会,应说明情况,让对方了解事实真相。
(3)诚挚地表达遗憾和歉疚的心情,反省自己的过失,希望对方谅解,并表明态度,作出补救承诺。即使是误会,解释清楚后,也要以谦逊的态度作礼貌性的自我批评,还可表达进一步加强合作或增进友谊的意愿。

四、落款

在正文的右下方署上致歉者的单位名称或个人姓名,在署名下面写上写信的时间。

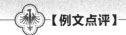【例文点评】

【例文 5-1-3】

致广大业主和销售员的致歉信

亲爱的投注站业主和销售员：

8月19日上午，由于后台数据库软件自身缺陷，导致部分终端机无法正常销售。虽然故障已经排除，但影响了多数投注站的正常营业，并给部分投注站带来"吃票"的困扰，我中心致以诚恳的歉意！故障期间，多数业主和销售员给予了我们理解、信任和支持，并对购票者做了大量的解释工作，对此表示衷心的感谢！

一直以来，我们致力于建设安全高效的技术系统，出现故障时也会尽最大努力去及时处理。此次故障后，我们将认真总结经验教训，持续提升技术能力，提高服务水平，最大可能地保障大家的正常销售。让我们同舟共济、共同成长，携手建设负责任的、可信赖的国家公益彩票！

对于此次故障如有问题和疑虑，可随时联系当地体彩中心。

××体育彩票管理中心

2021 年 8 月 19 日

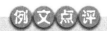

这是一封集体对集体的致歉信，"致歉"是写作目的。致歉方申明了自己的立场，表明了自己的歉意，也对对方的理解支持表达了谢意；同时，阐述了今后工作中如何改进、提高服务水平的具体措施。整篇致歉信言简意赅，态度诚恳。

【常识巩固】

一、单项选择题

1. 你在一次篮球比赛中因为自己的过错，对同学小李造成较大的伤害，你应该向小李写一封（   ），表示歉意。

   A. 感谢信　　　　B. 慰问信　　　　C. 致歉信　　　　D. 贺信

2. 对致歉信理解错误的一项是（   ）。

   A. 致歉信可以写给集体，也可以写给个人

   B. 致歉信的标题可以加上致歉的对象，如"致××的致歉信"

C. 致歉信的称呼可以加上敬语

D. 写给个人的致歉信不用书写写信日期

3. 致歉信中不需要写作的内容是(　　)。

A. 自己不当行为给对方造成不利影响的歉意

B. 致歉的原因

C. 简述自己的过失给对方造成的影响

D. 为自己不当行为进行辩解

二、判断题(正确的打√,错误的打╳)

1. 致歉信应说明自己不当行为给对方造成的不利影响,如果自己过错不大,可以不表示歉意。　　　　　　　　　　　　　　　　　　　　　　　(　　)

2. 致歉信必须要有标题。　　　　　　　　　　　　　　　　　(　　)

【病文纠错】

请指出下文的错误,并于原文相应处修改。

尊敬的李华同学:

您好! 首先,对于这次学校运动会报名的事件,请允许我表示由衷的歉意!

由于工作疏忽,在这次院运会过程中做出了一些对您不尊重的事情,给您造成了十分不良的影响,这是我的失职。这次事件中,作为体委,我没有做好自己的本职工作,做事不够认真,以致于犯下了通知不到位等低级错误,因此,在此,我向您致歉! 望见谅!

我会认真检讨自己的行为,吸取教训。往后,我会以身作则,做好以后的工作,不再犯类似的错误。

此致!

道歉人:张敏

时间:2022 年 4 月 3 日

5-1
习题答案

【练笔实践】

一、根据本任务中的【情境模拟】,完成相应写作。

二、张强在一次篮球比赛中因为动作失误,对同学李力造成较大的伤害,为了表示歉意,张强打算给李力写一份致歉信。请你代张强拟写一封致歉信。

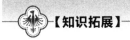【知识拓展】

写作致歉信的关键点

写作致歉信,要把致歉的事由准确、精当地叙述出来,重点突出过失所在,并表达歉意。语气应严肃诚恳,充分表达对对方的抱歉和愧疚之情。书写时,用词要规范得体,要避免使用一些华丽的辞藻,避免出现错别字、生僻字。

任务二　求职文书

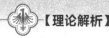

情境模拟

　　你是一名具有3年工作经验的护师,目前从报纸上得知××医院正在招聘主管护师,你觉得自己能胜任该岗位,想要应聘该岗位,你该通过什么文书向该医院表达你的求职意向呢?

【理论解析】

一、求职文书的适用范围和用途

　　求职文书是求职者向用人单位和评审人介绍自己的有关情况,表明求职意愿,以谋取工作或职务的一种书信体文书。

　　求职文书在现代社会中使用比较频繁,通过求职信寻找就业岗位的人越来越多。好的求职文书,能给用人单位留下良好的第一印象,从而增加成功就业的可能性。求职文书主要包括:

　　(一)求职信

　　广义的求职信,包括自荐信(书)和应聘信。狭义的求职信,指的是自荐信。一般情况下,如没有特别说明,求职信指自荐信。

　　(二)应聘信

　　应聘信也是求职文书的一种,略有区别的是,应聘信往往指直接针对用人单位招聘广告而写成的求职信。因此,要求应聘者对招聘广告的要求相当熟悉,并能够有针对性地把自己与招聘条件的符合程度写出来。

　　(三)求职简历

　　求职简历也称为个人简历或个人履历,是求职者向用人单位介绍其资格、职位、教育背景和工作经历等情况的文书,是求职和人才流动过程中的常用应用文体。

"求职信"微课

二、求职文书的特点

求职文书作为求职者推荐自我的一种手段,在形式和内容上有别于一般书信,其特点主要表现为针对性、自荐性和个性化。

(一)针对性

求职文书写作的目的是向收信者寻求工作岗位和职务。因此,写作时必须针对求职目标,针对雇主的需求和心理,把握书信的内容和行文方式,以免因针对性不强而石沉大海。

(二)自荐性

求职文书本身就是自我推荐。要想通过一封书信,使原本对自己一无所知的用人单位产生录用意向,写作者就要善于推荐自己、表现自己,应恰如其分地向对方介绍自己的成绩、特长和优势,甚至个性,展示自己胜任工作的能力。

(三)个性化

用人单位可能会在一段时间内接到大批求职文书,竞争相当激烈。要想通过一封文书脱颖而出,必须通过个性化的写作方式给对方留下深刻的印象,以引起用人单位的特别关注。

 【文种写作】

一、求职信的写作格式

通常情况下,求职信的内容主要包括标题、称谓、正文、署名和日期以及附件几个方面。

(一)标题
可在第一行正中写"求职信"几个字作为标题,字号要略大些。

(二)称谓
在标题下一行顶格写收信单位或领导人姓名。求职信若是写给国有企事业单位,称谓通常写单位名称或单位的人事处;若是写给民营、私营或合资独资企业,称谓则一般写公司领导或人事部负责人。称呼一般是姓名加职务,如××公司领导、××经理等,也可以称××先生、××女士等。为了郑重和尊重,可加上"尊敬的"一类敬语。

(三)正文
正文是求职信的主体,也是求职信的核心部分,这一部分要重点介绍自己的主要优势和成绩、专业特长,要强调自己具备求职所需的基本条件,一般还要标明自己可以做好所求工作的信心和决心。此外,求职者还可以谈谈自己对于对方单位的了解,也可以说说自己对工作的一些想法和打算。另外,求职者还可以就自己的个人兴趣爱好、性格特点等作简单介绍,以求更全面地展示自己。

1. 开头

正文开头主要交代清楚自己的一些基本情况,比如姓名、身份、年龄、学历等,写明自己的求职目的,即想谋求的职位,以及如何得到该职位的招聘信息。比如"我叫×××,22岁,是××学院×××专业的应届毕业生。我在×××看到了贵单位的招聘信息,衷心希望能够到贵单位任职,从事×××工作。"有的求职信开头直接说明求职的原因,接着表达求职意向,最后再用"我的基本情况如下"一句过渡到主体部分。

2. 主体

主体是求职者对自身总体素质(即求职条件)的介绍。具体说明求职者如何满足公司的要求,陈述个人技能和个性特征。主要是针对用人单位的招聘信息或者根据自己了解到的用人单位通常的要求,来具体地介绍自己,其中要把自己的专业特长、业务技能、外语水平、计算机水平以及其他潜在的能力和优点全部表现出来。另外,还应说明能胜任职位的各种能力,这是求职信的核心部分。目的无非是标明自己具有专业知识和社会实践经验,具有与工作要求相关的特长、兴趣、性格和能力。总之,这一部分内容的目的是要让对方感到,求职者能够胜任这个工作。在介绍自己的特长和个性时,一定要突出与所申请职位有联系的内容。

3. 结尾

结尾部分可以再次强调自己的求职愿望,表明希望迅速得到回音。如"希望您能为我安排一个与您见面的机会"或"期盼您的答复"或"静候佳音"之类的语言。在求职信的末尾,往往写上简短的表示敬意、祝愿之类的祝词,常用的有"此致敬礼""愿贵公司事业蒸蒸日上,兴旺发达"等。结尾部分的内容,要适可而止,注意用词,不要苛求对方。

(四)署名和日期

在正文的右下方,署上求职者的姓名和成文日期。

(五)附件

求职信一般要和有效的证明材料的复印件一同发送或寄出。证明材料可以是个人简历、毕业证书、学位证书、职业资格证书、获奖证书、外语等级证书、计算机等级证书等。在求职信最后列上一份附件目录,这样既方便招聘单位的审核,同时也给对方留下一个"有条不紊、很负责任、办事周到的好印象"。

二、写作注意事项

(一)注意细节

写作求职信应做到文面整洁,字迹工整,内容长短适宜。整洁美观的文面也有助于引起用人单位的好感,洁净秀丽的字体本身就是一封最好的"介绍信",容易给人留下良好的第一印象。一封求职信能反映出求职者做事是否仔细、严谨,因此求职者在发出求职信之前应该仔细审阅,以防因各种细节问题而导致求职失败。

（二）真诚客观,符合实际

求职信的核心部分是介绍自己胜任所谋求职位的特长和优势。在写作时,切记不能为了赢得面试机会而过分夸大自己的能力,尤其不能虚构编造。真诚是用人单位衡量求职者的重要标准。

（三）内容形式富有个性

求职信的首要目的是力求吸引对方,引起用人单位的兴趣,讲求一定的表达方法。为此,写作求职信应突出自己与职业需求匹配的特长和优势,善于换位思考,从用人单位的角度出发考虑问题,有针对性地提供自己的背景材料,表达出独到的智慧和才干,切忌千篇一律。

（四）态度诚恳,语言得体

求职信的语言要得体,措辞要有分寸,应做到不卑不亢。过于谦卑,会给人庸碌无为的感觉;过于自傲,会给人轻佻浮夸的不良印象。

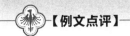【例文点评】

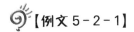【例文 5-2-1】

求 职 信

尊敬的领导:

您好!

我叫王小丽,是××大学××专业的一名应届毕业生。毕业在即,我已经做好了各方面的准备,有充足的信心和能力从事××工作。我在××看到了贵单位的招聘信息,衷心希望能到贵单位任职。

××大学是我国××人才培养基地,具有悠久的历史和优良的传统,并且素以治学严谨、育人有方而著称。在这样的环境下,无论是知识能力还是个人修养方面,我都受益匪浅。四年来,在老师的严格教育及个人的努力下,我掌握了扎实的专业基础知识,系统掌握了××××、×××等有关理论,熟悉涉外工作常用礼仪,具备较好的英语听说读写等能力,能熟练操作计算机办公软件,并都取得了相关技能证书。同时,我利用课余时间广泛地涉猎多个领域,不但充实了自己,也培养了自己多方面的技能。更重要的是,严谨的学风和端正的学习态度塑造了我朴实、稳重、创新的性格特点。

此外,大学四年,我还积极参加各种社会实践活动,抓住每一个机会锻炼自己。我深深地感受到,与优秀同学共事使我在竞争中获益;向实际困难挑战,让我在挫折中成长。家庭塑造了我勤奋、尽责、善良、正直的性格,大学培养了我实事求是、开拓进取的精神。我热爱贵单位的事业,殷切希望能够在您的领导下,为这一光荣的事业添砖加瓦,并在工作中不断学习、进步。

最后,祝贵单位事业蒸蒸日上!

王小丽
2022 年 5 月 10 日

附件：1. 个人简历

　　　　2. 毕业证书

　　　　3. 学位证书

　　　　4. 获奖证书

　　　　5. ××××执业资格证

邮箱地址：××××××@126.com

联系电话：××××××××××

例文点评

　　在这封求职信中,求职者首先写明自己的求职意向,表明求职原因,再从自己就读的学校谈起,良好的学校背景和学习氛围让人信任。紧接着,着重突出自己在四年学习生活中的成绩和心得,突出自己能够符合用人单位的要求,能够胜任所应聘的岗位。最后以礼貌而真诚的话语结束,态度诚恳,语言得体。

【例文 5-2-2】

达·芬奇的求职信

尊敬的、显贵的大公阁下：

我是来自佛罗伦萨的作战机械发明者达·芬奇,希望可以成为阁下您的军事工程师,同时求见阁下,以便面陈机密：

一、我能建造坚固、轻便又耐用的桥梁,可用来野外行军。这种桥梁的装卸非常方便。我也能破坏敌军的桥梁。

二、我能制造出围攻城池的云梯和其他类似设备。

三、我能制造一种易于搬运的大炮,可用来投射小石块,犹如下冰雹一般,可以给敌军造成重大损失和混乱。

四、我能制造出装有大炮的铁甲车,可用来冲破敌军密集的队伍,为我军的进攻开辟道路。

五、我能设计出各种地道,无论是直的还是弯的,必要时还可以设计出在河流下面通行的地道。

六、倘若您要在海上作战,我能设计出多种适宜进攻的兵船,这些兵船的防护力很好,能够抵御敌军的炮火攻击。

此外,我还擅长建造其他民用设施,同时擅长绘画和雕塑。

如果有人认为上述任何一项我办不到的话,我愿在您的花园,或您指定的其他任何地点进行试验。

谨此无限谦恭之忱,向阁下问安!

列奥纳多·迪·皮耶罗·达·芬奇

例文点评

这是鼎鼎大名的达·芬奇写的一封为人们津津乐道的求职信。1482年,31岁的达·芬奇离开故乡来到米兰,为了谋得军事工程师的职位,他给当时米兰最高统治者米兰大公鲁多维柯斯弗写这封求职信。这封信让米兰公爵了解了达·芬奇的才能,聘任了达·芬奇。这份求职信非常独特,详略得当,针对性强,连用六个"我能",语气坚定自信。

【例文5-2-3】

应　聘　信

尊敬的××总经理:

您好!

我从××招聘网站上看到了贵单位的招聘启事,我有意应聘其中的财务会计一职。

我叫李华,男,今年24岁,××市人,于2019年毕业于××大学财会专业,在校学习时各科成绩优秀。毕业后在××公司做业务员,由于专业不对口,无法发挥所学特长。知悉贵单位需要财务会计专业人员,我觉得终于盼来了施展自己特长的好机会。诚实做人、踏实做事是我的人生准则。大学期间,我系统学习了基础会计、财务会计、统计学、经济法等专业知识,具备良好的专业基础;毕业后的工作经历,使我积累经验,自我历练,不断提升。

希望贵单位能给我一个面试的机会,如蒙录用,我将会竭尽全力好做本职工作,做一个合格的"理财人"。

此致

敬礼!

求职人:李华谨上

2022年1月5日

附件:1. ××大学毕业证书

2. 初级会计职称证书

邮箱地址:×××××@126.com。

联系电话:1××××××××××

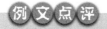例文点评

　　这是一封根据招聘启事而写的应聘信。首段引据报纸上的招聘启事，作为写应聘信之缘由，接着直接提出应聘财务会计一职的意愿。第二段写自己的学历、经历和提出应聘的客观原因、心态及对将应聘的岗位所具备的能力。第三段即结尾部分，表达希望能经面试被录用，以及做好工作的愿望。文章能紧扣招聘单位的应聘条件和要求展示自己，态度诚恳，语言得体，提供的附件利于证明自己的应聘条件。

【例文 5-2-4】

求 职 简 历

姓　名	刘　芳	性别	女	出生年月	××××年××月	照片
籍　贯	四川成都	民族	汉族	身体状况	健康	
政治面貌	中共预备党员	学历	大专	外语程度	英语4级	
专　业	护理		特　长		演讲、策划活动	
联系电话	1××××××××××		E-mail		××××@163.com	
求职意向	护士					
教育经历	2018.9—2022.6　　××医学院　　护理专业					
主修课程	护理学基础、内科护理学、外科护理学、急救护理学、康复护理学、护理心理学等					
实践经历	2019.1—2019.2　　××医院××科见习 2019.7—2019.8　　××医院××科见习 2021.1—2022.6　　××医院××科实习					
技能证书	护士资格证书、营养师证书、英语四级、国家计算机二级、普通话二级甲等					
获奖情况	国际级励志奖学金　　三好学生　　优秀班干部					
个人能力	在校期间学习成绩优秀,具有较强的学习能力; 有较强的沟通的能力,善于协调处理人际关系; 有较强的组织能力,善于组织各类活动					
自我评价	本人有较扎实的护理专业知识,具有较强的学习能力,上进心强,处事细心谨慎,有良好的习惯。尊敬师长,与同学和睦相处,乐观开朗,在校期间被选为预备党员。实习期间,遵守医院规章制度,虚心请教,认真完成各项工作,深受带教老师和病人的喜爱					

例文点评

　　求职简历应简短明了，一般情况下不要超过一页纸，重点突出与求职目标有关的一些情况。这份简历介绍了求职者的个人概况、求职意向、学习经历、实践经历和联系方式，结构完整，信息具体。

【常识巩固】

一、单项选择题

1. 写求职信开头称呼不恰当的是（　　　）。

　　A. 我最尊敬的××公司经理

　　B. 尊敬的××公司经理

　　C. ××公司经理

　　D. ××公司负责人

2. 你十分熟悉用人单位的招聘广告内容，这时你可以写一封（　　　）给用人单位。

　　A. 应聘信　　　　B. 感谢信　　　　C. 致歉信　　　　D. 慰问信

3. 求职信一定要写求职者的（　　　）。

　　A. 家庭背景及个人专长等

　　B. 年龄、学历、工作资历及能力等

　　C. 工作业绩和交际范围等

　　D. 个人兴趣和身高体重等

4. 写求职信的用语要讲求（　　　）。

　　A. 礼貌得体　　　　　　　　　B. 谦逊卑躬

　　C. 严肃庄重　　　　　　　　　D. 感情强烈

二、多项选择题

1. 求职信应说明（　　　）。

　　A. 为什么应聘　　　　　　　　B. 希望承担何种工作

　　C. 自己的能力和水平　　　　　D. 自己的背景和社会关系

2. 写求职信时，自我推介的基本技巧是（　　　）。

　　A. 突出自己的优势

　　B. 适当地自吹自擂

　　C. 以概述形式写

　　D. 用语简洁明快

5-2
习题答案

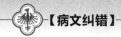【病文纠错】

请改正下面书信中出现的不妥当的语句。

1. 本人谨以最诚挚的心情，应聘贵公司的工程师一职，因为贵公司一贯尊重人才，所以盼望得到贵公司的考虑和录用。

2. 本人将于 6 月 5 日放假回家，敬请贵公司务必于 6 月 3 日前复信为盼。

3. 某领导十分关心我的求职问题，特让我写信给你，请多关照。

4. 我觉得再也没有人比我更适合这项工作。

5. 在薪资方面，我觉得至少应不低于每月 5 000 元。

【练笔实践】

一、根据本任务中的【情境模拟】，完成相应写作。

二、请结合自己的实际，向×××医院人事处写一封求职信。

【知识拓展】

求职信与简历的异同

求职信与个人简历的撰写目的一样，都是要引起招聘人员的注意，争取面试机会，但两者有所不同。

简历主要是叙述求职者的客观情况，而求职信主要表述求职者的主观愿望。相对于简历来说，求职信更要集中地突出个人的特征与求职意向，从而打动招聘者。求职信是对简历的简洁概述，简历是对求职信中个人信息的更进一步补充。

任务三　邀请函与海报

邀　请　函

情境模拟

　　××市第一人民医院建院60周年,拟邀请市卫健委主任李××参加2021年9月11日举行的院庆活动。请你代××市第一人民医院拟写一则邀请函。

【理论解析】

一、邀请函的适用范围

　　邀请函又称邀请书、邀请信,是用来邀请对方参加庆典、座谈会、学术研讨会等活动使用的一种具有邀约性和礼仪性的文书,具有社交礼仪功能。邀请函用于正式的活动中,制发者多为单位或团体,受邀对象可以是单位也可以是个人,需要被邀请者回复是否接受邀请。

二、邀请函的特点

　　(一)礼仪性

　　礼仪性是邀请函的显著的特征和基本原则。纪念会、庆祝会、发布会、研讨会等采用邀请函邀请嘉宾会显得正式,包含表达尊重、联络情感的意味,具有礼仪性。

　　(二)语言简洁明了

　　邀请函是机关单位、团体常用的一种日常应用写作文种,要注意语言的简洁明了,文字不要太多、太深奥。

　　(三)送达方式灵活

　　邀请函可以邮寄,可以公开发布,也可以亲自送达。

【文种写作】

一、邀请函的写作构成要素和写法

邀请函的写作符合函的一般结构和写作特点,由标题、称谓、正文和落款组成。

(一)标题

邀请函的标题一般只写文种"邀请函"即可,有时也可以加"事由",如"关于参加××研讨会的邀请函"。

(二)称谓

称谓是对邀请对象的称呼。要项格写受邀单位名称或个人姓名,后加冒号。对个人要写明对方姓名、职务、职称等,也可以用同志、先生、女士等称呼,通常还要加上"尊敬的"之类定语;对单位写明单位全称即可。

(三)正文

正文是邀请函的主体,主要是对被邀请对象发出得体、诚挚的邀请。同时,应写明举办活动的缘由、目的、事项及要求,包括活动的日程安排、时间、地点,邀请对象以及邀请对象需要做的准备等。

回执要随邀请函同时发出,并要求按时回复。若附有票、券等物也应一并送给邀请对象。若有较为详细出席说明,通常要另纸说明,避免邀请函写得过长。回执内容一般包括参加人员姓名、职务、性别、联系方式、到达时间及方式、住房需求等。最好设计为表格形式,将需要被邀请方填写的事项逐项列出,方便受邀对象回复。主办方联络人员、联系方式等可在回执单上注明。

末尾一般要写常用的邀请惯用语。如"敬请光临""敬请参加""请届时出席",也可加上"望回复为盼""望回执为谢"等。

(四)落款

落款处应署上邀请单位名称或发函者个人名称,并署明发函日期。单位或团队发出邀请还应加盖公章,以示郑重。

二、写作注意事项

(1)"邀请函"三字是完整的文种名称,与公文中的"函"是两种不同的文种,因此不宜拆开写成"关于邀请出席××活动的函"。

(2)被邀请者的姓名应写全,不应写绰号或别名。网上或报刊上公开发布的邀请函,由于对象不确定,可省略称呼或用统称。

(3)严格遵守写作格式。称谓、邀请事由、具体内容、活动时间、活动地点、相关事宜、联系方式、落款等是必不可少的内容,不能遗漏重点信息。

(4)邀请事项务必周详,既方便邀请对象有准备而来,也为活动举办方减少一些意想不到的麻烦。

（5）邀请函须提前发送，方便受邀方有足够的时间对各种事务进行统筹安排。

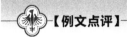 【例文点评】

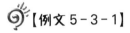 【例文5-3-1】

×××大学校庆邀请函

亲爱的校友：

桃李芬芳天涯处，正是金秋相聚时。今年是×××大学建校六十周年，我们将于2021年9月2日举办建校六十周年庆典。在此，我们向曾经在×××大学学习、工作过的各位校友发出邀请，诚挚欢迎大家回到母校参加庆祝活动。

当年，正值青春年华的你们，从四面八方来到×××大学，原本陌生的面孔从此相遇、相识、相知，追求知识、渴望奉献于国家医学事业的一颗颗美好心灵由此紧紧相连在一起，从那一天起，同学之间、师生之间便与母校无法割舍、无法忘怀。

六十年来，×××大学励精图治，立德树人，现已成为全国重点大学，培养了大批高素质人才，为地区发展进步、民族团结振兴、国家繁荣昌盛做出了突出贡献。学校的每一点发展和进步都凝聚着校友的关爱和支持，每一位校友在母校度过的青春岁月都沉淀为人生的珍贵记忆，更化作母校历史画卷的珍贵一页，可曾记得图书馆里徜徉书海的日日夜夜，难以忘记杏林湖畔的美丽身姿，教室里、草坪树影中的朗朗晨读。此时此刻不管你在哪里，母校都期盼你回来，看看多年未见的老师、同学、同事，看看母校日新月异的变化，重拾激情荡漾的青春往事。

在建校六十周年之际，学校定于9月1日组织校友参观校园并举行校友论坛等活动，9月2日举行庆典活动（具体日程安排及报到方式详见附件）。为方便校友们及时返校参加庆祝活动，请于8月20日之前以班级或者个人名义与学院校庆联络组联系（联系人：×××老师，电话：×××××××××，邮箱：×××@×××.com）。

诚邀各位校友再次相聚母校，回首青春往事，重温师生情谊，规划未来征程，为母校发展继续贡献才智和力量！

祝各位校友身体健康！生活幸福！事业顺利！期待与您相聚！

×××大学

2021年8月10日

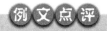

　　这是一篇校庆活动邀请函,适宜在网站或报刊上公开邀请,因此在称谓上用的是"全体校友"。主体部分简要回顾了学校发展历程和校友在学校学习生活的点滴,感情真挚;接着对活动的大致日程安排进行了阐述,为避免篇幅过长,具体的安排以附件的方式呈现,格式规范。

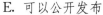【常识巩固】

一、判断题(正确的打√,错误的打×)

1. 邀请函不能由个人发出。　　　　　　　　　　　　　　　　　　　　　(　)

2. 邀请函可以不写称谓。　　　　　　　　　　　　　　　　　　　　　　(　)

3. 邀请函以单位和集体名义发出时,需加盖公章。　　　　　　　　　　　(　)

4. 一则邀请函可以邀请多个人或单位。　　　　　　　　　　　　　　　　(　)

二、多项选择题

1. 邀请函的组成部分包括(　 　)。

　　A. 标题　　　　　　B. 称谓　　　　　　C. 正文　　　　　　D. 落款

　　E. 联系方式

2. 下列内容符合邀请函特点的有(　 　)。

　　A. 用于正式的活动　　　　　　　　　B. 与请柬有相同作用

　　C. 礼仪性文书　　　　　　　　　　　D. 只能亲自送达

　　E. 可以公开发布

【病文纠错】

请指出下文的错误,并于原文相应处修改。

关于邀请参加家庭教育高峰论坛的函

×××:

　　为落实国家注重家庭、注重家教、注重家风的系列部署,我们定于 9 月 19 日在×××省×××市举办家庭教育高峰论坛,进一步促进家庭教育与时俱进的理论创新、学术创新和实践创新,推动中华传统文化传承和家庭教育发展方面的深度合作和深入交流。你在家庭教育很有权威,因此特邀请你参加并作 30 分钟左右关于家庭教育方面

的发言,现将有关事项函告你:

一、论坛主题

家风与家教

二、论坛主要内容

围绕论坛主题,从传承与弘扬中华传统文化的角度和促进现代家庭教育创新与发展的视野,深刻阐述中华优秀传统文化中蕴含的家庭、家风、家教的思想精华和道德精髓。

三、论坛主要议程

论坛主要采取主论坛和分论坛相结合的方式,主论坛下设两个分论坛。

四、论坛时间及地点

论坛于2021年9月19日在×××省×××市举办,为期一天。18日(星期一)下午报到,20日(星期三)上午返程。报到及住宿地点:×××市×××宾馆贵宾楼(×××市×××路11号)

五、其他事宜

(一)你的往返食宿费由我单位承担,交通费自理。住宿地点交通路线图附后。

(二)将回执于2021年9月5日前发至我单位。

×××× 学会

2021 年 4 月 18 日

5-3
习题答案

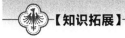【练笔实践】

二、根据本任务中的【情境模拟】,完成相应写作。

二、××医学院计划于2022年3月9日举行中医药发展高峰论坛,拟邀请××教授出席论坛并作主题发言。请代拟一则邀请函。

【知识拓展】

邀请函与请柬

邀请函与请柬同属于礼仪性文书,具体来说,二者的相同之处体现在以下几个方面。

一、功能

邀请函和请柬都是邀请对方参加某项活动的书面通知,可直接散发或间接传送,可作为入场的券证,也可以作为报到的凭证。

二、特点

邀请函和请柬都必须体现庄重性、明达性和美观性的特点,是其区别于通知和一般书信的独特之处。一般来说,邀请函和请柬都要求文辞典雅,宜用谦敬、期盼性的语言,表达诚邀之心。

海　报

情境模拟

　　12月10日,××学校邀请著名企业家王×到校作《如何成功创业》的报告。校学生会要向全校师生告知这一信息,可以使用什么文书? 应该如何行文?

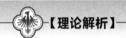 【理论解析】

一、海报的适用范围

海报是机关、团体、单位向公众报道或介绍有关文化、艺术、体育、学术报告会和展览会等信息的一种张贴式的应用性文书。凡发布上述信息就不宜用启事、广告、通知。

海报通常加上美术设计,具有醒目、信息传递快速以及制作简易的特点。

二、海报的分类

海报按内容用途的不同,一般可以分为以下几类。

(一)公益海报

公益海报指以内涵丰富而鲜明的主题传播精神文明,引导舆论,碰撞人们的精神领域和生活,推动社会公益事业发展的海报,如关于禁毒、卫生防疫、环保主题的海报。

(二)政治海报

政治海报即传播政治思想,提高公众思想政治觉悟的海报,如以"不忘初心,牢记使命""爱党敬业"为主题的海报。

(三)商业海报

商业海报指用于宣传商品或商业服务等以获取经济利益为目的的海报。如关于电影信息、珠宝首饰、旅游信息的海报。

(四)文体类海报

这类海报同电影海报大同小异,它主要是向观众介绍某种文体活动的时间、地点、内容等,如关于运动会、音乐节、学术报告等的海报。

【文种写作】

海报一般由标题、正文和落款三部分组成。

一、标题

海报的标题写法灵活多样,大体可以有以下一些形式:

(1)单独由文种名构成。即在第一行中间写上"海报"字样。

(2)直接由活动的内容构成题目。如"影讯""球讯""学术报告会""联欢晚会"等。

(3)可以是一些描述性的文字。如"×××再显风采""好消息"等。

二、正文

海报的正文要求写清楚以下一些内容:

(1)活动的目的和意义。

(2)活动的主要项目、时间、地点等。

(3)参加的具体方法及一些必要的注意事项等,如是否凭票入场、票价多少等。

三、落款

署上主办单位的名称及海报的发文日期。

【例文点评】

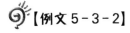【例文 5-3-2】

海　　报

为了让同学们更具体、更生动地了解我边防前线战士们的生活情况,更好地向解放军学习,我校团委特邀请从×××前线回来的战斗英雄×××来校作报告,望全体同学踊跃参会。

　　时间:2021 年 9 月 9 日　 13:00—14:00

　　地点:学校学术报告厅

×××学校团委

2021 年 9 月 1 日

例文点评

这类报告会海报是学校内最为常见的海报类型。这则海报用较为简短的文字将活动举办的意义、主要内容、参加人员、地点、时间及主办方交代得清清楚楚。

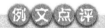**【例文5-3-3】**

海　报

明星杂技团演出

精彩杂剧　大型魔术

表演新颖　滑稽幽默　来去无踪　变幻莫测

演出时间：9月20日—9月27日，晚8时

演出地点：××市××体育场

票　　价：成人票20元，儿童票10元，团体票减半

　　　　　1.1米以下儿童免票，一名成人限带一名1.1米以下儿童

联系电话：028-×××××××

2021年9月16日

例文点评

这是一则演出海报，在有限的篇幅内写明了演出的单位、表演的类型和效果，还包含演出时间、地点、票价、联系电话等内容。语言生动，很具感召力。

【常识巩固】

一、单项选择题

1. 下列关于海报说法错误的是（　　　　）。

　　A. 海报要写明活动的地点

　　B. 海报要写明活动的时间

　　C. 海报要写明活动的内容

　　D. 海报写作不能使用鼓动性的词语

2. 学校要举行篮球比赛，可以在校园内张贴（　　　　）。

　　A. 海报　　　　　　　B. 请柬　　　　　　　C. 简报　　　　　　　D. 讣告

二、判断题（正确的打√，错误的打×）

1. 海报的版本可以做一些艺术处理，使之具有时代气息和装饰美，以吸引观众。

（　　　）

2. 召开职工会议的时间地点应该使用海报张告知员工。　　　　　　　（　　）

 【病文纠错】

请指出下文的错误，并于原文相应处修改。

海　　报

各位群众：

　　××戏剧社将于本周应邀到我校表演，表演节目有《雷雨》《蔡文姬》《万

水千山》《马兰花》等。

　　演出时间：本周六晚上

　　学生会自即日起每日上午售票。

2021 年 11 月 28 日

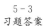
5-3
习题答案

 【练笔实践】

一、根据本任务中的【情境模拟】，完成相应写作。

二、学校校团委为了丰富同学们的课余生活，在 12 月 10 日举办了面向全校师生的手工艺品制作比赛，比赛后选出的优秀作品将在学校艺术长廊展出。展出时间为 12 月 20 日至 25 日。请你为校团委设计一份图文结合的海报，宣传展览信息。

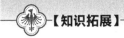 【知识拓展】

海报与广告的异同

　　海报与广告都是一种大众化的宣传工具。海报具有广告的特性，同广告一样，具有向公众介绍某一物体、事件的特征，所以海报是广告的一种。

　　随着时代的发展和观念的更新，海报更多的是与社会政治、公益环保、文化活动联系在一起，而广告和商业营销活动的关系更密切一些。

任务四 演 讲 稿

情境模拟

为丰富同学们的课余生活,提高同学们的语言组织和表达能力,为同学们提供一个展示和提升自我的舞台,学校特举办"激扬青春,放飞梦想"演讲比赛。请同学们以此为主题,写一篇演讲稿。

【理论解析】

一、演讲稿的适用范围和用途

演讲稿又叫演说词,它是在较为隆重的大会上或公开场合发表个人的观点、见解和主张的一种文稿。

演讲稿的写作对于演讲有以下四个方面的作用:

(1)通过对思路的精心梳理,对材料的精心组织,使演讲内容更加深刻和富有条理。

(2)通过对语言的细致推究,提高语言的表现力,增强语言的感染力。

(3)可帮助演讲者消除临场紧张、恐惧的心理,增强演讲者的自信心。

二、演讲稿的特征

(一)针对性

演讲是针对某一问题表明一定的观点和态度。这个观点和态度一定要与现实生活紧密相关,是现实生活中听众最关心、最感兴趣、最想了解的。撰写演讲稿,要考虑听众的需要,所讲内容的深浅也应符合听众的接受水平。写作时要根据不同场合和不同对象,为听众设计不同内容。

(二)感染性

演讲的目的和作用就在于打动听众,使听众对演讲者的观点或态度产生认可。所以,演讲稿一定要具有较强的说服力和感染力。好的演讲稿,在内容上,要达到理、事、情的交融统一,即冷静严肃的剖析、高度概括的哲理和生动形象的叙事的交融统一;在形式上,需要辅之以热情的鼓动、感人的情怀,营造一种感染力较强的氛围。

（三）口语性

演讲稿通过运用生活化、口语化、大众化的语言达到通俗易懂,幽默风趣的效果。为了方便听众,尽量少使用长句、倒装句、不易听懂的文言词语等;有些标点符号还要用文字代替,如顿号改为"和",破折号改为"是",引号表示否定时加"所谓",括号补充另用文字说明等。

（四）情景性

情景性又叫临场性。不同的演讲场合与听众构成了演讲的不同情景。演讲稿的写作要与这些特定情景相适应,内容要根据听众的反应而进行调整,在保证内容完整的前提下,要充分考虑到演讲时可能出现的种种问题,以及应对这些问题的对策,从而体现出高超的控场技巧。

三、演讲稿的种类

演讲稿种类较多,按不同的标准,可分为不同的种类。

（1）按演讲的场合划分,可分为会场演讲稿、广播演讲稿、电视演讲稿、课堂演讲稿、法庭辩论稿等。

（2）按演讲内容和性质划分,可分为政治演讲稿、学术演讲稿、社会活动演讲稿等。

（3）按表达方式划分,可分为记叙性演讲稿、议论性演讲稿、抒情性演讲稿等。

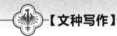【文种写作】

一、演讲稿的写作构成要素和写法

不同主题、场所的演讲稿的格式都略有不同。不过,一般的演讲稿的格式还是有规律可循,通常包括标题、称谓和正文三部分。

（一）标题

演讲稿的标题无固定格式,一般有三种类型:

（1）概括主题和内容型,如《人应该有奉献精神》。

（2）交代场合和背景型,如《在"珍爱生命、远离毒品"主题班会上的讲话》。

（3）提出问题型,如《当代大学生应具备什么素质》。

（二）称谓

标题下一行顶格写称谓。演讲稿的称谓是根据听众来决定的,常用"同学们""同志们""朋友们""女士们、先生们"等,也可以加定语渲染气氛,如"年轻的朋友们"等。

（三）正文

演讲稿的正文由开头语、主体和结尾三部分构成。

1. 开头语

开头语也叫开场白，是演讲稿中很重要的部分。好的开场白能够紧紧地抓住听众的注意力，为整场演讲的成功打下基础。开场白主要有以下六种形式。

（1）以背景和问候语、感谢语等开始。如习近平总书记在出席庆祝中华人民共和国成立70周年大会上讲话的开头：

"全国同胞们、同志们、朋友们：今天，我们隆重集会，庆祝中华人民共和国成立70周年。此时此刻，全国各族人民、海内外中华儿女，都怀着无比喜悦的心情，都为我们伟大的祖国感到自豪，都为我们伟大的祖国衷心祝福。在这里，我代表党中央、全国人大、国务院、全国政协和中央军委，向一切为民族独立和人民解放、国家富强和人民幸福建立了不朽功勋的革命先辈和烈士们，表示深切的怀念！向全国各族人民和海内外爱国同胞，致以热烈的祝贺！向关心和支持中国发展的各国朋友，表示衷心的感谢！"

（2）以概括演讲内容或揭示中心论点开始。如陶行知的一篇演讲开头："今天我想和大家谈论四个问题，叫作'每天四问'。"

（3）以演讲题目开始。如"我此篇演讲的题目为《我的母亲》"。

（4）以演讲缘由开始。如闻一多的《最后一次演讲》开头：

"这几天，大家晓得，在昆明出现了历史上最卑劣最无耻的事情！李先生究竟犯了什么罪，竟遭此毒手？他只不过用笔写写文章，用嘴说说话，而他所写的，所说的，都无非是一个没有失掉良心的中国人的话！大家都有一支笔，有一张嘴，有什么理由拿出来讲啊！有事实拿出来说啊！为什么要打要杀，而且又不敢光明正大地来打来杀，而偷偷摸摸地来暗杀！这成什么话？"。

（5）以另一件事引入正题开始。可以通过讲述与演讲主题有关的故事或新近发生的奇闻怪事、重大事件等来引入正题，从而赢得听众关注，引起兴趣。

（6）以发人深思的问题开始。通过提问，引导听众思考一个问题，并以此造成一个悬念，引起听众的期待。如"一个人应该怎样对待自己青春的时光呢？我想在这里同大家谈谈我的情况。"

2. 主体

主体即演讲的中心内容，必须要有重点、有层次、有中心语句。在层次安排上，可按时间或空间顺序排列，也可以平行并列、正反对比、逐层深入。在语言表达上，不管是哪种演讲稿，一般都会使用以下表达方式。

（1）记叙。以对人物事件的叙述和生活画面描述行文。

（2）议论。以典型事例和理论为依据，用观点说服观众，用逻辑行文。

（3）抒情。用热烈的抒情性语言表明观点，以情感人，说服听众，寓情于事、寓情于理、寓情于物。

实际写作演讲稿时，以上三种表达方式常常综合使用。为了便于听众理解，各段落应上下连贯，段与段之间有适当的过渡和照应。

3. 结尾

结语给听众的印象，往往代表着整个演讲带给听众的印象，也是演讲能否成功的关键。结尾的方法有以下四种。

（1）归纳法。结尾概括一篇演讲的中心思想，总结强调主要观点。

（2）引文法。结尾引用名言警句，升华主题、留下思考。

（3）反问法。结尾以问句引发听众思考和对演讲者观点的认同。

（4）用感谢、展望、鼓舞等语句作结，使演讲能自然收束，给人留下深刻印象。

写作结尾时要尽力避免潦草结尾，或者画蛇添足，或者套用陈词滥调，如在结尾处唠叨几句"我讲得不好，请大家批评指正"之类的话。

二、写作注意事项

（一）观点鲜明

一篇好的演讲稿要有一个明确的观点，主张什么，反对什么，在文中要有明确体现。大多数演讲稿如同一篇议论文，有主要观点以及对主要观点的论证。一篇演讲稿最好只有一个主题，这是由演讲稿特定的情景性和时间性所决定的。在一个有限的时间段内，完全借助于语言、手势等向听众讲明一个问题或道理，同时又要说服听众，就要求在写作演讲稿时一定要突出主题、观点鲜明。

（二）选材通俗

主题选定之后，还要收集相应的材料对之进行论证。材料的选择要通俗，要选择大多数人都知道的、听得懂的，不要选择太冷僻的、很少有人知道的。在准备演讲稿之前首先要了解听众的情况：他们是些什么人，他们的思想状况、文化程度、职业状况如何，他们所关心的问题是什么，等等。掌握了听众的特征和心理，在此基础上恰当地选择材料，组织材料，是演讲成功的必要条件。

（三）节奏适度

每一场演讲都是有时间限制的，少则几分钟，多则一个小时甚至一天，演讲者必须把握自己演讲的速度和内容，既不能时间到了还没有讲完，也不能距离演讲结束还有一段时间，而演讲者已经无话可说了。演讲稿对于演讲速度和节奏的把握有着极其重要的作用。写作时，要不时地停下来，用自己的正常语速大声朗读，根据朗读的结果调整演讲内容。

（四）语言生动

演讲稿还要在情绪上具有较强的感染力，语言上做到生动感人。在没有限定时间的情况下，尽量做到短而精，在听众的精力分散前戛然而止，余味悠长。

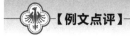

【例文点评】

【例文 5 - 4 - 1】

青蒿素——中医药给世界的一份礼物（节选）

屠呦呦

尊敬的主席先生,尊敬的获奖者,女士们,先生们:

今天我极为荣幸能在卡罗林斯卡学院讲演,我演讲的题目是:青蒿素——中医药给世界的一份礼物。

在报告之前,我首先要感谢诺贝尔奖评委会,诺贝尔奖基金会授予我2015年生理学或医学奖。这不仅是授予我个人的荣誉,也是对全体中国科学家团队的嘉奖和鼓励。在短短的几天里,我深深地感受到了瑞典人民的热情,在此我一并表示感谢。

关于青蒿素的发现过程,大家可能已经在很多报道中看到过。在此,我只做一个概要的介绍。这是中医研究院抗疟药研究团队当年的简要工作总结,其中蓝底标示的是本院团队完成的工作,白底标示的是全国其他协作团队完成的工作。蓝底向白底过渡标示既有本院也有协作单位参加的工作。

中药研究所团队于1969年开始抗疟中药研究。(略)

听完这段介绍,大家可能会觉得这不过是一段普通的药物发现过程。但是,当年从在中国已有两千多年沿用历史的中药青蒿中发掘出青蒿素的历程却相当艰辛。

目标明确、坚持信念是成功的前提。1969年,中医科学院中药研究所参加全国"523"抗击疟疾研究项目。经院领导研究决定,我被指令负责并组建"523"项目课题组,承担抗疟中药的研发。这一项目在当时属于保密的重点军工项目。对于一个年轻科研人员,有机会接受如此重任,我体会到了国家对我的信任,深感责任重大,任务艰巨。我决心不辱使命,努力拼搏,尽全力完成任务!

学科交叉为研究发现成功提供了准备。这是我刚到中药研究所的照片,左侧是著名生药学家楼之岑,他指导我鉴别药材。从1959年到1962年,我参加西医学习中医班,系统学习了中医药知识。化学家路易·帕斯特说过:"机会垂青有准备的人"。古语说:凡是过去,皆为序曲。然而,序曲就是一种准备。当抗疟项目给我机遇的时候,西学中的序曲为我从事青蒿素研究提供了良好的准备。

信息收集、准确解析是研究发现成功的基础。接受任务后,我收集整理历代中医药典籍,走访名老中医并收集他们用于防治疟疾的方剂和中药、同时调阅大量民间方药。在汇集了包括植物、动物、矿物等2 000余内服、外用方药的基础上,编写了以640种中药为主的《疟疾单验方集》。正是这些信息的收集和解析铸就了青蒿素发现的基础,也是中药新药研究有别于一般植物药研发的地方。

关键的文献启示。当年我面临研究困境时，又重新温习中医古籍，进一步思考东晋（公元 3—4 世纪）葛洪《肘后备急方》有关"青蒿一握，以水二升渍，绞取汁，尽服之"的截疟记载。这使我联想到提取过程可能需要避免高温，由此改用低沸点溶剂的提取方法。

······

在困境面前需要坚持不懈。为供应足够的青蒿有效部位用于临床，我们曾用水缸作为提取容器。由于缺乏通风设备，又接触大量有机溶剂，导致一些科研人员的身体健康受到了影响。为了尽快上临床，在动物安全性评价的基础上，我和科研团队成员自身服用有效部位提取物，以确保临床病人的安全。当青蒿素片剂临床试用效果不理想时，经过努力坚持，深入探究原因，最终查明是崩解度的问题。改用青蒿素单体胶囊，从而及时证实了青蒿素的抗疟疗效。

团队精神，无私合作加速科学发现转化成有效药物。1972 年 3 月 8 日，全国 523 办公室在南京召开抗疟药物专业会议，我代表中药所在会上报告了青蒿 No.191 提取物对鼠疟、猴疟的结果，受到会议极大关注。同年 11 月 17 日，在北京召开的全国会议上，我报告了 30 例临床全部显效的结果。从此，拉开了青蒿抗疟研究全国大协作的序幕。

今天，我再次衷心感谢当年从事 523 抗疟研究的中医科学院团队全体成员，铭记他们在青蒿素研究、发现与应用中的积极投入与突出贡献。感谢全国 523 项目单位的通力协作，我衷心祝贺协作单位同行们所取得的多方面成果，以及对疟疾患者的热诚服务。对于全国 523 办公室在组织抗疟项目中的不懈努力，在此表示诚挚的敬意。没有大家无私合作的团队精神，我们不可能在短期内将青蒿素贡献给世界。

疟疾对于世界公共卫生依然是个严重挑战。疟原虫对于青蒿素和其他抗疟药的抗药性。在大湄公河地区，包括柬埔寨、老挝、缅甸、泰国和越南，恶性疟原虫已经出现对于青蒿素的抗药性。在柬埔寨-泰国边境的许多地区，恶性疟原虫已经对绝大多数抗疟药产生抗药性。请看今年报告的对于青蒿素抗药性的分布图，红色与黑色提示当地的恶性疟原虫出现抗药性。可见，不仅在大湄公河流域有抗药性，在非洲少数地区也出现了抗药性。这些情况都是严重的警示。

世界卫生组织 2011 年遏制青蒿素抗药性的全球计划。参与该计划的 100 多位专家们认为，在青蒿素抗药性传播到高感染地区之前，遏制或消除抗药性的机会其实十分有限。遏制青蒿素抗药性的任务迫在眉睫。我诚挚希望全球抗疟工作者认真执行 WHO 遏制青蒿素抗药性的全球计划。

在结束之前，我想再谈一点中医药。"中国医药学是一个伟大宝库，应当努力发掘，加以提高。"青蒿素正是从这一宝库中发掘出来的。通过抗疟药青蒿素的研究经历，深感中西医药各有所长，二者有机结合，优势互补，当具有更大的开发潜力和良好的发展前景。大自然给我们提供了大量的植物资源，医药学研究者可以从中开发新药。中医药从神农尝百草开始，在几千年的发展中积累了大量临床经验，对于自然资源的药用价值已经有所整理归纳。通过继承发扬,发掘提高,一定会有所发现,有所创新,从而造福人类。

最后,我想与各位分享一首我国唐代有名的诗篇,王之涣所写的"登鹳雀楼":白日依山尽,黄河入海流,欲穷千里目,更上一层楼。请各位有机会时更上一层楼,去领略中国文化的魅力,发现蕴含于传统中医药中的宝藏!

衷心感谢在青蒿素发现、研究和应用中做出贡献的所有国内外同事们、同行们和朋友们!

深深感谢家人的一直以来的理解和支持!

衷心感谢各位前来参会!

谢谢大家!

例文点评

本篇演讲稿从演讲题目引入。正文在表达感谢之后,先按照时间顺序阐述青蒿素的发现过程;再通过并列结构引用众多数据和事例,展现了青蒿素发现过程的艰辛,突出成果来之不易;然后提出疟原虫对青蒿素抗药性的挑战;结尾表达期望和感谢。整篇演讲稿言风质朴,逻辑严密,感情真挚。

 【常识巩固】

一、单项选择题

1. 从演讲稿主体部分的表达方式看,错误的一项是(   )。

　　A. 记叙性演讲稿　　B. 政治演讲稿　　C. 议论性演讲稿　　D. 抒情性演讲稿

2. 下列演讲稿的标题,属于提问式的是(   )。

　　A.《人应该有奉献精神》

　　B.《在"珍爱生命、远离毒品"主题班会上的讲话》

　　C.《老人摔倒该不该扶》

　　D.《不忘初心　牢记使命》

二、多项选择题

1. 演讲稿主体的结构模式有(   )。

　　A. 递进式　　　　B. 对比式　　　　C. 排比式　　　　D. 比喻式

2. 下列可以用来作为演讲稿开头语的是(   )。

　　A. 从演讲缘由讲起　　　　　　　B. 从演讲题目谈起

　　C. 由背景和问候语、感谢语开始　　D. 用发人深思的问题开头

3. 写作演讲稿时应注意( )。

    A. 观点鲜明   B. 选材通俗化

    C. 节奏和时间的把握   D. 增强感染力

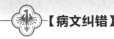【病文纠错】

请指出下文的错误,并于原文相应处修改。

竞聘演讲稿

大家下午好!

我叫王小华,是××大学护理学院××级普通本科班的一名学生,于20××年9月进入××大学医学部学习。在三年的校园生活中,我一直努力学习,在班中成绩优秀,并且通过了大学英语四级考试和计算机一级考试。在掌握了专业知识的基础上,利用课余时间选学了推拿、营养学等课程。除了努力学习外,还积极参加学校组织的各种文化娱乐活动,曾经担任××××—××××学年护理学院团总支宣传委员一职,并在任期内获得"优秀团干部"称号。因为本人酷爱相声,曾加入××大学医学部相声社,并担任社长一职,多次参加学校组织的各种文化活动,受到相关老师及同学的认可和好评。

在结束了3年的校园生活后,我于去年7月份进入××医院实习,先后在消化内分泌科、呼吸内科、泌尿外科、肿瘤外科、重症监护室、儿科等共计十余个科室工作学习。在各科带教老师的精心关怀和教导下,我由一名初出校园的大学生一步步成长为一名真正的医务工作者。近十个月的实习生活是艰辛和劳苦的,但我坚定信心做一名护理人员,因为这份工作也是伟大而光荣的,正是因为我们的存在,才让生病的机体得以康复,脆弱的心灵得以慰藉,宝贵的生命得以延续。

我希望能进入贵院工作,一旦加入这个大家庭,我定将努力学习,踏踏实实工作。将自己的心血奉献给医疗卫生事业,我会让自己变得更加优秀,为了我自己,也为了医院长远的建设和发展,更为了能见到患者康复时脸上浮现出的开心和幸福的笑容。

5-4
习题答案

【练笔实践】

一、根据本任务中的【情境模拟】,完成相应写作。

二、为弘扬南丁格尔精神,秉承优良传统,彰显白衣天使风采。某医学院护理专业在"5·12"护士节来临之际,拟举办"红心向党,天使筑梦"主题演讲比赛,请围绕这个主题写一篇演讲稿。

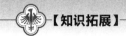【知识拓展】

演讲前的准备

一、了解听众

演讲前需根据听众的身份、年龄、文化程度等决定演讲内容；还可准备几个与主题、听众有关的幽默故事或笑话，在听众反应冷淡时调节会场气氛。

二、列好提纲

简明扼要的提纲有助于记忆，如开场如何吸引观众，重点观点是什么，如何精彩结尾等，做到心中有数。心中有提纲，有助于现场的表现，在临场卡壳时能迅速帮你回忆起接下来应讲的内容。

三、提前多次预讲

正式上台演讲前要练习练习再练习，把自己的讲稿按正式演讲的过程认真预讲至少3次。

四、其他注意事项

可以提前了解演讲场所，预先设计好演讲的方式和肢体语言，这能缓解初上场的紧张感；提前熟悉麦克风、音响效果等有助于减少因设备问题引起的失误。

演讲前还可以给自己进行各种积极心理暗示；也可以做一些口部操缓解紧张。

学习单元六

写作医护工作文书

单元概述

  医护工作文书是以医用书面语言记录医疗卫生实践活动的医学实用文体，是医护人员用文字、符号、图表、影像等按照规范化格式要求整理而形成的包含患者健康状况的所有资料信息的文本，是医疗、护理工作的真实记录和总结。医护工作文书的写作是指医务人员通过问诊、体格检查、辅助检查、诊断、治疗、护理等医护活动获得有关资料，再进行归纳、分析、整理形成医护活动记录的行为。

  常用的医护工作文书主要包括医疗工作文书和护理工作文书。医疗工作文书是由临床医师完成的工作文书，主要包括门（急）诊病历、住院病历、医嘱、处方、出院证明书等。护理工作文书是由临床护士完成的工作文书，主要包括体温单、医嘱单、病危（病重）患者护理记录单、手术清点记录单、护理交接班报告、护理病历等。本单元重点对医疗工作文书中的门（急）诊病例、住院病历及护理工作文书进行介绍。

任务一　医疗工作文书

门(急)诊病历的书写

【理论解析】

　　门(急)诊病历,是指患者在门(急)诊就医时由接诊医师、护士书写的全部诊疗、护理资料记录。

【文种写作】

一、门(急)诊病历的书写内容

　　门(急)诊病历内容,包括门诊病历首页(门诊手册封面)、病历记录、化验单(检验报告)、医学影像检查资料等。

　　(1) 门(急)诊病历首页内容应当包括患者姓名、性别、出生年月日、民族、婚姻状况、职业、工作单位、住址、药物过敏史等项目。门诊手册封面内容应当包括患者姓名、性别、年龄、民族、工作单位或住址、联系方式、药物过敏史等项目。

　　(2) 门(急)诊病历记录分为初诊病历记录和复诊病历记录。

　　① 初诊病历记录书写内容应当包括就诊时间、科别、主诉、现病史、既往史,阳性体征、必要的阴性体征和辅助检查结果,诊断及治疗意见和医师签名等。

② 复诊病历记录书写内容应当包括就诊时间、科别、主诉、病史、必要的体格检查和辅助检查结果、诊断、治疗处理意见和医师签名等。

③ 根据患者情况,有时还需书写抢救记录或急诊留观记录。

(3) 化验单(检验报告)是患者所做的各类常规检验和生化检查结果,可以作为附件放于门诊病历中,也可以把有重要意义的阳性结果记录于病历中。

(4) 医学影像检查资料包括患者所做的各种检查报告,如心电图、超声、X 片、CT、MRI 等,可以作为附件放于门诊病历中,同时把有重要意义的阳性结果记录于病历中。

二、门(急)诊病历的书写要求

(1) 简明扼要,重点突出。门(急)诊病历一般不出现主诉、现病史、过去史、体格检查和辅助检查等字样。

(2) 门(急)诊诊断可在初诊或复诊时作出。对于当时难以做出诊断的情形,可以暂写某症状或体征待诊,如"发热待诊""左下腹包块待诊"。门(急)诊患者如三次不能确诊,经治医师应该提出门诊会诊或者收住院治疗,尽快明确诊断和治疗方案。

(3) 需要复诊的患者,应在其病历中写明复诊时间和提示复诊医生的注意事项。

(4) 急诊患者因病情需收入观察室或留院观察时,应当书写急诊留观记录,重点记录观察期间的病情变化和诊疗措施。急诊留观记录要简明扼要,并注明患者去向和时间。

(5) 在接诊急、危、重症患者时,要根据病情进行重点询问和检查,及时采取救治措施。记录时除了简要病史和重要体征外,还要记录生命体征、意识状态、抢救措施、病情告知等内容。抢救危重患者时,应当书写抢救记录,按照住院病历的抢救记录书写内容及要求执行。对于急诊抢救无效死亡的病例,还应记录死亡时间、原因和诊断。抢救记录中时间的记录应当具体到分钟。

(6) 对于过敏的药物或食物,要在记录中写明药物或者食物的名称。

(7) 门(急)诊病历应该在接诊完成时书写完毕。医师要签写全名,字迹要清晰可辨。非执业医师书写的病历,必须经具有执业资格的上级医师修改、认可并签字确认。

(8) 门(急)诊病历应当标注页码。

(9) 急诊病历书写应当具体到分钟。

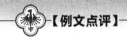【例文点评】

【例文6-1-1】

急 诊 病 历

2021 年 4 月 23 日 11：18　　　　　　　　急诊内科

马×辉　男　32 岁　公司职员

因反复上腹部隐痛 3 年,加重 3 天。

患者于 3 年前开始,于饭前感上腹部隐痛,伴反酸、嗳气,饭后疼痛可缓解,饮食不规律时疼痛加重。无发热、黄疸、呕血及黑便史。未做特殊处理。近 3 天来疼痛次数明显增多、加重,疼痛无规律性,进食后不能缓解。今日急诊来院诊治。

既往体健,否认肝病及胃病史。

T：36.5℃　P：75 次/分　R：22 次/分　BP：120/80 mmHg

急性痛苦病容,强迫体位,巩膜无黄染,锁骨上淋巴结未触及,上腹正中压痛,墨菲征阳性,腹软、无肌紧张和反跳痛,未触及包块,无移动性浊音,肠鸣音正常。

初步诊断:

1. 胃、十二指肠溃疡?

2. 慢性胃炎?

3. 急性胆囊炎?

初步处理:

1. 血常规、大便潜血检查。

2. 胃镜检查。

3. 彩超查肝胆胰脾。

4. 雷贝拉唑钠肠溶胶囊 10 mg,1 次/天×15 天;枸橼酸莫沙必利片 5 mg,3 次/天×15 天;硫糖铝混悬凝胶 1 g,2 次/天×15 天。

5. 规律三餐,清淡饮食,门诊随诊。

　　　　　　　　　　　　　　　　医师签名:刘××

例文点评

该病例符合急诊病历的书写要求,具体包括以下几点:

(1)就诊时间记录清楚,科别明确。尤其是就诊时间,符合急、危、重症患者就诊时间精确到分钟的要求。

(2)主诉精练准确,医学术语规范严谨,表时间的数字统一用的是阿拉伯数字。

(3)现病史按时间顺序记录了疾病的发生、演变、诊疗等方面的详细情况,表述重点突出、言简意赅、术语规范。同时,简述了既往史、个人史情况。

（4）体格检查按照书写常规，只记录了"T、P、R、BP"四项一般情况，重要脏器的检查、阳性体征以及有助于鉴别诊断的阴性体征。

（5）该病例没有辅助检查，故而可以省略。如果有实验室及其他辅助检查，只需记录检查结果。

（6）初步诊断。按与本病的相关性依次排列，与本科相关的疾病列在前面，其他依次排列。因暂时不能明确，故在病名后加"?"。

（7）初步处理意见按化验、特殊检查、专科会诊、处方、注意事项等顺序书写。治疗方法也写出了药品的名称、剂量、用法。

（8）诊治医师签名字迹工整，易辨认，位置在右下方。

【常识巩固】

一、多项选择题

1. 门（急）诊病历内容包括（　　）。

   A. 门诊病历首页（门诊手册封面）

   B. 病历记录

   C. 化验单（检验报告）

   D. 医学影像检查资料

2. 门（急）诊病历记录分为（　　）。

   A. 初诊病历记录

   B. 复诊病历记录

   C. 抢救记录

   D. 急诊留观记录

二、填空题

1. 急诊病历书写就诊时间应当具体到_____。

2. 急诊病历中要把检验和影像检查结果中有意义的_____结果记录于病历中。

【病文纠错】

根据门（急）诊病历书写要求，指出下面这份的病历的错误。

××医院门（急）诊病历

就诊卡号：233229　　姓名：冯××　　性别：女　　年龄：49 岁

科别：急诊外科　　就诊日期：2022－02－13

主诉：左手指疼痛1周，加重1天。

现病史：1周前患者无明显诱因出现左侧拇指疼痛，可忍受，起初未予重视，1天前左拇指疼痛逐渐加重，并出现局部红肿，故至我院就诊。

既往史：既往体健。

家族史：否认家族遗传病史。

生育史：生育一女。

体格检查：T：36.4℃　　左拇指红肿，压痛。

诊断：关节炎

建议：1. 抗炎、对症治疗。2. 避免手指剧烈活动。

6-1
习题答案

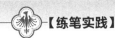【练笔实践】

谢××，男，1981年5月19日生，30岁，汉族，已婚育有一男孩，公交公司司机，家住××市××区××路20号公交公司宿舍楼。2021年6月5日21时15分，因转移性右下腹痛1天到××市人民医院急诊科外科就诊。既往体健。否认药物、食物过敏史。生于本地，否认新冠肺炎等传染病史、手术史、外伤史等。

请根据上述情况书写一份"急性阑尾炎"就诊的急诊病历。

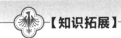【知识拓展】

病例书写的要求

病历书写应当客观、真实、准确、及时、完整、规范。病历书写应当使用蓝黑墨水或碳素墨水，需复写的病历资料可以使用蓝色或黑色油水的圆珠笔。病历书写应当使用中文，通用的外文缩写可以使用，无正式中文译名的症状、体征、疾病名称等可以使用外文。病历书写应规范使用医学术语，文字工整，字迹清晰，表述准确，语句通顺，标点正确。

目前，各医疗机构基本都使用电子病历系统，门（急）诊病历在医院电子病历系统中可以长期保存，在需要时方便随时查询和调取，在患者有需要时还可以进行打印交于患者本人保存。但是，在某些特殊情况下，如开具管制药品精麻处方以及需要开具病情证明等情况时，要按规定要求使用门（急）诊病历记录本，详细记录患者病情和诊疗过程。

住院病历的书写

情境模拟

2021年12月21日10:00，一位中年女性王××因"发热、咳嗽、咯痰5天，加重1天"由门诊医生以"社区获得性肺炎"收治入院治疗。作为住院部呼吸与危重症科医生的你，接诊患者。经详细问诊和查体，并查看门诊相关检查结果后，你该如何书写该患者的住院病历呢？

【理论解析】

住院病历，是指患者在住院期间，由经治医师书写的问诊、查体、辅助检查等资料的归纳分析情况，以及治疗方案、患者治疗经过情况、医患沟通资料等的详细记录。

【文种写作】

住院病历内容主要包括几大类，一是住院病案首页；二是入（出）院记录、病程记录等疾病治疗过程的记录；三是手术同意书、麻醉同意书等与患者沟通的医疗文书或者记录；四是医嘱单、体温单等护理记录资料；五是血、尿、大便常规、生化等检验和影像，病理等辅助检查资料。本任务主要介绍住院病案首页、入院记录、病程记录三种。

一、住院病案首页

住院病案首页是医务人员使用文字、符号、代码、数字等方式，将患者住院期间相关信息汇总在特定的表格中，形成的病例数据摘要，是医院进行住院病案登记、疾病分类、审查和医保经办工作办理相关业务的重要依据，是医疗统计工作的原始资料，也是医院医疗质量和护理质量的集中体现。

（一）住院病案首页的书写内容

住院病案首页包括患者基本信息、住院过程信息、诊疗信息、费用信息。

（二）住院病案首页的书写要求

（1）住院病案首页填写应当客观、真实、及时、规范，项目填写完整，准确反映住院期间诊疗信息。

（2）住院病案首页中常用的标量、称量应当使用国家计量标准和卫生行业通用标准。

（3）住院病案首页应当使用规范的疾病诊断和手术操作名称。诊断依据应在病历中可追溯。疾病诊断编码应当统一使用 ICD-10（《疾病和有关健康问题的国际统计分类》第 10 次修订本，简称 ICD-10），手术和操作编码应当统一使用 ICD-9-CM-3（国际疾病分类手术码）。

（4）临床医师应当按照规范要求填写诊断及手术操作等诊疗信息，并对填写内容负责。

（5）编码员应当按照规范要求准确编写疾病分类与手术操作代码。临床医师已作出明确诊断，但书写格式不符合疾病分类规则的，编码员可按分类规则实施编码。

（6）医保和价格收费科应当做好住院病案首页费用归类，确保每笔费用类别清晰、准确。

（7）信息管理人员应当按照数据传输接口标准及时上传数据，确保住院病案首页数据完整、准确。

二、入院记录

入院记录是指患者入院后，由经治医师通过问诊、查体、辅助检查获得有关资料，并对这些资料归纳分析书写而成的记录。

（一）入院记录的分类

入院记录可分为入院记录、再次或多次入院记录、24 小时内入出院记录、24 小时内入院死亡记录。

（二）入院记录的时间要求

入院记录、再次或多次入院记录应当于患者入院后 24 小时内完成；24 小时内入出院记录应当于患者出院后 24 小时内完成，24 小时内入院死亡记录应当于患者死亡后 24 小时内完成。

（三）入院记录的内容及书写要求

1. 患者一般情况

患者一般情况包括姓名、性别、年龄、民族、婚姻状况、出生地、职业、入院时间、记录时间、病史陈述者。

2. 主诉

主诉是指促使患者就诊的主要症状（或体征）及持续时间。

3. 现病史

现病史是指患者本次疾病的发生、演变、诊疗等方面的详细情况，应当按时间顺序书写。内容包括发病情况、主要症状特点及其发展变化情况、伴随症状、发病后诊疗经过及结果、睡眠和饮食等一般情况的变化,以及与鉴别诊断有关的阳性或阴性资料等。与本次疾病虽无紧密关系,但仍需治疗的其他疾病的情况,可在现病史后另起一段予以记录。

(1) 发病情况。记录发病的时间、地点、起病缓急、前驱症状、可能的原因或诱因。

(2) 主要症状特点及其发展变化情况。按发生的先后顺序描述主要症状的部位、性质、持续时间、程度、缓解或加剧因素,以及演变发展情况。

(3) 伴随症状。记录伴随症状,描述伴随症状与主要症状之间的相互关系。

(4) 发病以来诊治经过及结果。记录患者发病后到入院前,在院内、外接受检查与治疗的详细经过及效果。对患者提供的药名、诊断和手术名称需加引号("")以示区别。

(5) 发病以来一般情况。简要记录患者发病后的精神状态、睡眠、食欲、大小便、体重等情况。

4. 既往史

此项是指患者过去的健康和疾病情况。内容包括既往一般健康状况、疾病史、传染病史、预防接种史、手术外伤史、输血史、食物或药物过敏史等。

5. 个人史、婚育史、女性患者的月经史、家族史

(1) 个人史。记录出生地及长期居留地,生活习惯及有无烟、酒、药物等嗜好,职业与工作条件及有无工业毒物、粉尘、放射性物质接触史,有无冶游史。

(2) 婚育史、女性患者的月经史。婚姻状况、结婚年龄、配偶健康状况、有无子女等。女性患者记录初潮年龄、行经期天数、间隔天数、末次月经时间(或闭经年龄),月经量、痛经及生育等情况。

(3) 家族史。父母、兄弟、姐妹健康状况,有无与患者类似疾病,有无家族遗传倾向的疾病。

6. 体格检查

体格检查应当按照系统循序进行书写。内容包括体温(T)、脉搏(P)、呼吸(R)、血压(BP),一般情况,皮肤、黏膜,全身浅表淋巴结,头部及其器官,颈部,胸部(胸廓、肺部、心脏、血管),腹部(肝、脾等),直肠肛门,外生殖器,脊柱,四肢,神经系统,等等。

7. 专科情况

应当根据专科需要记录专科特殊情况。

8. 辅助检查

此项指入院前所做的与本次疾病相关的主要检查及其结果。应分类按检查时间顺序记录检查结果,如系在其他医疗机构所做检查,应当写明该机构名称及检查号。

9. 初步诊断

此项是指经治医师根据患者入院时情况，综合分析所作出的诊断。如初步诊断为多项时，应当主次分明。对待查病例应列出可能性较大的诊断。

10. 医师签名

由书写入院记录的医师签名确认。

三、病程记录

病程记录是指继入院记录之后，对患者病情和诊疗过程所进行的连续性记录。

（一）病程记录内容

病程记录主要记录患者的病情变化情况、重要的辅助检查结果及临床意义、上级医师查房意见、会诊意见、医师分析讨论意见、所采取的诊疗措施及效果、医嘱更改及理由、向患者及其近亲属告知的重要事项等。

（二）病程记录分类

病程记录包括首次病程记录、日常病程记录、上级医师查房记录、疑难病例讨论记录、交接班记录、阶段小结、抢救记录、有创诊疗操作记录等。这里主要介绍首次病程记录和日常病程记录两项。

1. 首次病程记录的内容及书写要求

首次病程记录是指患者入院后由经治医师或值班医师书写的第一次病程记录，应当在患者入院8小时内完成。首次病程记录的内容包括病例特点、拟诊讨论（诊断依据及鉴别诊断）、诊疗计划等。

（1）病例特点。应当在对病史、体格检查和辅助检查进行全面分析、归纳和整理后写出本病例特征，包括阳性发现和具有鉴别诊断意义的阴性症状和体征等。

（2）拟诊讨论（诊断依据及鉴别诊断）。根据病例特点，提出初步诊断和诊断依据；对诊断不明的写出鉴别诊断并进行分析；并对下一步诊治措施进行分析。

（3）诊疗计划。医师提出的具体的检查及治疗措施安排。

2. 日常病程记录内容及书写要求

日常病程记录是指对患者住院期间诊疗过程的经常性、连续性记录。

（1）日常病程记录由经治医师书写，也可以由实习医务人员或试用期医务人员书写，但应由经治医师签名。

（2）书写日常病程记录时，首先应标明记录日期，另起一行记录具体内容。对病危患者应当根据病情变化随时书写病程记录，每天至少1次，记录时间应当具体到分钟。对病重患者，至少2天记录一次病程记录。对病情稳定的患者，至少3天记录一次病程记录。对病情稳定的慢性病患者，至少5天记录一次病程记录。

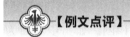【例文点评】

【例文 6-1-2】

××市人民医院（4512××27-2）
住院病案首页

医疗付款方式：[2]

健康卡号：5107241962×××××××　　　　　第 2 次住院　　　　　病案号：　**367XXX**

| 姓名 杨×× | 性别 [1]1.男 2.女 | 出生日期 1962-05-12 | 年龄 59岁 | 国籍 中国 |

（年龄不足1周岁的）年龄＿＿＿＿ 月　新生儿出生体重 ＿ 克　新生儿入院体重 ＿ 克

出生地 四川省安县　　　　　　　籍贯 四川省安县　　　　　民族 汉族

身份证号 5107241962×××××××　职业 其他　　婚姻 [2]1.未婚 2.已婚 3.丧偶 4.离婚 9.其他

现住址 四川省安县××镇××村××组　　　　　电话 －　　邮编 621000

户口地址 四川省安县××镇××村××组　　　　　　　　邮编 621000

工作单位及地址 －　　　　　　　　单位电话 1731359×××4　邮编 －

联系人姓名 杨××　关系 其他　地址 四川省安县××镇××村××组　电话 1731359×××4

入院途径 [1]1.急诊 2.门诊 3.其他医疗机构转入 9.其他　　转入机构 －

入院时间 2022-01-18 09:04　入院科别 泌尿外科　　病房 泌尿外科病区　转科科别 －

出院时间 2022-01-28 10:58　出院科别 泌尿外科　　病房 泌尿外科病区　实际住院 10 天

门（急）诊诊断 前列腺增生　　疾病编码 N40.x00　　入院情况 [3]1.危 2.急 3.一般

入院诊断 前列腺增生　　疾病编码 N40.x00　　主要诊断确诊日期 2022-01-20

住院期间是否告病危或病重 [1]1.是 2.否　　抢救 0 成功 0 次　　是否为疑难病例 [2]1.是 2.否

出院诊断	序号	疾病编码	入院病情	出院情况
主要诊断：前列腺增生	1	N40.x00	1	1
其他诊断：慢性膀胱炎	2	N30.201	1	2
	3			
	4			
	5			
	6			
	7			
	8			
	9			
	10			
	11			
	12			
	13			
	14			
	15			

入院病情：1.有 2.临床未确定 3.情况不明 4.无　　　出院情况：1.治愈 2.好转 3.未愈 4.死亡 9.其他

损伤、中毒的外部原因 －　　　　　　　　　　疾病编码 －

病理诊断 前列腺增生　　疾病编码 －　病理号 Q220196　TNM分期 －

药物过敏 [1]1.无 2.有　过敏药物：－　　　　死亡患者尸检 [3]1.是 2.否 3.－

血型 [2]1.A 2.B 3.O 4.AB 5.不详 6.未查　　RH [2]1.阴 2.阳 3.不详 4.未查

诊断符合情况 门诊与出院[1] 入院与出院[1] 术前与术后[ ] 放射与病理[ ] 临床与病理[ ] 0.未做1.符合2.不符合3.不确定

随诊 [1]1.是 2.否　　随诊期限 0 周 6 月 0 年

科主任 王××　主任(副主任)医师 李××　主诊医师 张×　主治医师 赵××　住院医师 贺×

责任护士 衡××　进修医师 －　　实习医师 －　　编码员

病案质量 [1]1.甲 2.乙 3.丙　质控医师 王××　质控护士 谢×　　质控日期 2022-01-28

医疗机构：××市人民医院（组织机构代码：4512××27-2）

住院病案首页（二）

姓名：杨××　　　　　　　　　　　第 2 次住院　病案号 367431

是否急诊手术	手术及操作编码	手术及操作日期	手术级别	手术及操作名称	手术及操作医师			切口愈合等级	麻醉方式	麻醉医师
					术者	Ⅰ助	Ⅱ助			
否	60.2901	2022-01-20 14:10	四级手术	经尿道前列腺气化电切术 [TEVAP手术]	李××	-	-	0类切口	硬-腰联合麻醉	罗××
否	60.2900 x004	2022-01-20 14:10	四级手术	经尿道前列腺等离子电切术	李××	-	-	0类切口	硬-腰联合麻醉	罗××
否	58.6x00	2022-01-20 14:10	一级手术	尿道扩张	李××	-	-	0类切口	硬-腰联合麻醉	罗××
否	57.9400	2022-01-20 14:10	-	留置导尿管的置入术	李××		-		硬-腰联合麻醉	罗××
-			-			-				
-			-			-				
-			-			-				
-			-			-				

1类手术切口预防性应用抗菌药物 [3] 1.是 2.否 3.－ 　　使用持续时间:－ 小时 　　联合用药 [3] 1.是 2.否 3.－

是否实施单病种管理 [2] 1.是 2.否

是否实施临床路径管理 [1] 1.是 2.否 　　是否完成临床路径 [1] 1.是 2.否 3.－ 退出原因:－

是否变异 [2] 1.是 2.否 3.－ 　变异原因 _____

离院方式： [1] 1.医嘱离院 2.医嘱转院,拟接收医疗机构名称－_____

3.医嘱转社区卫生服务机构/乡镇卫生院,拟接收医疗机构名称 －

4.非医嘱离院 5.死亡 9.其他

是否因同一病种再入院 [2] 1.是 2.否 　　　与上次出院间隔时间:－_____ 天

是否术后非预期再手术 [3] 1.是 2.否 3.－

是否有出院31天内再住院计划 [2] 1.有 2.无 ,目的－_____

颅脑损伤患者昏迷时间：入院前____天 － 小时 － 分钟 　　入院后 － 天 － 小时 － 分钟

住院费用（元）：总费用 12117.09 　　（自付金额：12117.09 　　其他支付 ）

1.综合医疗服务类：（1）一般医疗服务费:340 　　　　（2）一般治疗操作费：431.5

（3）护理费:249 　　　　（4）其他费用：

2.诊断类：（5）病理诊断费:1226 　　　　（6）实验室诊断费:1116.8

（7）影像学诊断费:1131 　　　　（8）临床诊断项目费：_____ ）

3.治疗类：（9）非手术治疗项目费:269.6 　　　　（临床物理治疗费:_____ ）

（10）手术治疗费:3174.2 　　（麻醉费:361.2 手术费:2813 ）

4.康复类：（11）康复费: 　　5.中医类：（12）中医治疗费：

6.西药类：（13）西药费:3028.27 　　　　（抗菌药物费用:934.92 ）

7.中药类：（14）中成药费:451.38 　　　　（15）中草药费：

8.血液和血液制品类：（16）血费： 　　　　（17）白蛋白类制品费：

（18）球蛋白类制品费： 　　（19）凝血因子类制品费： 　　（20）细胞因子类制品费：

9.耗材类：（21）检查用一次性医用材料费:4.95 　　（22）治疗用一次性医用材料费:40.89

（23）手术用一次性医用材料费:649.5 　　　　10.其他类：（24）其他费用:4

说明：（一）医疗付款方式:1.城镇职工基本医疗保险,2.城镇居民基本医疗保险,3.新型农村合作医疗,4.贫困救助,
5.商业医疗保险,6.全公费,7.全自费,8.其他社会保险,9.其他。
（二）凡可由医院信息系统提供住院费用清单的,住院病案首页中可不填写"住院费用"。
（三）医疗保险支付方式:1.按项目,2.按病种,3.按疾病诊断相关组（DRGs）,4.其他。

医疗机构：××市人民医院（组织机构代码：4512××27-2）

医院管理附页

病案号：3674××

手术操作补充填写表

第 2 次住院

填写项目	主要手术及操作	其他手术及操作1	其手术及操作2	其他手术及操作3
手术及操作名称	经尿道前列腺气化电切术[TEVAP手术]	经尿道前列腺等离子电切术	尿道扩张	留置导尿管的置入术
手术及操作编码	60.2901	60.2900x004	58.6x00	57.9400
择期手术	①1.是 2.否　术前准备时间 2 天	①1.是 2.否	①1.是 2.否	①1.是 2.否
手术开始时间	2022-01-20 14:10	2022-01-20 14:10	2022-01-20 14:10	2022-01-20 14:10
手术结束时间	2022-01-20 15:00			
术前预防性抗菌药物给药时间				
麻醉开始时间	2022-01-20 14:05			
麻醉方式	硬-腰联合麻醉	硬-腰联合麻醉	硬-腰联合麻醉	硬-腰联合麻醉
ASA麻醉分级	②1.Ⅰ 2.Ⅱ 3.Ⅲ 4.Ⅳ 5.Ⅴ	□1.Ⅰ 2.Ⅱ 3.Ⅲ 4.Ⅳ 5.Ⅴ	□1.Ⅰ 2.Ⅱ 3.Ⅲ 4.Ⅳ 5.Ⅴ	□1.Ⅰ 2.Ⅱ 3.Ⅲ 4.Ⅳ 5.Ⅴ
切口部位	经尿道	-	-	-
有无重返手术室计划	②1.有 2.无	□1.有 2.无	□1.有 2.无	□1.有 2.无
重返手术室目的	-	-	-	-
手术切口感染	②1.有 2.无	□1.有 2.无	□1.有 2.无	□1.有 2.无
手术并发症	②1.有 2.无 －	□1.有 2.无	□1.有 2.无	□1.有 2.无
术者或Ⅰ助	李××	李××	李××	李××
麻醉医师	罗××	罗××	罗××	罗××

手术并发症：1.伤口裂开、出血或血肿；2.手术过程中异物遗留；3.医源性气胸；4.医源性意外穿刺伤；5.医源性撕裂伤；

6.肺部感染；7.肺栓塞；8.深静脉血栓；9.髋关节骨折；10.生理与代谢紊乱；11.呼吸衰竭；12.败血症；90.其他。

患者入住重症监护病房：②1.有 2.无

次数	ICU类型	入住时间	转出时间	再次入住ICU计划及原因
1	-			□1.有 2.无，原因 －
2	-			□1.有 2.无，原因 －
3	-			□1.有 2.无，原因 －
4	-			□1.有 2.无，原因 －
5	-			□1.有 2.无，原因 －
6	-			□1.有 2.无，原因 －

患者入住重症监护室期间器械使用情况：③1.有 2.无 3.－

ICU类型	使用器械及导管类型	开始使用时间	结束使用时间	是否发生器械或导管相关感染及累计时间（单位小时：分）
-	-			□1.是 2.否 － 小时 － 分
-	-			□1.是 2.否 － 小时 － 分
-	-			□1.是 2.否 － 小时 － 分
-	-			□1.是 2.否 － 小时 － 分
-	-			□1.是 2.否 － 小时 － 分
-	-			□1.是 2.否 － 小时 － 分
-	-			□1.是 2.否 － 小时 － 分
-	-			□1.是 2.否 － 小时 － 分

医疗机构：××市人民医院（组织机构代码：4512××27-2）

医院管理附页

病案号：3674××

第 2 次住院

医院感染情况：☑ 1.是 2.否　医院感染是否与手术相关：③ 1.是 2.否 3.一　医院感染是否与侵入性操作相关：③ 1.是 2.否 3.一

病例分类：☑ 1.非感染性病例 2.感染性病例

住院期间是否应用抗菌药物 ① 1.是 2.否　　使用持续时间：216 小时

抗菌药物使用情况：① 1.Ⅰ联 2.Ⅱ联 3.Ⅲ联 4.Ⅳ联 5.>Ⅳ联 6.—

抗菌药物名称1 头孢噻肟钠　　　　抗菌药物名称2 —　　　　抗菌药物名称3 —

抗菌药物名称4 —　　　　抗菌药物名称5 —　　　　抗菌药物名称6 —

使用类型：1　　1.治疗性使用　2.预防使用（预防使用 — 天，术前 — 小时，术后 — 天）

病原学送检：① 1.是 2.否

病原学结果：① 1.阴性 2.阳性 3.—

药物敏感试验：③ 1.是 2.否 3.—　　　　是否按药敏试验选药：③ 1.是 2.否 3.—

其他：

会诊情况 ☑ 1.有 2.无　院内会诊 0 次　院外会诊 ____ 次　其他 —

检查情况 CT ① PETCT ③ 双源CT ③ B超 ③ X片 ① 超声心动图 ① MRI ③ 同位素检查 ③ 1.阳性 2.阴性 3.未做

输血品种 1.红细胞 0 U 2.血小板 0 治疗量 3.血浆 0 ml 4.全血 0 ml

5.自体血回输 0 ml 6.白蛋白 0 g 7.冷沉淀 0 U 8.其他 0 输血反应 ⓪ 0.未输 1.有 2.无

离院时透析（血透、腹透）尿素氮值：—

有无与血液透析相关的血液感染 ③ 1.有 2.无 3.—

患者护理相关情况：

入院时评估是否属压疮高风险 ☑ 1.是 2.否　　是否发生压疮 ☑ 1.是 2.否

是否住院期间发生 ③ 1.是 2.否 3.—（是否难免压疮 ③ 1.是 2.否 3.— ）是否入院前已有压疮 ③ 1.是 2.否 3.—

压疮分期 ⑦ 1.可疑 2.Ⅰ期 3.Ⅱ期 4.Ⅲ期 5.Ⅳ期 6.不可分期 7.—

院前压疮患者来源 ⑤ 1.家中 2.养老院 3.其他医院 4.其他来源 5.—

压疮部位 — 1.骶尾椎骨处 2.坐骨处 3.股骨粗隆处 4.根骨处 5.足踝处 6.肩胛骨处 7.枕骨处 8.其他部位

是否多处压疮 ③ 1.是 2.否 3.—

输液反应 ☑ 0.未输 1.有 2.无，引发反应的药物：— ，临床表现 —

入院时评估是否属跌倒或坠床高风险 ☑ 1.是 2.否

住院期间是否发生跌倒或坠床 ☑ 1.是 2.否　　　　是否发生再次跌倒或坠床 ③ 1.是 2.否 3.—

住院期间跌倒或坠床的伤害程度 ⑤ 1.一级 2.二级 3.三级 4.未造成伤害 5.—

跌倒或坠床的原因 ⓪ 1.健康原因 2.治疗、药物、麻醉原因 3.环境因素 9.其他原因 0.—

住院期间身体约束 ☑ 1.有 2.无

例文点评

　　这份住院病案首页,是患者在整个住院期间的相关信息汇总的病例数据摘要,使用了国家相关要求的文字、符号、代码、数字等在特定的表格中进行填写,其中常用的标量、称量使用的是国家计量标准和卫生行业通用标准(疾病诊断编码统一使用是 ICD－10、手术和操作编码应当统一使用的是 ICD－9－CM－3),体现了客观、真实、及时、规范的填写要求;项目填写也很完整,能够准确反映患者住院期间的诊疗信息。

【例文 6－1－3】

入 院 记 录

姓名：李×× 　　家庭住址：绵阳市××区××镇后西街×号

性别：女 　　婚姻状况：已婚丧偶

年龄：83 岁 　　入院时间：2022-01-12 12:49

民族：汉族 　　记录时间：2022-01-12 13:24

职业：退休 　　病史陈述者：患者本人及家属

出生地：绵阳 　　可靠程度：可靠准确

以下病史记录内容真实

签名：李××

2022 年 1 月 12 日

主诉：心悸、气促 1 周,头晕 1 天

现病史：入院前 1 周,患者于活动后出现心悸、气促及双下肢水肿,伴活动耐量下降、夜间阵发呼吸困难,无胸痛及心前区压榨感,不伴畏寒、发热及盗汗,未予重视和就诊,上述症状持续存在。入院前 1 天,患者突发头晕,以体位改变时为重,伴视物眩晕、行走时步态欠稳定,无流涎、构音障碍及吞咽困难,不伴耳鸣、听力下降及一过性黑矇,无肢体活动受限及短暂意识障碍,难以忍受,为求治疗,来院就诊,门诊以"冠心病冠脉支架植入术后""高血压病""慢性阻塞性肺疾病"收入院。自患病以来,精神、饮食、睡眠差,大便正常,少尿。

既往史：平素体质一般,有"慢性阻塞性肺病""脑动脉供血不足""慢性胃炎""冠心病"(9＋月前曾在三医院行冠脉内植入支架,具体情况不详)、"高血压"(院外收缩压最高达 180 mmHg)病史;10＋年前因"胆囊结石"曾行"手术治疗";有"右眼白内障"手术史;否认肝炎、结核等传染病史;否认食物、药物过敏史;否认输血史;预防接种史不详;否认近期有 NCP 接触史。

个人史：出生、生长于绵阳,否认疫水、疫区涉足史,否认冶游史,无吸烟、饮酒史。

婚育史：23 岁结婚,育 1 子 2 女。丧偶(卒于慢性阻塞性肺病),子女身体健康。

月经史：经量一般，无痛经现象，$13\dfrac{4-7}{28-31}59$。

家族史：否认家族中有遗传病、传染病、特殊疾病史。

体 格 检 查

T：36.7℃　　　　P：108 次/分　　　　R：21 次/分　　　　BP：141/83 mmHg

一般情况：发育正常，营养较好，扶入病房，神萎，检查配合，慢性病容，半卧位。

皮肤黏膜：色泽正常，全身皮肤未见皮疹，未见皮下瘀血。毛发分布正常、量可，皮肤温度、湿度正常，弹性差，无肝掌、蜘蛛痣。

淋巴结：耳前、耳后、乳突区、枕骨后、颈前三角、颈后三角、颌下、锁骨上、滑车上、腹股沟区、腘窝处未扪及淋巴结肿大。

头部五官：头发分布正常，头颅大小正常，未见畸形，眼睑正常，无内翻倒睫，球结膜水肿，巩膜未见黄染，双瞳形圆、等大，直径约 4 mm，对光反射灵敏，耳廓外形正常，外耳道未见异常分泌物，乳突区无压痛，听力正常，未见鼻翼扇动和鼻腔异常分泌物，额窦、筛窦、上颌窦区无压痛；口唇发绀，黏膜正常，伸舌居中，咽部未见充血，双侧扁桃体未见肿大。

颈部：颈软无抵抗，颈静脉充盈，肝-颈静脉回流征：阴性。甲状腺无肿大，无压痛，未闻及血管杂音。

胸部：桶状胸，肋间隙增宽，乳房正常。

肺部：

　　视诊：胸式呼吸，呼吸匀称。

　　触诊：语颤减弱，无胸膜摩擦感。

　　叩诊：叩呈清音，肺下界活动度 4 cm。

　　听诊：双肺呼吸音低，双下肺可闻及湿啰音，语音传导减弱，未闻及胸膜摩擦音。

心脏：

　　视诊：心前区无隆起，心尖搏动正常，未见剑突下搏动，心尖搏动位置正常。

　　触诊：心尖搏动位于左锁骨中线第五肋隙内 1 cm。

　　叩诊：心脏浊音界见表。

　　听诊：心率：108 次/分，律不齐，低钝，A2＞P2，可闻及早搏 3 次/分，各瓣膜区未闻及病理性杂音，无心包摩擦音。

腹部：

　　视诊：外形膨隆，未见胃型、肠型及蠕动波。腹壁静脉未见曲张，右上腹可见手术瘢痕。

　　触诊：腹软，无肌紧张、压痛及反跳痛，肝脏、脾脏肋缘下未触及。

　　叩诊：肾区无叩痛，移动性浊音阴性。

　　听诊：肠鸣音 4 次/分，未闻及气过水声及高调鼓音。

脊柱四肢：脊柱外形正常,无棘突叩痛压痛,四肢关节活动正常。四肢无明显假关节活动,双下肢 II°水肿。

肛门直肠及外生殖器：未见异常。

神经系统：肌张力正常,四肢肌力 5 级,双侧膝腱反射正常引出,无肢体瘫痪,腹壁反射正常引出,双侧跟腱反射正常引出,双侧肱二头肌腱反射正常引出,双侧肱三头肌腱反射正常引出,Kerning 征：阴性,Babinski 征：阴性,无踝阵挛。

专 科 情 况

慢性病容,营养较好,扶入病房,半卧位,神清语晰,球结膜水肿,口唇发绀,伸舌居中,颈静脉充盈,桶胸,呼吸音低,双下肺可闻及湿啰音,心界不大,心率 108 次/分,律不齐,低钝,A2＞P2,可闻及早搏 3 次/分,各瓣膜区未闻及病理性杂音,腹膨隆,右上腹可见手术瘢痕,腹软,无压痛,肝脾肋下未扪及,双下肢 II°水肿,四肢肌力 5 级,肌张力正常,腱反射正常,巴氏征未引出,转颈征阳性。

辅 助 检 查

1. **心电图**：窦性心动过速,心律不齐,偶发室性早搏,电轴左偏,广泛前壁、下壁 ST 段改变。

2. **末梢血糖**：7.4 mmol/L。

3. **新型冠状病毒肺炎核酸检测报告**：2022 年 1 月 11 日 15:00,我院核酸检测报告阴性。

诊疗计划：

1. 心血管内科护理常规
2. 一级护理　病重　留陪伴
3. 进食低盐、低脂、低嘌呤饮食
4. 监测血压、氧饱和度、心率、电解质
5. 予以控制血压、抗心衰、缓解气道张力、改善循环、抗血小板、稳定粥样斑块等治疗
6. 完善血常规、凝血分析、肝、肾功能、电解质、血脂、脑钠肽、肌红、肌钙蛋白、心肌酶、颈动脉彩超、心脏彩超、动态心电图、动态血压、CT 等辅助检查
7. 择期复查冠脉造影检查

初步诊断：

1. 慢性心功能不全急性加重
2. 冠状动脉粥样硬化性心脏病
3. 冠状动脉支架植入后状态
4. 室性期前收缩

5. 高血压病 3 级(极高危)

6. 慢性阻塞性肺病伴有急性加重

7. 脑动脉供血不足

记录者：李××

审阅者：王××

日期：2022-01-12 13:56

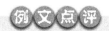
例文点评

　　这篇入院记录,包含了患者一般情况、主诉、现病史、既往史、个人史、体格检查、专科情况、辅助检查等内容,并对这些资料进行了归纳分析,最后得出初步诊断和诊疗计划。其中体格检查部分是分了几大系统和按照视、触、叩、听的顺序进行书写的。整个病历书写有层次、有顺序、有重点、无遗漏,充分体现了完整不缺项,有序不重复、严谨有逻辑的书写要求。且病历由患者本人和经治医师都进行了签名确认,在医疗文书上都留下了痕迹。

【例文 6-1-4】

2022 年 02 月 23 日 10 时 48 分　首次病程记录

姓名：李××　　性别：女　　年龄：35 岁　　职业：职员

因"发现子宫肌瘤 3 年"于 2022 年 02 月 23 日 09:45 入科。

主要病史特点如下：

1. 患者青年女性。

2. 因"发现子宫肌瘤 3 年"入院。

3. 患者平素月经不规律,月经周期 37—40 天,经期 7 天,有痛经史。3 年前外院检查发现子宫肌瘤(未提供具体资料,自诉较小),无明显月经周期、经期、经量改变,无腹痛不适。后复查彩超提示子宫肌瘤较前增大,1 年前开始在诊所口服中药(具体药物不详)半年治疗子宫肌瘤,目前已停药。1 月前到××市中心医院复查彩超提示：宫体下段前壁可见 5.5×5.2×5.6 cm 低实性回声团块,边界清晰,内部回声不均。患者 1 月 31 日开始阴道少许流血,持续约 10 天,2 月 11 日开始阴道流血量同月经伴腹部阵发性疼痛,2 月 20 日阴道流血自行停止。现患者要求手术治疗,门诊以"子宫肌瘤"收入院。患者精神可,饮食、睡眠正常,小便正常,2019 年胆囊结石手术后每日大便数次。

4. 2019 年因"胆囊结石"在××医院腹腔镜下行胆囊切除术。预防接种史不详,否认高血压、糖尿病、哮喘等病史,否认结核、肝炎等传染病史及接触史,否认外伤及输血史,否认食物、药物过敏史。

查体: T:36.8℃   P:74 次/分   R:20 次/分   BP:130/76 mmHg

神清合作,自动体位,步入病房,皮肤黏膜无黄染,浅表淋巴结未扪及肿大,口唇无发绀,颈静脉无怒张,气管居中,左肺呼吸音明显减低,双肺未闻及明显干湿鸣音,心率74 次/分,心律齐,各瓣膜区未闻及明显病理性杂音,腹平软,肝脾未扪及,肾区无叩痛,移动性浊音阴性,肠鸣音正常,双下肢无水肿。妇检:外阴已婚式;阴道畅;宫颈肥大,宫颈管触血;子宫无压痛,患者皮下脂肪厚,前壁似扪及一包块;双侧附件区未扪及确切包块,无压痛。

辅助检查:

1. 2021 年 09 月 01 日,××市人民医院阴道彩超示:子宫前位,前后径约 4.0 cm,上下径约 5.1 cm,横径约 5.4 cm,宫内膜居中,厚约 0.6 cm 双层。子宫前壁查见大小约 4.2×3.8×4.5 cm 低回声,边界清晰,形态规则,凸向宫外,CDFI:其内及周边见点条状血流信号。余肌层回声均匀。宫颈查见多个囊性暗区,壁薄内透声可,较大者大小约 1.1×0.8 cm。双附件区未见确切异常团块。目前子宫壁低回声:考虑肌瘤;宫颈纳氏囊肿。

2. 2022 年 01 月 27 日,××中心医院阴道彩超:宫体下段前壁可见 5.5×5.2×5.6 cm 低实性回声团块,边界清晰,内部回声不均。宫内膜居中,厚约 1.8 cm(双层)。宫颈可见多个囊肿,最大 1.2×0.7 cm。

初步诊断: 1. 子宫肌瘤;2. 异常子宫出血

诊断依据:

子宫肌瘤:患者青年女性,因"发现子宫肌瘤 3 年"入我院妇科。

妇检:外阴已婚式;阴道畅;宫颈肥大,宫颈管触血;子宫无压痛,患者皮下脂肪厚,前壁似扪及一包块;双侧附件区未扪及确切包块,无压痛。

辅助检查:2022 年 01 月 27 日,××中心医院,阴道彩超示:宫体下段前壁可见 5.5×5.2×5.6 cm 低实性回声团块,边界清晰,内部回声不均。宫内膜居中,厚约 1.8 cm(双层)。

异常子宫出血:患者此次月经前后均出现阴道流血,故诊断。

鉴别诊断: 子宫腺肌瘤:患者子宫增大,彩超提示子宫实性占位,需与该病相鉴别,但患者无确切痛经,彩超提示占位结节边界清晰,暂不考虑。

诊疗计划:

1. 妇科护理常规、Ⅱ级护理、普食、5%聚维酮碘会阴擦洗;

2. 完善血常规、凝血分析、肝肾功、电解质等检查;

3. 排除手术禁忌,择期行手术治疗。

医师签名:王××

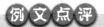

任务一　医疗工作文书

例文点评

　　这份首次病程记录,内容包括了患者的基本信息、病史特点、初步诊断、诊断依据、诊疗计划等,其中"病史特点"是对病史、体格检查和辅助检查进行全面分析、归纳和整理后写出本病例的特征,没有按照入院记录那样进行全面系统性的检查和描述。最后诊断时也写出了诊断的依据,并进行了鉴别诊断。符合首次病程记录的书写要求。

【例文 6-1-5】

日常病程记录

2022 年 1 月 15 日 11 时 05 分　病程记录

　　今日为患者入院治疗第 8 天,咳嗽程度明显减轻,咳少量白色黏液痰,自述无发热、胸痛、气促等症状。体温 36.5℃,脉搏 80 次/分,呼吸 18 次/分,血压 122/86 mmHg。左下肺呼吸音清晰,未闻及干、湿啰音,未诉其他特殊不适。今日上午 8 点胸片检查提示:左下肺中等密度的片状阴影消失,但肋膈角消失,疑有少量胸腔积液。给予安排 B 超检查明确积液量,根据检查结果安排胸腔积液穿刺术及胸腔积液检查。继续抗感染治疗。

记录医师签名:张××

例文点评

　　这份日常病程记录,是患者住院期间某一天的住院情况记录,主要记录了患者的生命体征、疾病发展情况、患者的感受、新的检查结果分析和下一步诊疗计划。该份病历符合日常病程记录书写中主要记录患者在院期间的诊治经过和特殊情况(包括各类检验检查的结果及分析、诊疗方案变动、与家属沟通情况等)的书写要求。

【常识巩固】

一、单项选择题

1. 入院记录(再次、多次)需要在(　　)小时内完成。

　　A. 24　　　　　　　B. 12　　　　　　　C. 8　　　　　　　D. 6

2. 首次病程记录需要在(　　)小时内完成。

　　A. 24　　　　　　　B. 12　　　　　　　C. 8　　　　　　　D. 6

3. 对病危患者应当根据病情变化随时书写病程记录,每天至少(　　)次。

    A. 1　　　　　　　　　　　　　　B. 2

    C. 3　　　　　　　　　　　　　　D. 4

4. 对病情稳定的患者,至少(　　)天记录一次病程记录。

    A. 1　　　　　　　　　　　　　　B. 2

    C. 3　　　　　　　　　　　　　　D. 4

二、填空题

1. 住院病案首页是医务人员使用_____、_____、_____、_____等方式,将患者住院期间相关信息汇总在特定的表格中,形成的病例数据摘要。

2. 住院病历需要认真、客观书写,它是解决医疗争议、判断法律责任不可缺少的_____依据。

6-1
习题答案

 【病文纠错】

请按照住院病历的书写要求,指出下面的病历的错误。

2022 年 1 月 15 日　病程记录

    患者述咳嗽程度减轻,痰量逐渐减少,痰仍为淡黄色黏液痰但容易咯出,胸痛减轻,下床走动时有轻微气促症状出现,饮食量增加。查体:体温 37.4℃,脉搏 92 次/分,呼吸 19 次/分,血压 126/86 mmHg。无口唇发绀。咽部充血减轻,扁桃体Ⅱ肿大。左下胸部语颤稍增强,叩清音,呼吸音较右侧稍减弱,未闻及支气管语音。无心包摩擦音。复查心电图未见异常,生化结果异常。痰培养结果显示为"肺炎链球菌"生长。目前继续巩固治疗。停吸氧。

【练笔实践】

    王××,女,1989 年 5 月 12 日生,31 岁,汉族,已婚,育有一子,公司职员,家住××市××区××路××号。2022 年 1 月 5 日 16:15 分,因突发性右下腹痛 30 分钟到××医院急诊科就诊,在家自测 HCG 为可疑阳性,急诊彩超示右侧附件包块。初步诊断为腹痛待诊:卵巢黄体破裂? 异位妊娠? 收入妇科住院部治疗。否认药物、食物过敏史,生于本地,否认新冠肺炎等传染病史、手术史等,平时月经规律,本次月经推迟12 天。

    作为该患者主管医生的你,请根据上述情况书写一份诊断为"腹痛待诊"的入院记录。

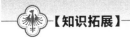【知识拓展】

住院病历书写注意事项

　　住院病历是经治医师对患者在住院期间诊疗过程的记录,也是解决医疗争议、判断法律责任不可缺少的法律依据。住院病历除了上述重点介绍的病案首页、入院记录、病程记录以外,还包括手术同意书、麻醉同意书、输血治疗知情同意书、特殊检查(特殊治疗)同意书、病危(重)通知书等与患者沟通后签署的医疗文书,以及医生开具的医嘱单、患者所做的辅助检查报告单、医学影像检查资料、病理资料等,还有护士标注的体温单等资料。

　　住院病历可由患者的主管医生书写,也可由值班医生书写。在病历书写过程中出现错字时,应当用双线划在错字上,保留原记录清楚、可辨,并注明修改时间,修改人签名。不得采用刮、粘、涂等方式掩盖或去除原来的字迹。

　　医务人员书写的住院病历日常病程记录,主要包括上级医师查房记录、疑难病例讨论记录、交(接)班记录、转科记录、阶段小结、抢救记录、有创诊疗操作记录、会诊记录。如果要实施手术,还要书写术前小结、术前讨论记录、麻醉术前和术后访视记录、麻醉记录、手术记录、手术安全核查记录、手术清点记录、术后首次病程记录。如果患者死亡,就要书写死亡记录、死亡病例讨论记录。

　　住院病历中的医嘱单,是指医师在医疗活动中下达的医学指令的具体记录资料。医嘱单分为长期医嘱单和临时医嘱单。长期医嘱单内容包括患者姓名、科别、住院病历号(或病案号)、页码、起始日期和时间、长期医嘱内容、停止日期和时间、医师签名、执行时间、执行护士签名。临时医嘱单内容包括医嘱时间、临时医嘱内容、医师签名、执行时间、执行护士签名等。医嘱内容及起始、停止时间应当由医师书写。医嘱内容应当准确、清楚,每项医嘱应当只包含一个内容,并注明下达时间,应当具体到分钟。医嘱不得涂改。需要取消时,应当使用红色墨水标注"取消"字样并签名。一般情况下,医师不得下达口头医嘱。因抢救急危患者需要下达口头医嘱时,护士应当复诵一遍。抢救结束后,医师应当即刻据实补记医嘱。

　　住院病历中的辅助检查报告单是指患者住院期间所做各项检验、检查结果的记录。内容包括患者姓名、性别、年龄、住院病历号(或病案号)、检查项目、检查结果、报告日期、报告人员签名或者印章等。

　　目前,各医疗机构都使用电子病历系统,方便医务人员进行编辑操作和随时调取各类检测检验结果。电子病历的建立、记录、修改、使用、保存和管理等必须按照《电子病历应用管理规范(试行)》要求执行。

任务二　护理工作文书

情境模拟

　　病人李伯伯,65 岁,肝硬化 10 年。1 天前,吃饭时出现呕血、鲜红色、量约 300 毫升,伴有头晕、心悸、出冷汗等,继而出现睡眠障碍,并出现幻听和言语不清的症状,以"肝性脑病"急诊收治入院。遵医嘱给予输血、补液和应用止血药物治疗后,病情好转,血压和心率恢复正常。作为一名护士,你该如何书写/处理以下工作文书?

　　1. 书写绘制体温单、处理医嘱。

　　2. 护理记录单及护理病历。

　　3. 正确排列住院病历顺序。

 【理论解析】

　　护理工作文书是护士在医疗、护理活动过程中形成的包含文字、符号、图标等所有资料的文本,是护理工作内容的真实记录。护理工作文书不仅反映了对患者病情的护理过程,也体现了医疗机构的护理质量和管理水平。护理文件的书写,包括填写体温单、处理医嘱、记录特别护理记录单和书写病区交班报告等。随着我国经济建设的迅速发展和现代医学模式的转变,以及人们对医疗保健需求的日益增长,认真、客观地填写各类护理文件已成为护理人员必须掌握的基本技能。

　　(1) 体温单用于记录患者的生命体征(体温、脉搏、呼吸和血压)、大便次数、出入液量、体重、手术后天数、住院周数及其他一般信息(姓名、科室、入院日期、住院病历号或病案号、日期等)。体温单为表格式,以护士填写为主。由于体温单上的生命体征等重要信息是标志患者生命活动存在与质量的重要征象,故住院期间体温单排列在病历最前面,以便查阅。

　　(2) 医嘱是医师在医疗活动中下达的医学指令。医嘱主要包括长期医嘱、临时医嘱、长期备用医嘱(prn 医嘱)和临时备用医嘱(sos 医嘱)。

（3）护理记录是指护士根据医嘱和病情对病重和病危患者住院期间护理过程的客观记录。护理记录单适用于病重、病危患者以及病情发生变化大、需要监护的患者等。一般在临床上均采用表格式护理记录单填写。

（4）手术护理记录是指巡回护士对手术患者术中护理情况及所用器械、敷料的据实记录。术毕,巡回护士将手术护理记录单放于患者病历内。

（5）护理交班报告用于记录护士在值班期间病房情况及患者的病情动态,以便于接班护士全面掌握、了解病房和患者情况、注意事项及应有的准备工作。护理交班报告至少在科室保存 1 年,不纳入病案保存。

（6）护理病历主要使用对象为实习护士和低年资护士,通过系统、全面的项目和书写锻炼,使其熟悉和掌握临床护理工作流程和主要内容,训练临床思维方法。在运用护理程序开展临床护理工作的过程中,有关患者的健康资料、护理诊断、护理目标、护理措施、护理记录和效果评价等,均应书面记录,这些便构成了护理病历。

【文种写作】

一、体温单的书写内容和书写要求

（一）眉栏各项

（1）姓名、科别、床号、住院病历号、入院日期等项目,均用蓝黑墨水或碳素墨水笔填写。各眉栏项目应填写齐全,字迹清晰,均使用正楷字体书写。数字除特殊说明外,均使用阿拉伯数字表述,不书写计量单位。

（2）填写日期栏时,每页第一天应填写年、月、日,其余 6 天只填写日期。如在 6 天中遇到新的年度或月份开始时,则应填写年、月、日或月、日。

（3）填写"住院天数"栏时,以患者入院当天为第一天开始填写,直至出院。

（4）填写"手术（分娩）后天数"时,用红色钢笔,以手术（分娩）次日为第一天,依次填写至第 14 天为止。如在 14 天内行第二次手术,则不需填完 14 天,而在第二次手术的次日用"分子/分母"表示,即第二次手术日数作为分子,第一次手术日数作为分母填写。如：第一次手术第 3 天又做第二次手术,次日开始依次记录为 1/4,2/5,3/6……8/11,连续写至末次手术的第 14 天。

（二）时间格

在 40℃～42℃ 相应时间格内,用红色钢笔纵向顶格填写入院、出院、转入、手术、分娩、死亡各项。除手术外,均用汉字书写具体时间,采用 24 小时制,精确到分钟,如"入院于九时三十分"。手术不写具体手术名称,转入时间由转入科室填写,如"转入于十六时三十分"。死亡时间应当以"死亡于××时××分"的方式表述。

（三）底栏

底栏（即特殊项目栏）内容包括：呼吸、血压、入量、尿量、大便、引流量、体重、身高及其他等，均用蓝黑墨水或碳素墨水笔填写，数据用阿拉伯字记录，免写计量单位。

1. 呼吸

呼吸的记录单位为"次/分"，直接在测量时间对应的空格内填写实际的呼吸频率数据。相邻的两次呼吸数据则上下错开记录。

2. 血压

（1）记录单位为 mmHg。

（2）记录方式：收缩压/舒张压，如 130/80。

（3）记录频次：新入院患者及时测量血压并记录，住院患者每周至少记录一次。一日内连续测量血压时，则上午血压写在前半格内，下午血压写在后半格内；术前血压写在前面，术后血压写在后面；如为下肢血压需标注。

3. 入量

入量以毫升（mL）为单位。遵医嘱或护理常规记录前一日 24 小时的入量（如输入液量等），写在相应日期栏内。不足 24 小时按实际时间记录，书写格式为：量/时间（小时数），如 1 500/13。

4. 尿量

尿量以毫升（mL）为单位，记录前一日的尿液总量，每天记录一次。用"※"表示小便失禁，"C"表示导尿，"C＋"表示留置导尿。留置导尿尿量记录：量/C＋/时间（小时数），如：2 800/C＋/20；若满 24 小时则不需写时间，如：3 000/C＋。

5. 大便

（1）记录单位为次/日。

（2）记录频次：每 24 小时记录 1 次，记录前一日的大便次数或总量。从入院第 2 天开始填写，每天记录 1 次，写在相应日期栏内。

（3）其他情况：患者无大便，以"0"表示；灌肠以"E"表示，灌肠后排便以 E 作分母，排便次数作分子表示，如：1/E 表示灌肠后大便 1 次；0/E 表示灌肠后无排便；3/2E 表示灌肠 2 次后排便 3 次。"※"表示大便失禁，"☆"表示人工肛门。

6. 体重

（1）记录单位为公斤（kg）。

（2）记录频次：新入院患者当日应当测量体重并记录，住院患者每周至少记录 1 次，其余根据患者病情及医嘱测量并记录。

（3）特殊情况：如因病情重或特殊原因不能测量者，在体重栏内可注明"床""平车""轮椅"。

7. 身高

（1）记录单位为厘米（cm）。

(2)记录频次：新入院患者当日测量身高并记录,其余情况根据医嘱或者专科要求测量并记录。

8."其他"栏

(1)"其他"栏作为机动,根据病情需要记录相关项目,如特殊用药、腹围、药物过敏、管路情况等。

(2)可按医嘱或专科要求记录排出量,空格处填写排出液(引流、呕吐、痰等)的名称,将 24 小时量记录。

(3)在相应日期栏内,不足 24 小时记录格式为:量/时间,如:痰量(mL),100/18。

(四)体温曲线的绘制

(1)体温符号:口腔温度以蓝点"●"表示,腋下温度以蓝叉"×"表示,直肠温度以蓝圈"○"表示。

(2)用蓝笔将实际测量度数绘制于体温单上,相邻的体温用蓝线相连,如在同一平行线上可不连线。

(3)新入院患者每日至少测量 3 次体温,危重患者、手术后患者每日至少测量 4 次体温,连续测量 3 天,根据病情变化可随时测量。高热患者每日至少测量 6 次体温,体温正常后连续测量 3 天。一般患者每日常规测量 2 次体温。

(4)物理降温半小时后,应重测体温,测量的温度以红圈表示,画在物理降温前温度的同一纵格内,并以红虚线与物理降温前的温度相连;若体温无改变,在原体温符号外画一红圈;下次测得的温度应与降温前的温度相连;若患者高热经多次物理降温措施后仍持续不降,受体温单记录空间的限制,应将体温变化情况记录于护理记录单上。

(5)体温上升或下降幅度较大者,如骤然上升($\geqslant$1.5℃)或突然下降($\geqslant$2.0℃)应重新测量。无误者在原温度符号上方以蓝色小写英文字母"v"表示核实。

(6)体温低于 35℃时,为体温不升,应在 35℃线处用蓝笔画一蓝点,并在蓝点处向下画一蓝箭头表示,长度不超过 2 小格,并与相邻的温度相连。

(7)人工冬眠(冬眠降温、亚低温治疗)的体温绘制,在 35℃线处用蓝笔画一蓝箭头表示,长度不超过 2 小格,并与相邻的温度相连。同时,在体温单相应日期的空格内填写"人工冬眠"。

(8)需每两小时测 1 次体温时,应记录在 q2h 专用体温单上。

(9)患者请假离院,须经医师书面签名同意并在病程中记录,由护士在体温单呼吸线 10 次~15 次处用蓝黑墨水、碳素墨水笔注明"请假",在离院和来院时各测一次体温。测体温时,外出作检查和未请假离院的患者,原则上应补测,绘制在体温单就近的时间格内。如不能补测,则在呼吸线 10 次~15 次处用蓝黑墨水或碳素墨水笔注明"外出",并在护理记录单上记录外出原因和时间。如患者拒测体温,则在体温单呼吸线 10 次~15 次处用蓝黑墨水或碳素墨水笔注明"拒测",并在护理记录单上记录拒测的时间。请假、外出、拒测患者的体温、脉搏、呼吸前后不连线。凡未经医生批准或未履行相应手续而擅自离院者,护士需在护理记录单上写明"患者未经同意,于××日××时擅自离院,已报告值班医生或护士长、科主任等",护士不得在体温单上做任何注解,也不得编造体温、脉搏、呼吸的各项数值。

（七）脉搏、心率曲线的绘制

（1）脉搏以红点"●"表示,心率用红圈"○"表示。相邻的脉率或心率用红线相连,如在同一平行线上可不连线。

（2）脉搏短促时,由二人同时进行测试,一人用听诊器听心率,一人测脉搏。心率以红圈"○"表示,脉搏以红点"●"表示,在脉搏与心率两曲线之间用红笔斜行画线填满。

（3）脉搏与体温相重叠时,先画体温符号,再用红笔在其外画红圈表示。如系肛温,则先以蓝圈表示体温,其内以红点表示脉搏。

（4）使用心脏起搏器的患者,心率应以红"H"表示,相邻两次心率用红线相连。

二、医嘱的处理

（1）医嘱内容应当准确、清楚。每项医嘱应当只包含一个内容,并注明下达时间,应当具体到分钟。

（2）医嘱不得涂改。需要取消时,应当使用红色笔标注"取消"字样并签名。

（3）口头医嘱。一般情况下,医师不得下达口头医嘱。因抢救急危患者需要下达口头医嘱时,护士应当复诵一遍,经医师核实后执行。抢救结束后,医师应当即刻据实补记医嘱,护士应当据实补记执行时间并签名。

（4）有关药物过敏皮试结果的记录。药物过敏皮试结果,记录在临时医嘱单上。阳性用红笔画"＋"表示,阴性用蓝笔画"－"表示。

（5）执行医嘱应先急后缓。

（6）护士须及时、准确地执行医嘱。一般应遵循先急后缓的原则。对有疑问的医嘱,护士应与主管医师联系,确认无误后再执行。

（7）医嘱交班情况。凡需下一班执行的临时医嘱要交班,并在交班记录上注明。

（8）长期医嘱。凡长期医嘱单超过3页或医嘱调整项目较多时均应重整医嘱。在原来医嘱的最后一行医嘱下面用红笔画一横线,在红线下用红笔书写"重整医嘱",再将需要继续执行的长期医嘱按原来日期的顺序抄录,两人核对无误后签名。通常在手术、分娩和转科后都需要重整医嘱。

三、护理记录单的书写内容和书写要求

（一）眉栏

护理记录单眉栏包括：患者科室、床号、姓名、年龄、性别、住院病历号、入院日期、诊断等内容。

（二）出入量

出量、入量单位均为毫升（mL）。

（1）入量包括：使用静脉输注的各种药物、口服的各种食物（折算成含水量）和饮料以及经鼻胃管、肠管输注的营养液等。

（2）出量包括：尿、便、呕吐物、引流物等，需要写明颜色、性状。

（3）书写要求：按医嘱要求及时、准确、详细记录，注明出、入量的具体时间。根据排班情况每班小结出、入量，大夜班护士每24小时总结一次（每日7点记录），并记录在体温单的相应栏内。各班小结用蓝钢笔书写，24小时总结需用红钢笔书写。

（三）意识

根据患者实际意识状态选择填写：清醒、嗜睡、意识模糊、昏睡、浅昏迷、深昏迷、谵妄。

（四）体温

单位为"℃"。直接在"体温"栏内填入测得数值，不需再填写单位。

（五）脉搏/心率

单位为"次/分"。直接在"脉搏/心率"栏内填入测得数值，不需再填写单位。脉搏短绌者同时记录脉率和心率。

（六）呼吸

单位为"次/分"。直接在"呼吸"栏内填入测得数值，不需再填写单位。

（七）血压

单位为"毫米汞柱（mmHg）"。直接在"血压"栏内填入测得数值，不需再填写单位。

（八）血氧饱和度

单位为"％"。根据实际数值填写，不需再填写单位。

（九）吸氧

单位为"升/分（L/min）"。可根据实际情况在相应栏内填入数值，不需再填写单位。同时要记录吸氧方式，如鼻导管、面罩等。

（十）皮肤情况

根据患者皮肤出现的异常情况选择填写，如压疮、出血点、破损、水肿等。

（十一）导管护理

根据患者置管情况填写，如静脉置管、导尿管、引流管等。

（十二）病情观察及措施

简要记录患者病情以及根据医嘱或者患者病情变化采取的措施。

（十三）注意事项

（1）护理记录应尽可能使用描述性语言，做到精练、概括，防止重复，同时还应体现动态和连续反映病情的特点。记录中如果涉及中医方面的内容时，应当尽可能使用中医术语。

（2）按医嘱或专科要求及时观察病情变化、准确测量各项数值并记录。记录时间应当具体到分钟。

（3）护理记录内容填写要完整，不要出现遗漏。记录时应当根据相应专科的护理特点设计并书写，以简化、实用为原则。

（4）大手术后的患者根据术后情况随时记录，至少连续记录 2 天～3 天。手术当天应重点记录手术时间、麻醉方式、手术名称、患者返回病房的时间及情况、麻醉清醒时间、伤口情况、引流情况、镇痛药使用情况，详细记录生命体征变化情况及出入液量。

（5）护理记录白班交班前于 19 点小结 12 小时（日间）出入量，夜班交班前于 7 点总结 24 小时出入量，汇总于护理记录单上，不足 24 小时按实际时间的出入总量书写。

（6）抢救患者随时记录，应在班内或抢救结束后 6 小时内据实补记抢救护理记录，并加以注明。内容包括病情变化、抢救时间及护理措施。

（7）危重患者及需严密观察病情的患者日间至少 2 小时记录 1 次，夜间至少 4 小时记录 1 次，病情有变化随时记录。病情稳定后至少每班记录 1 次。

（8）病重（病危）患者出院、转入、转出科室应记录。

（9）门急诊留观危重患者按危重护理记录要求书写。

四、手术清点记录单的书写内容和书写要求

（一）记录内容

记录内容包括：姓名、科别、床号、住院病历号、手术日期、时间、手术名称、术中护理情况、所用各种器械及敷料的名称、数量的清点核对情况、手术器械护士和巡回护士签名等。

（二）术前记录

手术开始前，器械护士和巡回护士须清点、核对手术包中各种器械及敷料的名称、数量并逐项准确填写。手术中追加的器械、敷料应及时记录。

（三）术中交接记录

手术中需交接班时，器械护士、巡回护士要共同交接手术进展及该台手术所用器械、敷料清点情况，并由巡回护士如实记录。

（四）体腔关闭前的记录

体腔关闭前，器械护士和巡回护士共同清点台上、台下的器械和敷料，确认数量核对无误，告知医师。清点时，如发现器械、敷料的数量与术前不符或器械有缺损，护士应及时要求手术医师共同查找，如查找后的数量仍与术前不符或手术医师拒绝查找时，护士应在手术护理记录单的"其他"栏内注明，并由手术医师签名。

（五）其他要求

（1）空格处可填写其他手术物品。

（2）手术无菌包的灭菌指示卡和手术植入物（如人工关节、人工瓣膜等）的合格标识，经检查后粘贴于手术记录单的背面。

（3）器械护士、巡回护士在手术护理记录单上签名。

（4）应当在手术结束后即刻完成记录。

五、护理交班报告的书写内容和书写要求

（一）总体要求

内容全面、真实、简明扼要、重点突出。白班和中班交班用蓝黑墨水或碳素墨水笔填写，夜班交班用红色笔填写。

（二）眉栏

眉栏项目包括：当日住院患者总数，出院、入院、手术、分娩、病危、病重、抢救、死亡等患者数。

（三）书写顺序

书写顺序按出科（出院、转出、死亡）、入科（入院、转入）、病重（病危）、当日手术患者、病情变化患者、次日手术及特殊治疗检查患者、外出请假及其他有特殊情况的患者依次记录。

（四）不同患者的书写重点

（1）出科患者：记录床号、姓名、诊断、转归。

（2）入科患者及转入患者：记录床号、姓名、诊断及重点交接内容。重点交接内容包括主要病情、护理要点（置管情况、皮肤完整性、异常心理及其护理安全隐患等）、后续治疗及观察。

（3）病重（病危）患者：记录床号、姓名、诊断。病情变化等记录在病重（病危）患者护理记录单上。

（4）手术患者：记录手术名称、回病房的时间、当班实施的护理措施、术后观察要点及延续的治疗等。

（5）病情变化的患者：记录本班主要病情变化、护理措施及下一班次护理观察要点和后续治疗。

（6）次日手术的患者：记录术前准备，交代下一班次观察要点及相关术前准备情况等。

（7）特殊治疗检查的患者：记录所做治疗的名称、护理观察要点及注意事项。

（8）特殊检查的患者：记录检查项目、时间、检查前准备及观察要点等。

（9）外出请假的患者：记录去向、请假时间、医生意见、告知内容等。

（10）其他。患者有其他特殊及异常情况时要注意严格交接班，如出现情绪或行为

微课：如何书写
护理交班报告

异常,有跌倒、摔伤等不良事件等。

六、护理病历的书写内容与书写要求

(一)总体要求

护理病历要重点突出、内容精练,条理清楚,体现专科特点;必须按规定的格式及时书写。虽然目前全国无统一的护理病历格式,但每个单位都有自己的规定和统一要求。

(二)护理病历的书写重点

1. 入院评估单

入院评估单用于对新入院患者进行初步的护理评估,并通过评估找出患者的健康问题,确立护理诊断。主要内容包括患者的一般资料、现在健康状况、既往健康状况、心理状况、社会状况等。

2. 住院评估表

为及时、全面掌握患者病情的动态变化,护士应对其分管的患者视病情每班、每天或数天进行评估。评估内容可根据病种、病情不同而有所不同。

3. 护理问题项目单

将通过评估确立的护理诊断按照一定的顺序填写在护理问题项目表单上,便于对患者的健康问题一目了然。

4. 护理计划单

护理计划单即护理人员对患者实施整体护理的具体方案。主要内容包括护理诊断、护理目标、护理措施和效果评价等。

5. PIO 护理记录单

PIO 护理记录单是护士运用护理程序的方法为患者解决问题的记录。其内容包括患者的护理诊断/问题、护士所采取的护理措施及执行措施后的效果等。最常采用的记录格式是:P(problem)、I(intervention)、O(outcome)格式。

6. 出院指导单

出院指导单是指对患者出院后的活动、饮食、睡眠、服药、复诊等方面进行指导。指导的方式可采用讲解、示范、模拟、提供书面或视听材料等形式。

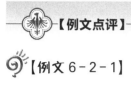【例文点评】

【例文 6-2-1】

体 温 单

姓名：　　　　　科室：　　　床号：　　　入院日期：

日　期	2020-3-28	29	30	4-1	2	3	4
住院天数	1	2	3	4	5	6	7
手术后天数					1	0/2	1/3

每日时间	4 8 12 4 8 12	4 8 12 4 8 12	4 8 12 4 8 12	4 8 12 4 8 12	4 8 12 4 8 12	4 8 12 4 8 12	4 8 12 4 8 12

脉搏（次/分）　体温（℃）

180	42	入院于九时二十六分	拒测	转入于十五时二十六分	手术于十四时二十五分		手术于十七时二十五分	死于二十一时十五分
160	41
140	40
120	39
100	38
80	37
60	36
40	35
20	

呼吸（次/分）							
大便（次）		1	1	1/E	0	※	2
尿量（mL）	1000	1200	1000	1300	1500	1200	1300
入量（mL）	3000	2775	3400	3250	3000	2250	1400
血压（mmHg）	158/90						
体重（kg）	64						
腹围（cm）							
药物过敏	青霉素（阳性）						

口　表 ●
腋　表 X
脉　搏 ●
心　率 ○
起搏器 H

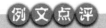

　　这份体温单,记录了病人的生命体征和其他情况,可以让人直观地了解疾病的变化与转归,为迅速掌握病情提供重要依据。病人在住院期间,体温单排列在住院病历的首页,以便查阅。

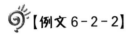【例文6-2-2】

长 期 医 嘱 单

姓名：王×× 　　科别：神经科病房 　　床号：509 　　住院病历号：783232

开　　　始					结　　　束			
日　期	时　间	医　嘱	医师签名	护士签名	日　期	时　间	医师签名	护士签名
2021-01-03	17:43	特级护理	冉×	郭××	2021-01-05	15:30	冉×	于×
2021-01-03	17:43	流质饮食	冉×	郭××	2021-01-15	15:30	冉×	于×

续 表

开 始					结 束			
日 期	时 间	医 嘱	医师签名	护士签名	日 期	时 间	医师签名	护士签名

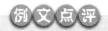

例文点评

这份长期医嘱单,自医生开出医嘱起,至医嘱停止,有效时间在 24 小时以上。当医生注明停止时间后医嘱失效。

【例文 6-2-3】

临时医嘱单

姓名:王××   科别:神经科病房   床号:509   住院病历号:783232

日 期	时 间	医 嘱	医师签名	执行者签名	执行时间
2021-01-03	17:47	干湿法血气分析	冉×	韩××	17:47
2021-01-03	17:47	床边心电图	冉×	韩××	17:47
2021-01-03	17:47	手指血糖	冉×	韩××	17:47
2021-01-03	17:47	尿常规分析	冉×	韩××	17:47

续　表

日　期	时　间	医　嘱	医师签名	执行者签名	执行时间

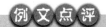
例 文 点 评

　　这份临时医嘱,有效期在 24 小时以内,应在短时间内执行,有的需要立即
执行(st),通常只执行一次。

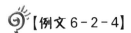【例文 6-2-4】

护理记录单

姓名　张×　　科别　内科　　病室　3　　床号　20　　住院号　514555　　第　1　页

日　期	时　间	内　容	护士签名
2022-1-15	15:00	T37.5℃,P98 次/分,BP120/80 mmHg,神志清楚,精神萎靡,诉心慌、胸闷。心电图:窦性心律,偶发室早。遵医嘱给予吸氧,病人情绪较紧张,已于解释,安抚,稍有好转,请加强观察	马×

例文点评

这是一份一般护理记录单,记录内容包括病人的姓名、科别、住院病历号、床号、页码,记录日期、时间及病情观察情况,护理措施和效果,护士签名等。

【例文 6-2-5】

特别护理单

姓名　张×　　科别　内科　　病室　3　　床号　20　　住院号　514555　　第　1　页

日期	时间	体温(℃)	脉搏(次/分)	呼吸(次/分)	血压(mmHg)	入　量		出　量		病情观察及措施	签名
						项目	mL	项目	mL		
2022-1-8	10:00	36.5	102	23	92/64	10%GS	500	呕血	300	病人诉心慌,头昏,呕吐一次,为暗红色。通知医生,抽血,做血型鉴定止血药物,给予胃肠减压,观察生命体征	王×
						VitK1	2				
						低分子右旋糖酐	250				

例文点评

　　这份危重病人护理记录单,凡危重、大手术后或特殊治疗需严密观察病情的病人,应做好特别护理记录,以便及时了解病情变化,观察治疗或抢救后的效果。

【例文6-2-6】

入院病人护理评估表

一、一般资料

姓名:　　　　　　　　　　　　入院日期:

性别:　　　　　　　　　　　　入院方式:

年龄:　　　　　　　　　　　　病历记录时间:

职业:　　　　　　　　　　　　病史陈述者:

民族:　　　　　　　　　　　　可靠程度:

籍贯:　　　　　　　　　　　　入院医疗诊断:

婚姻:　　　　　　　　　　　　主管医生:

文化程度:　　　　　　　　　　主管护士:

住址:

二、现在健康状况

（一）入院原因

主诉:

现病史:

（二）日常生活形态及自理程度

1. 饮食形态:

2. 休息、睡眠形态:

3. 排泄状态:

4. 个人穿着修饰及卫生情况:

5. 日常活动与自理情况:

6. 嗜好:

7. 性生活形态(月经史、婚育史):

（三）体格检查

（四）特殊检查与实验室检查结果

三、既往健康史

（一）既往史:

（二）传染病史:

（三）过敏史：

（四）家族史：

四、心理状况

（一）一般心理状况

表情、态度：

认知能力：

感知能力：

情绪状态：

行为状态：

（二）对健康与疾病的理解与认识

例文点评

　　这份入院病人护理评估表，是病人入院后首次进行初步的护理评估记录，主要记录病人的一般情况、简要病史、护理体检、生活状况及自理程度，心理及社会等多方面的状态。

【例文6-2-7】

病室交班报告

日期：<u>2021</u> 年 <u>11</u> 月 <u>6</u> 号

患者信息	患 者 人 数		
	白班患者总数：32	中班患者总数：31	晚班患者总数：31
	出院 2 转出 0 死亡 0 入院 1 转入 0 手术 0 分娩 0 初生 0 病危 1	出院 0 转出 0 死亡 1 入院 0 转入 0 手术 0 分娩 0 初生 0 病危 1	出院 0 转出 0 死亡 0 入院 0 转入 0 手术 0 分娩 0 初生 0 病危 1
15 床 刘×× 慢性肺心病	患者于 10:00 好转出院		
22 床 ×× 慢性肺心病	患者于 11:00 好转出院		
2 床 陈×× 支气管肺癌		患者于 17:25 呼吸心力衰竭死亡	

续　表

患者信息	患　者　人　数		
	白班患者总数：32	中班患者总数：31	晚班患者总数：31
	出院2转出0死亡0 入院1转入0手术0 分娩0初生0病危1	出院0转出0死亡1 入院0转入0手术0 分娩0初生0病危1	出院0转出0死亡0 入院0转入0手术0 分娩0初生0病危1
16床 王× 左下肺肺炎 "新人"	患者"发热。咳嗽,咯痰3天,加重伴左侧胸痛1天"于9:40入院。T39℃,P104次/分,R23次/分,BP104/80 mmHg。精神差,食欲低。给予"青霉素钠800万U"静滴、口服"必漱平"等处理。同时给予患者安慰,鼓励进食、物理降温、吸氧处理	患者经过入院治疗和护理后情绪稳定,体温开始下降,呼吸逐渐平稳。仍有咳嗽、胸痛。T39.1℃,P102次/分,R23次/分,BP110/82 mmHg。入院后饮水300 mL,输液1 000 mL,进食稀饭100克,排小便450 mL	经过入院治疗和护理后体温开始下降,气粗减轻,口唇无发绀,呼吸逐渐平稳。仍有胸痛、咳嗽和咯痰,但程度有所减轻。患者精神状况改善。T38.6℃,P94次/分,R20次/分,BP120/84 mmHg。入院21小时入量1 600 mL,小便750 mL,大便150克

报告者：李××　　　　　　报告者：赵×　　　　　　报告者：张××

例文点评

　　这份病室交班报告,其内容为值班期间病区的情况及患者病情的动态变化,通过阅读病区交班报告,接班护士可全面掌握整个病区的患者情况、明确需继续观察的问题和实施的护理。

【例文6-2-8】

护理诊断/问题项目单

姓名　王×　　　　病室　12　　　　床号　26　　　　住院号 20211116001

开始时间	时间	序号	护理诊断/问题	签名	停止日期	时间	签名
2021-11-16	09:40	P1	气体交换受损	××	11-18	09:00	××
2021-11-16	09:40	P2	体温过高	××	11-19	09:00	××

续　表

开始时间	时　间	序号	护理诊断/问题	签名	停止日期	时间	签名

例文点评

　　这份护理诊断/问题项目单,是护理人员应用护理程序进行具体工作的体现。

【常识巩固】

一、A1 型题(以每题下面有 A、B、C、D、E 五个备选答案,请从中选择一个最佳的答案)

1. 物理降温后测量的体温绘制符号是(　　)。

　　A. 红虚线红点　　　　B. 蓝虚线红点　　　　C. 蓝虚线蓝点　　　　D. 红虚线红圈

　　E. 红虚线蓝点

2. 病室交班报告,首先应交代的是(　　)。

　　A. 新院病人　　　　　　　　　　B. 出院病人

　　C. 病情突然变化的病人　　　　　D. 手术病人

　　E. 危重病人

3. 住院病历排列在首页的是(　　　)。

    A. 医嘱单　　　　　B. 病程记录　　　　　C. 体温单　　　　　D. 住院病历封面

    E. 出院记录

4. 病人出入院时间应写在体温单的(　　　)。

    A. 35℃　　　　　B. 36～38℃　　　　　C. 35～38℃　　　　　D. 38～40℃

    E. 40～42℃

5. 下列不应记录在体温单40～42℃处的项目是(　　　)。

    A. 分娩　　　　　B. 死亡　　　　　C. 转科　　　　　D. 转床

    E. 入院

二、A 型题(以下提供若干组考题,每组考题共用在考题前列的 A、B、C、D、E 五个备选
    答案,请从中选择一个最佳答案)

    A. 蓝点　　　　　B. 红圈　　　　　C. 蓝叉　　　　　D. 红点

    E. 绿点

1. 心率的绘制符号为(　　　)。

2. 腋温的绘制符号为内(　　　)。

3. 口温的绘制符号为(　　　)。

6-2
习题答案

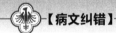【病文纠错】

阅读下面这则材料,分析是由于护理工作文书写作中的哪些问题导致了医疗纠纷。

没有记录,就等于没有做

    某病人入院分娩。根据护士记录,凌晨 2 时 45 分开始使用静脉缩宫素诱发分娩。按照操作规定,对使用缩宫素的病人,护士应该持续监护以防止子宫收缩过强,引起胎儿窒息或子宫破裂等并发症的发生。然而,直至凌晨 5 时 15 分,护士的护理记录单上未记录病人使用缩宫素后的临床表现。分娩后,病人由于出现严重子宫出血且无法止血,而不得不行全宫切除术。后来病人向法院起诉并控告医院,称其并发症的发生,是由缩宫素不当使用和用药后病情监护缺乏造成的。虽然负责手术的两名医生都证明,用药的同时确实进行了监护,然而他们却没有证据,证明他们按照医院的规定对病人诊断和治疗的信息进行了仔细的记录,包括病人对治疗的反应。由此,病人胜诉并获得了赔偿。

【练笔实践】

    一、根据本任务中的【情境模拟】,完成相应写作。

二、情景表演，一位同学模仿入院患者，另一位同学模仿护士，进行护理评估，填写入院病人护理评估单。

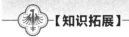【知识拓展】

医护工作文书写作中常见的错误

医护工作文书是规范化的医护工作文字记录，其书写形式和内容都有严格的要求，认真书写好医护工作文书是对每一个临床医生和护士的基本要求。但由于一些医务工作者对医护工作文书书写的重要性认识不够，对其书写的内容和要求不熟悉，加上平时临床工作量大、书写时间少等，经常出现医护工作文书的书写错误，既影响了病历质量，在发生医疗纠纷时又可能成为对自己不利的证据。临床上医护工作文书书写比较常见的错误有以下几种。

一、内容不完整

主要表现为重要的治疗记录、过敏史、体格检查等出现漏项以及重要的检查报告缺失。出现这些情况的主要原因是在病史采集时，医护人员资料收集不完整，对各种医护工作文书书写的内容不熟悉，书写时不认真等。要防止出现这类情况，医护人员应当在思想上重视医护工作文书书写的质量要求，加强书写的训练，做到多问病史、多写病历并反复检查。

二、书写不规范

主要表现为没有规范使用医学术语，修改部分没有按要求进行，记录的顺序颠倒或记录时间不完整以及书写不及时等。出现这种情况的主要原因是医护人员临床基础知识掌握得不扎实，书写训练不够，对医护工作文书书写内容不熟悉或不重视等。医护人员应当加强临床知识的学习和各种工作文书书写的基本训练。

三、资料不真实

主要表现为记录的内容或信息前后有矛盾或错误，出现虚假的信息等。造成资料不真实的原因主要是临床工作人员没有认真、客观地收集资料信息，书写时缺乏思考，存在臆想和虚构。要防止出现这类错误，医护人员应当秉持对生命的敬畏态度，重视医护工作文书书写的质量要求，充分理解客观、真实、全面的采集病史资料的重要意义，书写完成后认真检查与核对。

四、其他

其他常见错误如字迹潦草难辨、表述不连贯、出现错别字、用词不准确或词不达意、出现歧义甚至反义、签字不完整等。要避免这些问题，医护人员应当加强写作基本功的训练，认真练习钢笔书法。

总之，只有具备扎实的临床基础知识和技能，对临床医护工作文书书写的重要性有充分的认识，熟悉书写的内容、方法和要求，在反复训练后，就能书写出合格的医护工作文书。

学习单元七

写作医学科技文书

单 元 概 述

医学科技文书是用书面语言介绍、传播、记录医疗卫生实践活动的医用文体。在医疗实践和健康服务中，医务工作者总结医疗先进技术、反映医学研究的新成果、普及医学常识、传播医学信息、宣传卫生战线的先进人物等，都离不开医学科技文书的写作。医学科技文书属于科技写作的范畴，不仅涉及医疗卫生工作领域的各个方面、各个环节，还涉及应用语言学、逻辑学等各门学科。写作医学科技文书，既要求作者具有医疗卫生专业知识，又要有整合人文知识和医疗卫生专业知识的能力。

医学科技文书具有储存和交流医学信息、帮助医疗卫生工作者提高业务水平、启发医疗实践和医学研究新思维的重要作用。医学科技文书记录和交流的信息都直接或间接与人的健康、生命息息相关，这种特殊性使得医学科技文书的写作具有科学性、实践性、创造性、规范性、伦理性和时效性的特点。

医学科技文书种类较多，本单元选取日常工作中使用频率较高的医学新闻、医学论文进行介绍。

任务一 医学新闻

情境模拟

2021年7月23日,四川省××市首例德尔塔变异毒株新冠肺炎患者确诊并收入定点医院进行隔离治疗。某医学院校中医专家应邀参加诊疗工作组的工作。中医专家们在对患者病情的全面诊查和科学研判的基础上,以中医辨证施治为手段,精心制订中药施治方案,通过动态观察病情变化适时调整治疗手段。治疗的第三天患者身体已无不适症状,一周后各项炎性指标无明显异常,充分显示中医药在抗击疫情中的力量。该校宣传部准备写一篇报道进行宣传,应如何进行具体的写作呢?

【理论解析】

医学新闻是新闻的一个分支,主要报道国内外医学领域新近发生的、有价值的新闻事实或典型人物。医学新闻注重专业性与新闻性相结合、准确性与通俗性相结合、微观性与宏观性相结合。医学消息和医学通讯是最为常见的医学新闻形式。

一、医学消息

医学消息是用概叙的方式、简明扼要的文字,迅速及时地报道国内外医学领域新近发生的、有价值的、公众关心的事实。

（一）医学消息的特点

1. 内容真实,描述准确

真实是新闻的生命,新闻报道的内容无论是重大事件,还是普通小事,都要真实可靠。概念、术语、数字运用要准确,所报道事实的作用、意义、价值要真实。

2. 事实新颖,关注度高

新闻只有新,并且能给人启迪,有指导性,才能引起受众的注意。医药新闻的"新"是建立在准确性、科学性基础上的"新"。

3. 报道及时,时效性强

医学消息要敏锐地发现医学领域中的新人、新事、新情况、新问题,尽快地了解,迅速及时地反映。

4. 简明扼要,篇幅短小

医学消息强调文字简短、概括精练,就是"三言两语,记清事实,寥寥数笔,显出精神,概括而不流于抽象,简短而不陷于疏漏"。

(二)医学消息的类型

1. 动态消息

动态消息是迅速而准确地报道新近发生的重大事件、重要活动和最新出现的新情况、新动态、新成就、新问题的一种新闻类型。

2. 典型消息

典型消息指对一些典型经验、成功做法集中报道的一种新闻类型。这种消息是在介绍经验、做法之后,总结经验,揭示规律,以达到以点带面,推动工作的目的,也称经验消息。

3. 综合消息

综合消息把发生在不同地点、不同时间、各具特色、性质相同的事实综合在一起,并体现一个主题的新闻类型。其特点是在综合、概括事实的基础上,进行分析,提出见解,揭示规律。

4. 述评消息

述评消息兼有消息与评论作用,在陈述事实的基础上,穿插评论或抒发感慨,从而分析说明所报道事实的本质和意义。

二、医学通讯

医学通讯是运用叙述、描写、抒情、议论等多种手法,具体、生动、形象地反映医卫战线的新闻事件或典型人物的一种新闻报道形式,是一种比消息更深刻、更详尽、更生动的新闻体裁,是报纸、广播电台、通讯社常用的文体。

(一)医学通讯的特点

1. 真实性

通讯写的是真人真事。不管是人物还是事件,是经验还是成果,是工作情况还是社会风貌,都必须是从真实的实际生活中提炼而来的,不允许虚构夸大,不能随意"拔高",或加以"合理想象"。缺乏真实性的通讯不可能有公信力和生命力。

2. 报道深入

医学通讯的报道详细深入,对事件的来龙去脉、重要环境、发生背景做具体描写,可以为读者提供更多、更详尽的新闻细节,以满足读者了解详情的要求。这是其区别于医学消息的一个显著特征。

3. 时效较弱

医学通讯侧重于人物、事件的深入性、思想性和教化性。为细致、完整地完成对人物、事件的报道，有时需要较长的时间，故医学通讯不刻意追求时效性。就报道时效而言，通讯不及消息快速敏捷。

4. 描写生动

消息和通讯的本质区别在于消息比较概括，在表达上主要是平铺直叙，语言追求简洁、明快、准确；通讯则较多借用文学手段，可以描写、抒情，也可以用比喻、象征、拟人等修辞手法，在语言和表达方法上具有一定的文学性。

5. 内容完整

消息侧重写事，叙述简明扼要，一般不展开情节。通讯无论写人物还是写事件，都必须相对完整和具体。因此，通讯的信息材料比较丰富、全面、充足，这既是生动性的表现，也是内容完整性、具体化的要求。

6. 议论的情感性

消息是以事实说话，除述评消息外作者一般不直接发表议论。通讯主要报道人们普遍关心的、有现实意义的题材，特别注重其思想意义。因此通讯讲究主题的挖掘，在依据事实和紧扣人物或事件的基础上，运用夹叙夹议的方法对人或事作出适时的、恰到好处的评价或点拨，以流露作者的爱憎情感，起到丰富形象与深化主题的作用。同时，通讯更是通过议论来提示事件的思想意义，达到揭示时代特征、反映社会风尚、感染教育读者的目的。

（二）医学通讯的类型

医学通讯按内容可分为人物通讯、事件通讯、工作通讯、综合通讯。

1. 人物通讯

人物通讯以报道医学领域的先进人物为主，以表现人物为中心，从不同角度反映人物的事迹，着重揭示先进人物的精神境界。通过报道人物的先进事迹，反映人物的先进思想，使之成为社会的共同财富。

2. 事件通讯

事件通讯是以事件为中心，重点描绘医学领域中带倾向性和典型性的生动事件以及具有普遍教育意义的新闻事件。

3. 工作通讯

工作通讯是以医学领域中的某项先进工作经验或某项工作的成就和存在的问题为主要报道内容的通讯。写工作通讯要有针对性，抓住工作中带有普遍性的、又需要解决的问题。介绍经验要有科学、理论根据，要写得具体，使人看得见、摸得着、学得到。分析问题要以事实为依据，以法律为准绳。

4. 综合通讯

综合通讯不是围绕医学领域中一个人物或一个中心事件来写，也不要求写一件事发生、发展的完整过程,而是围绕主题,集中反映人物、事件等各方面的风貌和特色。这类通讯取材广泛,气势大,笔墨重,给人以完整深刻的印象。

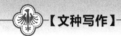【文种写作】

一、医学消息的写作

(一)医学消息的基本格式

医学消息一般由标题、导语、主体、背景、结语五部分组成,其中标题、导语、主体是不可缺少的要素。

1. 标题

医学消息的标题应当简明、准确地概括消息的核心内容以帮助读者理解报道的事实。文字力求言简意明、平易亲切、准确新颖、富有吸引力。可分为单行标题和多行标题。多行标题也称主副标题,主标题概括新闻核心内容,副标题进一步揭示事件本质,是对主标题的辅助和补充。

2. 导语

导语是消息的开头部分,由消息中最新鲜、最主要的事实或精辟的议论组成,鲜明地提示消息的主题思想。导语一般包括新闻要素中的时间、地点、人物、事由等主要内容,常采用以下几种写法。

(1)叙述式。用摘录和综合的方法,简明扼要地写出主要事实、经验,或对全篇事实材料进行综合概括,揭示主要内容。

(2)提问式。把消息中要解决的问题或要介绍的经验、做法以设问的形式提出,然后再用事实作答,引起读者的关注和思考。

(3)描写式。对消息的主要事实或某一个具有意义的侧面进行简洁朴素而又有特色的描写,给读者以鲜明的印象。

(4)评论式。对所报道的事实先作出评论性结论,然后再用具体事实来阐明。

3. 主体

主体是消息的主要部分,紧接在导语之后,对导语作具体全面的阐述,具体展开事实或进一步突出中心,从而写出导语所概括的内容,表现新闻的主体思想。其基本结构形式有以下三种。

(1)倒金字塔结构。也称"倒三角"结构,大多数消息都采用这种结构方式,即把最新、最重要、读者最关心的信息放在最前面,然后按事实主次递减的顺序来安排,借以突出最重要、最新鲜的事实。这种结构方便读者快速阅读,由主到次地把握新闻最重要的内容。

(2)金字塔结构。即按事件发展的先后顺序来组织材料的一种结构。

（3）提要式结构。每段先概括最重要的新闻事实，将并列的次要新闻事实以提要形式加以组织，用数字或"——"（破折号）引出。

4. 背景

背景是指事件发生的环境和原因，能帮助读者深刻理解消息的内容和价值，起到衬托、深化主题的作用。背景既可在主体部分出现，也可在导语或结尾部分出现，位置不固定。背景材料一般有三类。

（1）对比材料。即对事物进行前后、正反的比较对照，以突出事件重要性的材料。

（2）说明性材料。介绍政治背景、地理位置、历史演变、物质条件等的材料。

（3）诠释性材料。如对人物生平的说明，专业术语的介绍，历史典故的解释等，帮助读者理解消息的内容。

5. 结语

结语是消息的最后一段内容或一句话。结语阐明消息所述事实的意义，使读者对消息的理解、感受加深，从中得到更多的启示。

（二）医学消息写作技能要求

医学消息除了像常规消息那样要交代清楚时间、地点、人物、起因、经过、结果等要素，还要注意以下几点。

1. 主题突出，要素齐全

一条医学消息通常只报道一个事实，用精练的文字归纳出主题明确的标题，主题多了重点也就不突出。

2. 文字简要，事实说话

医学消息一般都不长，要在简明扼要的文字里说明新闻的中心或主题，必要时可以有适当的评论。

3. 结构严密，层次分明

医学消息一般按照事物的内在联系，把最重要、最鲜明的医学事实写在最前面，然后再写次要的。有时也依照事物的产生、发展、变化的顺序来写，但要突出主要部分。

4. 内容严谨，语言通俗

医学消息注重科学性和知识性相结合。对医学事实的表达要真实，且要符合医学原理，采用的医学数据要准确无误，不能写似是而非的东西。要注意运用通俗易懂的语言和读者喜闻乐见的形式把医学事实报道与传播医学科技知识结合起来，防止堆砌难懂的医学术语和医学概念。

二、医学通讯的写作

（一）医学通讯的基本格式

医学通讯没有固定的格式，结构与一般记叙文相同，基本上按纵式、横式或者二者结合的顺序安排结构。

（1）纵式结构，按时间顺序、事物发展的顺序或作者对所报道事物认识发展的顺序来安排行文结构。

（2）横式结构，是指用空间变换或按照事物性质（也叫逻辑顺序）来安排通讯素材。

（3）纵横结构，是以时间顺序为经，以空间顺序为纬，把两者结合起来运用的结构模式。

（二）医学通讯的写作技能要求

1. 主题明确，材料精练

医学通讯要选择能体现时代精神，表现时代风貌的典型人物和事件作为主题，在选材上要尽量去粗取精，把最能反映事物本质的、具有典型意义的和最有吸引力的材料写进去。

2. 描述生动，人事兼顾

医学通讯要对人、事进行较为具体、形象、细致的描写，尽量展现出人物的音容笑貌，塑造生动的形象，尽量描述事件始末以勾勒出完整的事件轮廓。人物要写得有血有肉，既有外貌举止，又有内心活动；事件要写得具体生动，有原委，有情节。

3. 角度新颖，手法多样

通讯写作方法灵活多样，除叙述外，可以描写、议论，也可以穿插人物对话、自叙和作者的体会、感受，既可以用第三人称的报道形式，也可以写成第一人称的访问志、印象志或书信体、日记体等。

4. 结构巧妙，首尾圆合

通讯的结构要巧妙，要波澜起伏，引人入胜。文章首尾要呼应，中间的主体部分不得无故残缺，线索脉络的设置要精当，主次详略搭配要完美，文气畅通，浑然一体。

5. 语言得体，文情畅达

通讯的语言既要准确严谨，又要鲜明生动，具体真切，通俗易懂。作者可以通过夹叙夹议，评说是非，揭示意义，流露情感，起到丰富形象与深化主题的作用；但不要过多议论抒情，不要生硬地左右读者的思想。

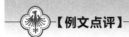
【例文点评】

【例文 7-1-1】

中国国药新冠疫苗获世卫组织紧急使用认证

（新华社日内瓦 5 月 7 日电）世界卫生组织 7 日宣布，由中国医药集团北京生物制品研究所研发的新冠灭活疫苗正式通过世卫组织紧急使用认证。

世卫组织总干事谭德塞在新闻发布会上说，世卫组织当天下午为中国国药新冠疫苗颁发了紧急使用认证，使其成为第 6 种获得世卫组织安全性、有效性和质量验证的新冠疫苗。这扩大了世卫组织主导的"新冠肺炎疫苗实施计划"(COVAX)组合的疫苗库名单,并有助于各国加快对新冠疫苗的监管审批。

世卫组织负责获得药品和卫生产品的助理总干事玛丽安热拉·西芒当天在一份声明中表示,将中国国药新冠疫苗纳入世卫组织紧急使用清单"有助于寻求保护卫生工作者和高危人群的国家加速获得新冠疫苗"。

中国国药新冠疫苗易于储存的特点使其非常适用于资源匮乏的环境。它也是第一款携带疫苗瓶监测器的疫苗,疫苗瓶上的小标签会因疫苗受热而改变颜色,便于卫生工作者判断疫苗是否安全可用。

根据世卫组织免疫战略咨询专家组的意见,世卫组织建议将中国国药新冠疫苗用于18岁及以上成年人,采用两剂注射、间隔时间为3至4周。在参与试验的所有年龄组中,该疫苗对出现症状患者和住院患者的有效率被评估为79%。此外,世卫组织不建议对中国国药新冠疫苗设置使用年龄上限,因为评估数据显示,该疫苗对老年人可能也有保护作用。

此前,世卫组织已向5种新冠疫苗颁发紧急使用认证,分别是美国辉瑞制药有限公司和德国生物新技术公司联合研发的新冠疫苗、英国阿斯利康制药公司和牛津大学联合研发的两个版本阿斯利康疫苗、美国强生公司旗下杨森制药公司研发的新冠疫苗以及美国莫德纳公司研发的新冠疫苗。

(资料来源:新华网,2021-05-08,记者:刘曲)

例文点评

这是一则金字塔结构的医学消息。标题言简意赅地表述了新闻的主要事实——中国国药新冠疫苗获世卫组织紧急使用认证。第一句话为陈述式导语,抓住了新闻事件的核心,起到提示消息主题思想的作用。正文按照"头重脚轻"的模式组织、安排材料,把新闻的高潮或结论放在最前面,然后按事实重要性递减的顺序来安排,借以突出最重要、最新鲜的事实和意义。这种结构方式,写好导语尤为重要,这也是新闻写作布局中较常用的一种方式。

【例文7-1-2】

广东打出发展康复医疗"组合拳"

近日,广东省卫生健康委等8部门联合印发《广东省加快发展康复医疗服务工作的实施方案》。《实施方案》提出,落实"健全完善康复医疗服务体系、加强康复医疗人才培养和队伍建设、提高康复医疗服务能力、创新康复医疗服务模式、加大支持保障力度"五大重点任务;力争到2025年,每10万人口康复医师达8人、康复治疗师达12人,有条件的基层医疗机构开设康复门诊,社区医院设立康复医学科。

《实施方案》明确,增加提供康复医疗服务的医疗机构和床位数量,加强康复医院和综合医院康复医学科建设,加强县级医院和基层医疗机构康复医疗能力建设,完善康复医疗服务网络。加强康复医疗人才教育培养,有条件的院校要积极设置康复治疗学和康复工程等紧缺专业;强化康复医疗专业人员岗位培训,探索建立康复治疗师岗位培训制度;加强突发应急状态下康复医疗队伍储备,组建广东省康复医疗应急储备专家库和各地级市康复医疗专家组。

《实施方案》提出,完善康复医疗工作制度、服务指南和技术规范,加强康复医疗能力建设,提高基层康复医疗能力,提升中医康复服务能力。逐步推进康复与临床多学科合作模式,建立"多学科联合的大康复"理念,积极推动康复医学与临床学科亚专科的融合;以患者为中心,强化康复早期介入;推动康复医疗与康复辅助器具配置服务衔接融合。通过统筹完善康复医疗服务价格和医保支付管理、调动康复医疗专业人员积极性、加强康复医疗信息化建设、完善全省康复医疗质量评价体系、推动康复医疗相关产业发展等工作,加大支持保障力度。

《实施方案》要求,以"互联网+家庭医生"、家庭病床、上门巡诊等方式将机构内康复医疗服务延伸至社区;建立以居家为基础、社区为依托、机构为补充的基层康复医疗服务网络,打造社区康复人群服务联动平台,支持基层医疗机构丰富和创新康复医疗服务模式,为社区内失能、失智、高龄老年人及慢性病患者、术后病人、重度残疾人等开展居家康复医疗、日间康复训练、康复指导、康复辅助器具租赁等服务。

(资料来源:《健康报》,2022-1-13,特约记者:蔡良全)

　　这是一则单行标题、提要式结构的医学消息。标题点名了新闻的核心内容,即为促进康复医疗的发展而设计并出台系列支持政策。第一段为新闻的导语部分,概括了最重要的医学新闻事实:出台支持政策,明确建设目标。新闻的主体部分将各个重要的建设目标以并列的形式加以介绍。

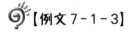【例文 7-1-3】

毕生心血付杏林
——记天津中医药大学教授、中国工程院院士张伯礼

　　张伯礼有一个坚定的信念:继承发展祖国传统医药,为人民群众的健康服务。这个信念使他以惊人的毅力潜心教书育人,忘我救死扶伤,勇攀科研高峰。为了这个信念,他执着一生,将毕生心血倾注在中医药事业上。

——题记

张伯礼拥有多个头衔,也肩负着更多责任,中国工程院院士,教授、博士生导师,全国名中医,天津中医药大学校长,中国中医科学院名誉院长,中国工程院医药卫生学部主任,第十一至十三届全国人大代表,国家"重大新药创制"专项技术副总师、国家重点学科中医内科学科带头人……在一个个岗位上,他兢兢业业地工作,做出了不平凡的业绩。

张伯礼从事心脑血管疾病防治和中医药现代化研究 40 余载,迄今已承担并完成了国家及省部级科研项目 40 余项,荣获包括国家科技进步一等奖在内的国家奖 7 项……他曾获何梁何利基金奖、吴阶平医学奖、全国中医药杰出贡献奖、树兰医学奖、全国优秀共产党员、全国杰出专业技术人才……面对这些荣誉,他总是说,"我只是一名普通的中医药教育工作者,是党和国家培养出来的,有责任继承和发展好中医药学。"

培养出一批超过我的学生

张伯礼是天津中医学院的首届硕士研究生。从被人称为老师的那一天起,教师的使命便在他的心中刻上烙印,伴随着母校给予的"天中情怀"精神,让他在今后的教育生涯中,舍己为人、忘我工作,倾注毕生心血。

郭利平博士至今仍清楚地记得,那年学校购入一台用全血检测血小板聚集性的新仪器,为摸索实验条件,建立基础数据库,需要新鲜血液进行反复测试。主持这项测试的张伯礼,先后 8 次抽取自己的血用来测试,深深感动了学生们。他教导学生们勇于在实践中锻炼才能、提高本领,做对国家有用的栋梁之材。他培养的 3 位博士撰写的论文,先后被评为全国百篇优秀博士论文,而全国中医药领域也仅有 8 篇论文获此殊荣,还有 2 篇论文获得提名奖。学生们说:"获奖看得见,但张老师付出的心血谁知有多少。他传给我们知识,也教我们做人。"张伯礼却说:"学生们获奖比我自己获奖都高兴,培养出一批超过我的学生,就是我最大的心愿。"

这些年张伯礼先后培养了博士后、博士、硕士 280 余名,分布在五大洲和各省市,他们多数已成为中医药界的骨干力量。

让更多中医药人才从这里出发

早上 6 点半,在天津市静海区团泊新城西区,"勇博励志班"的几百名同学用整齐划一的操练开始了新的一天。每天半个小时的晨练和 20 分钟的晨读是这个班雷打不动的"必修课",这份"坚持",是一种特别的磨炼。

2009 年,在张伯礼的倡导下,以"责任、坚韧、克己、奉献"为班训的"勇博励志班"正式成立。这个班每年从新生中招收学员,通过学生自我组织、自我约束、自我激励、自我评价的管理模式,磨炼学生成长成才,让学生懂得吃苦耐劳、团结协作、回报感恩社会,修炼提升学生们的整体素质。2015 年该班荣获第八届全国高校校园文化建设成果一等奖,2018 年获批天津市高校"一校一品"思想政治工作品牌首批建设项目。

为进一步激励、资助在校家庭困难和立志于中医药发展事业的优秀学生,张伯礼先后捐出个人获得的"吴阶平医学奖""何梁何利奖"等各类奖金二百余万元,设立"勇博"基金,奖励品学兼优的学生。

张伯礼常说，一流的医生应该坐下来会看病，站起来能演讲，闭上眼会思考，进了实验室能科研。他坚持院校教育和师承教育相结合，要求学生从院校走出去，跟临床名师学习经验。他还特别鼓励师生间对病例的分析讨论，创建了"基于案例的讨论式教学——自主式学习联动"的教学方法，2009 年获得了国家级教学成果一等奖。

每年的七月毕业季，都是张伯礼最幸福也是最辛苦的时刻。他满含着期待和爱的目光，送走一批又一批的本、硕、博毕业生，用这一仪式感向莘莘学子传递着"不为良相，则为良医"的理念，期待着这些后来者能够服务患者，造福人类，把中医药做得更大更强。难怪中医药大学的师生们说，他们的张校长是最辛苦的人，也是精力最充沛的人，还是对学生最无私关爱的老师！

让中医药发扬光大

没人知道中医药在张伯礼心里的分量到底有多重，他经常对身边的人说："我平生最大的理想，就是让中医药发扬光大。"正因为如此，他一生追求、无怨无悔。而他没想到的是，一场突如其来的新冠肺炎疫情，让他与他热爱的中医药一道上了"热搜"。

2020 新春时节，新冠肺炎疫情暴发。张伯礼被中央疫情防控指导组急召驰援武汉。在武汉，他深入定点医院、方舱医院、社区，给病人会诊，调查疫情，制订治疗方案，研究中药治疗新冠肺炎的处方。他率领中医"国家队"进驻江夏中医方舱医院。在这里，既有统一方案，又根据患者的病症采取个性疗法，所有患者除统一服用中药汤剂外，还因人施治调制中药颗粒剂，再辅以保健操、八段锦和心理疏导。从 2 月 14 日开舱至 3 月 10 日休舱，江夏中医方舱医院运行 26 天，收治病人 564 人，实现了"三个零"：病人零转重、零复阳，医护人员零感染。82 天的武汉战"疫"，把胆留在武汉的张伯礼，挺起了中医药人的脊梁。中医药以其优异表现和突出贡献实力"圈粉"，在抗疫战场上书写了文化自信的绚丽篇章。

正如他常说的，中医药学虽然古老，但它的理念、方法并不落后，相对于西医的优势，提高中医研究技术迫在眉睫。为此，他带领团队连续承担了 3 个国家"973"项目——"方剂关键科学问题的基础研究"，创建了包括 4 万个组分的中药组分库，搭建关键技术平台，研制了芪参益气滴丸、三叶糖脂清等多个组分中药新药。

要传承发扬好中医药，实现中医药现代化，任重而道远，张伯礼深知这一点。2006年，他又率先提出了中成药二次开发策略、方法和关键技术，致力于将传统中药大品种转化为安全有效制剂先进的现代中成药，促进了中药产业向科技型、高效型和节约型转变。

现如今，中医药发展面临前所未有的机遇，他一心扑到国家中医药战略发展建设中，参加或主持中医药现代化顶层设计，参与起草了科技部《中医现代化科技发展战略》等国家重大中医药计划。作为十一届、十二届、十三届全国人大代表，他为民生请愿，为国事建言，为推动中医药事业的大发展积极呼吁、建言献策，在中医药立法、医疗改革、中药现代化发展等方面，提出议案建议 60 余项，多数建议被采纳。

40 多个春秋，张伯礼从风华正茂到霜染双鬓，从一介学子到为人师尊，从名不经传到高山仰止,年岁在增长,职位在变迁,但他为传承、创新、发展中医药事业,努力拼搏,勤奋奉献的步履和只争朝夕的精神从没有休止过!"新目标,新征程。当今中医发展面临千载难逢的机遇,同时也面临史无前例的挑战。我们要把握机遇,迎接挑战,为中医药现代化和走出国门而奋勇拼搏,鞠躬尽瘁!"这是张伯礼发出的又一宏愿。

(资料来源:教育部教师司网站,2020-09-09,有删减)

例文点评

　　这是一篇人物通讯,以报道中国工程院院士张伯礼,反映其先进事迹、崇高思想境界为主。作者在写这则通讯的过程中,用事实说话、循事实表达、借细节体现,展示了张伯礼院士传承创新、努力拼搏、勤奋奉献和只争朝夕的精神。文章简洁平实,真实感人。

【常识巩固】

一、判断题(正确的打√,错误的打✕)

1. 医学消息允许有夸大的成分。 （　　）

2. 医学通讯相对于医学消息来说具有较强的时间性。 （　　）

3. 医学消息的正文是导语之后的展开部分,对新闻事实做充分的具体报道和说明。（　　）

二、单项选择题

1. 位于医学新闻的开头部分,是由最新鲜、最生动的事实或精辟的议论组成的是(　　)。

　　A. 标题　　　　　B. 导语　　　　　C. 主体　　　　　D. 背景

2. 医学通讯是(　　)的一种,是报纸、广播电台、通讯社常用的文体。

　　A. 记叙文　　　　B. 议论文　　　　C. 散文　　　　　D. 诗歌

3. 下列医学通讯的写作手法中不正确的是(　　)。

　　A. 医学通讯必须主题明确,态度鲜明

　　B. 医学通讯可以描写、议论、抒情

　　C. 医学通讯可以对描述的事实或人物做适当的夸大

　　D. 医学通讯的报道要求详细深入

【病文纠错】

一、以下是同学练习写作医学消息时拟定的标题,请纠正其不当之处。

1. 为保证我校二年级学生顺利到校复学学校多部门联合开展疫情防控开学实战演练

7-1
习题答案

2. 延伸课程思政课堂　用心呵护精神健康——在第 28 届世界精神卫生日到来之际学校为 600 多名学生做心理健康讲座

二、请改正以下医学消息正文的不当之处。

患者在进食过程中突发意识丧失并出现全身肌肉强直,患者家属惊恐万状呼救,得到消息的医生护士飞速赶到,鱼贯冲入病房,快速查看病情。医生护士在快速排除窒息、癔症等情况后,对患者展开了紧急施救:放平床头、清理口腔、打开气道、接通氧气……患者逐渐抽搐逐渐停止,意识逐渐恢复。医护人员高超的医术再一次挽救了患者的生命,患者家属对此感激涕零。

 【练笔实践】

一、根据本任务中的【情境模拟】,完成相应写作。

二、在教师节表彰大会上,你的辅导员被评为"优秀辅导员"并受到表彰。请以辅导员为原型写一段人物通讯,要求字数不少于 1 000 字。

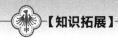 【知识拓展】

同题消息和通讯的比较

比较项目	消息	通讯
文章内容	多表现事件	可表现人物、事件
信息含量	简略单纯	详细丰富
文章结构	程式性强	创造性强、复杂多样
写作技巧性	手法简单	手法多样
时效性	迅速及时	不追求时效
文体风格	朴实无华	富有文采
作者主观倾向	基本没有流露	有表达
文章功能	只求传递信息	有审美、教化的功能
审美	坚守新闻的简洁、质朴美	可以有少量的修饰
读者效应	求刺激、求爆炸效应	求震撼、求思索效果

任务二　医　卫　论　文

情境模拟

　　学校金老师组成的科研团队开展了"麦冬须根食用安全性"的研究，得出麦冬须根主要成分与麦冬块根相近，卫生学检验指标符合国家相应标准，麦冬须根可作为普通食品原料应用于各类食品的初步结论。为锻炼科研团队中学生成员的论文写作能力，老师要求参研同学先集体讨论后，完成研究论文的初稿撰写。作为学生科研团队成员的你，知道如何开展医卫论文写作吗？

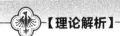【理论解析】

一、医卫论文的概念

　　医卫论文是医卫工作者在医学、药学、临床上进行创造性的科学实验和理论分析，并运用逻辑思维方法揭示其客观规律和本质的一种论说性文体。它是报道自然科学研究和技术开发创新性工作成果的论说文章，是阐释原始研究结果并公开发表的书面报告。医卫论文属科技论文，它必须具备论点、论据、论证三要素。

二、医卫论文的分类

　　医卫论文可以按照写作目的和研究方法来进行分类。

　　（一）按论文写作的目的分类

　　1. 学术论文

　　医学学术论文是医学领域的专业人员表述科研成果的论文，是某一学科课题在实践性、理论性或观测性上取得创新科研成果或见解的科学记录，或是某种已知原理应用于实际取得新进展的科学总结。学术论文可提交科研部门参考，也可在学术会议上宣读、交流，或在学术刊物上发表。

2. 学位论文

医学学位论文是为申报医学专业学位而撰写的论文,它表明作者在掌握医学学科的基础理论、专业知识和基本技能上所达到的水平及对所研究课题的新见解、新成果。上级科研主管部门或作者导师借此对申请学位的作者进行学术水平考查与评判。

(二)按论文所采取的科研方法分类

1. 实验研究型论文

实验研究型论文是利用科学的实验方法获取客观数据,并对数据资料进行归纳、分析、处理后写成的论文。

2. 临床研究型论文

临床研究型论文是通过对临床病例的病因、发病机制、临床表现、临床分型、治疗及疗效等方面进行观察、分析和讨论,提出自己的见解而写成的论文。

3. 调查报告型论文

调查报告型论文是对一定范围的人群就某个医学相关问题、某个疾病、某些预防保健情况等进行调查,将数据资料经统计学处理后写成的专业性论文。

4. 理论研究型论文

理论研究型论文是选择医学领域中具有创造性的课题,以该学科的科学理论及相关学科、边缘学科的理论为指导,在广泛研究文献资料的基础上提出创新见解而写成的论文。

5. 经验体会型论文

经验体会型论文是紧密结合医药卫生护理技术工作的实践,将自己的体会、经验加以总结而写成的论文,一般具有较强的业务性、技术性。

6. 文献加工型论文

文献加工型论文是作者在阅读过程中收集了医学领域某一专题的大量的文献资料后,经过归纳、分析、综合而写成的专题性学术论文。

对医学生而言,学位论文、调查报告型论文、实验研究型论文是写作相对较多的医卫论文文种。

【文种写作】

医卫论文的写作是一项复杂的创造性劳动,熟知医卫论文的基本结构、写作步骤、写作原则、写作要领,可以达到事半功倍的效果。

一、医卫论文的基本结构

医卫论文的基本结构分为三个部分:前置部分、主体部分、附录部分。

（一）前置部分

1. 题目

题目是对论文内容的高度概括，供读者了解论文最主要的内容，也便于选定关键词，以及做文摘、编制题录等二次文献。拟定题目必须做到清楚、精练、准确、醒目，尽量不超过 20 个字。题目不用化学式、公式及商品名称，尽量避免使用令人费解的缩略词、字符、代号等。

2. 署名

作者署名是作者文责自负和拥有版权的标志。在医学科学研究中，一般由该项研究课题的设计者、组织者来撰写论文，或在其具体指导下分工撰写论文。谁写论文就署谁的名，如果由数人共同完成，则按贡献大小排列先后顺序。署名的作者一般不超过 6 人。

3. 内容摘要

内容摘要也称摘要，是以最少的文字向读者介绍论文的主要观点和精华所在。内容摘要应高度概括全文的要点，能独立成章。它以准确而简洁的语言说明论文的目的、方法、结果和结论。摘要中不用第一人称（尤其是不用第一人称单数），不加注释，不空洞议论，不模棱两可，不分段落，不用图表和公式，不用疑难词、缩写词。

4. 关键词

关键词是反映论文主题和中心内容的具有实质意义的词或短语，主要作用是供信息系统编写检索文献，便于计算机收录、检索和储存。每篇文章标引 3～8 个关键词，从文题、摘要或正文中选取。

（二）主体部分

1. 前言

前言是论文开头的一段短文，起提纲挈领作用。前言主要介绍本课题研究的动机、目的、范围、意义，课题的研究方法、实验设计及其理论依据，以及论文写作的背景。前言可使读者了解作者的研究方向和这项研究的缘由。前言必须精练，避免冗长地综述国内外文献，避免写成短篇文献综述。

2. 材料和方法

材料和方法主要说明实验所使用的材料（在临床论文中又称为临床资料、病例资料）、方法和研究的基本过程，是显示论文"结果"的可靠性和准确性的依据。

3. 结果

结果是论文的核心部分，是作者通过实验研究、临床研究、分析观察所得的研究成果和总体归纳。结果一般从观测数据导出，要求真实可靠、实事求是。结果反映文稿水平的高低及价值，通常用文字叙述结合表、图来说明表达。

4. 讨论

讨论是结果的逻辑延伸，通过对结果的阐述论证，引出恰当的结论。讨论要根据科学的材料和方法、结果和理论进行，要客观、真实和正确，切忌综述文献、重复叙述方法和结果。

5. 结论

结论是对全文内容简明扼要的叙述,也是全文中心论点的集中体现。文末是否要有结论可根据实际情况决定,有的作者将结论写在讨论中而不单独写出。

6. 致谢

这部分是用简短的文字向对本项研究工作和论文写作有过实质性贡献的单位和个人表达感谢之意。

7. 参考文献

参考文献是医卫论文的重要组成部分,用来表明论文的科学依据与历史背景,显示作者对与本课题有关的国内外情况的了解程度,反映出作者尊重他人劳动成果的科学态度。著录参考文献的原则:只著录最必要、最新的文献,只著录作者亲自阅读过的和在文章中引用过的文献,只著录公开发表的文献,著录格式必须规范。参考文献的著录序号应按正文中出现的先后次序标记。

(1) 著录期刊的写作格式为:

［著录序号］作者.文题[J].刊名,出版年,卷(期):起页-迄页.

如:[1] 吴树亚.应激免疫抑制蛋白的细胞来源[J].北京医科大学学报,2000,32(4):332-334.

(2) 著录书籍的写作格式为:

［著录序号］作者.书名[M].版次.出版地:出版者,出版年:起页-迄页.

书籍中析出文献,写作格式为:

［著录序号］析出文献作者.析出文献题名[M]//主编者.书名.版次.出版地:出版者,出版年:起页-迄页.

如:[1] 褚福棠.实用儿科学(下册)[M].4 版.北京:人民卫生出版社,1985:337-379.

[2] 汪敏刚.支气管哮喘[M]//戴自英.实用内科学.8 版.北京:人民卫生出版社,1991:833-840.

(三) 附录部分

附录部分包括附表、附图、照片、文后附录的资料等。

二、医卫论文的写作步骤

医卫论文的写作一般要经过以下五个步骤。

(1) 搜集、积累和整理资料,做好写作准备。所搜集的资料越多、越丰富,观察问题就越全面,对深入分析、研究就越有利。

(2) 命题。命题就是确定研究方向,也就是明确研究医学领域中的某一方面的问题,据此拟定合适的题目。

(3) 拟订提纲。提纲是论文写作的设计图,是全文的骨架,起到疏通思路、安排材料、形成结构的作用。拟订提纲一定要项目齐全(医卫论文的基本结构完整),初步构思出文章的大体轮廓。拟订提纲帮助整理初步酝酿形成的思路、观点想法和发现,使原来的设想得以修改、补充。

(4) 撰写初稿。在基本观点已经明确,参考或引用文献资料已准备妥当时,可按提纲的顺序分段进行写作以形成初稿。初稿一定要尽可能写得扎实、丰富、圆满,应做到论点明确、资料可靠、数字准确、文字精练。

(5) 修改及定稿。修改是对初稿的内容不断加深认识,对表达形式不断选择的过程。修改时着重检查内容、格式、论点、论据、论证新颖程度、行文顺序及数据、数字、标点符号、序号、外文字母、表格、插图,以及有无错别字。反复多次检查没有新的修改意见后即可定稿。

三、医卫论文写作需遵循的原则

(一) 准确性原则

医卫论文的写作关系到服务对象的健康和生命安全,必须做到真实可靠、准确无误,应排除任何缺乏可靠依据的主观推测和偏见。

(二) 规范性原则

医卫论文要体现严密的规范性,使用的术语、数据、符号、图表等,都必须符合医学专业的标准和国家的规定。否则就会导致误解,甚至造成不良后果。

(三) 完整性原则

医卫论文的基本格式要完整,论文中所涉及的资料要全面、完整。

(三) 实践性原则

医卫论文的内容都应该来自实践或有实践依据,不能胡编乱造。写作经验体会型论文,必须有自己的实践基础,绝不能照抄照搬别人的文章内容。

(四) 科学性原则

医卫论文必须符合医卫专业本身的科学原理和规则,不能使用未经查实的数据、未经实践验证的材料或技术上不过关、理论上不成熟的内容。论文所作的结论应该科学和严谨,经得起推敲和检验。

(五) 伦理性原则

临床试验常涉及具体的患者或志愿者,在撰写医卫论文时必须注意保护他们的隐私权,更不能损害他们的名誉。

四、医卫论文写作注意事项

(一) 医卫论文的选题原则

1. 效益性原则

所选的课题应与广大人民群众的健康息息相关,在医药卫生保健事业中具有重要意义,且是亟待解决的关键问题,有利于发展社会生产力,促进经济建设。

2. 开创性原则

尽量选择前人尚未涉及或探讨的问题作为选题目标,通过研究提出新的发现、新的见解、新的观点,作出新的结论,使研究应具有创新性。

3. 科学性原则

选题应具有一定的事实根据和理论依据。在确定选题前应该阅读大量文献,了解相关研究课题的历史和现状,吸取他人的实践经验,掌握新发现的规律。

4. 延伸性原则

有些已被他人研究过的题目,由于种种原因,可能出现一些不妥的地方,或因科学知识水平的提高而发现其中不足的地方,选择这样的课题,通过重新验证,可以达到纠正或补充前人或今人学术的目的。

5. 可行性原则

选题必须在具备了一定的主客观条件下才有可能完成。需要正确评价研究者的知识结构、专业水平、研究能力及个人素质,正确评估包括研究手段、经费支持、协作支撑等客观条件是否具备,避免盲目追求高精尖、大而全的做法,要从某一具体项目开始,适宜地潜心研究某个实际问题并力争出成果。

(二) 医卫论文的表达方式

医卫论文常用的表达方式有描述、叙述、说明和议论。一般而言,介绍医学科技领域中事物的现象、形态、性状、结构等用描述,如"临床资料""病例资料"部分,常采用描述;介绍事物发展过程和事情经过等用叙述;解说事物性质、特征、状态、功能、用途等用说明;阐述科学原理,证明科学观点等用议论。

(三) 医卫论文的语言运用要求

医卫论文的语言必须准确、简明、真切、详略得当。准确是指表意正确、周密;简明是指用语简洁、清晰;真切是指在准确的基础上形象地再现事物特征;详略得当是指详者具体而不烦琐,略者扼要而不疏漏。为此,必须遵循专门医学语体词语手段、语法手段、修辞手段的相应要求。

1. 词语手段

(1) 医卫论文的写作不使用描绘性和带感情色彩的词语,而使用常规的客观性的语言。例如"黄色"为颜色词的"原形式","黄澄澄"是具有描绘性的词汇。若描述粪便性状,只能写为"黄色稀便",而不能写成"黄澄澄的稀便"。

(2) 不使用重叠式形容词、儿化词。如"黑黑的粪便""肉芽儿"等。

(3) 规范使用医学术语,避免口语词或意义未经精确规定的多义的日常生活用语。例如,"输液"与"打点滴"、"手术"与"开刀"、"月经"与"例假"、"咯血"与"吐血"等。

(4) 正确使用术语的缩写、简称形式和代表符号。例如:冠心病(冠状动脉粥样硬化性心脏病)、G^+(革兰阳性)、IM(肌肉注射)等。

（5）较多使用国际通用词。在专门医学语体中外来词、国际通用词占有很大比重，且使用频率较高。

2. 语法手段

（1）大量使用限制性、修饰性词语。例如：心源性休克、海马沟回疝、水样便、鳞状上皮癌、"O"型腿等。

（2）句类、句型较为单一。在句类上主要使用陈述句，有时也用疑问句，但基本不用感叹句、祈使句。在句型上除用主谓句外，还大量使用非主谓句，如"观察对象""观察方法""材料与方法"等。多用短句和省略句。

3. 修辞手段

专门医学语体一般不使用拟人、夸张、双关、反语等带有情意性的修辞，偶尔在描述现象、形态、颜色、行为等具有表象特征的事物时使用比喻，其常用的表现手段是"××样""××型""呈××状"，例如，描述尿液的颜色为"酱油样"尿。此时的比喻与文艺语体不同，必须无损于科学性。

掌握专门医学语体的词语手段、语法手段、修辞手段，就可以在写作医卫论文时做到表达准确科学。在日常专业基础课和专业课知识的学习中，要掌握专门医学语体语言运用的特点和规律，为写作医卫论文打好语言基础。

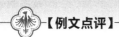【例文点评】

【例文 7-2-1】

半夏泻心汤治疗慢性萎缩性胃炎的临床价值研究

顾××

（滨海县×医院脾胃科，江苏 盐城 224500）

【摘要】目的：探讨半夏泻心汤治疗慢性萎缩性胃炎的临床应用方法和效果。方法：选取 2018 年 1 月至 2020 年 1 月本院收治的 70 例慢性萎缩性胃炎患者作为研究对象，采用随机分组方式分为对照组和观察组，每组 35 例。对照组患者给予甲硝唑、阿莫西林胶囊和泮托拉唑西药联合治疗，观察组患者在此基础上加以半夏泻心汤联合治疗，比较两组患者持续治疗后临床效果及治疗前后食欲不振、胃满烦闷、反酸反胃和上腹疼痛等临床症状积分改善情况。结果：治疗后，观察组治疗总有效率为 97.1%，明显高于对照组的 80.0%（P<0.05）。两组患者治疗前上腹部疼痛、反酸反胃、食欲不振及胃满烦闷临床症状积分比较差异无统计学意义；治疗后，两组患者各项积分均明显降低，且观察组低于对照组（P<0.05）。结论：常规西药治疗慢性萎缩性胃炎患者的基础上加以半夏泻心汤联合治疗，效果显著，更有利于改善患者临床症状，临床应用价值高，值得推广应用。

【关键词】半夏泻心汤;慢性萎缩性胃炎;临床疗效;症状积分

（英文标题、英文摘要及关键词略）

慢性萎缩性胃炎是消化内科一种常见疾病,幽门螺杆菌是引起萎缩性胃炎的重要原因。90%的中重度慢性萎缩性胃炎患者均可检测到HP抗体。在慢性胃炎患者萎缩阶段根治HP,可消除炎症反应,使萎缩减慢或停止,并可使部分腺体得到逆转。发病过程中,常伴随胃痛、嗳气、腹胀、反酸反胃等症状,不但降低患者的生活质量,还会影响其身体健康和安全[1]。多年来,临床多为患者提供常规西医治疗,如甲硝唑、阿莫西林胶囊等,但实践结果发现疗效一般,与西医比较,中医药对于慢性萎缩性胃炎疗效更确切[2-3]。为了探讨半夏泻心汤应用的效果与价值,本研究选取本院近两年收治的70例慢性萎缩性胃炎患者进行研究,现报道如下。

1. 资料与方法

1.1　临床资料　选取2018年1月至2020年1月于本院接受治疗的慢性萎缩性胃炎疾病患者70例,采用随机数字表法分为观察组和对照组,每组35例。观察组男20例,女15例;年龄25～68岁,平均(47.9±4.9)岁;病程1个月～3年,平均(12.4±5.7)个月。对照组男18例,女17例;年龄27～67岁,平均(48.2±4.6)岁;病程1个月～3年,平均(12.5±5.7)个月。两组患者临床资料比较差异无统计学意义,具有可比性。

1.2　纳入及排除标准　纳入标准:① 患者入院后结合其消化不良、上腹部疼痛、食欲不振等临床表现与《中药新药临床研究指导原则》[4],符合慢性胃炎诊断标准,确诊为HP阳性慢性萎缩性胃炎;② 年龄18～70岁范围;③ 患者知晓研究且自愿签署知情同意书。排除标准:① 存在本研究所用药物过敏情况;② 近期内应用过其他药物进行治疗患者;③ 处于妊娠期、哺乳期或精神疾病患者;④ 存在严重心肝肾系统病变的患者;⑤ 配合度低或不同意本研究内容患者。研究经医院伦理委员会审议通过。

1.3　方法　两组患者均提供常规西药治疗,包括甲硝唑(陕西汉王药业有限公司,国药准字H61020092,规格:0.2 g)、阿莫西林胶囊(昆明贝克诺顿制药有限公司,国药准字H53021880,0.5 g)和枸橼酸铋钾(丽珠集团丽珠制药厂,国药准字H10900084\n,规格:0.3 g)、泮托拉唑(TG德国,国药准字H20160486,规格:40 mg)进行治疗,其中甲硝唑每天2次,每次0.4 g,饭后30分钟服用。阿莫西林胶囊每次1.0 g,每天2次,于饭后30分钟服用。泮托拉唑每次40 mg,每天2次,饭后30分钟内口服治疗。枸橼酸铋钾每天2次,早晚各服0.6 g,饭后30分钟口服。所有药物均持续口服治疗15天。在此基础上,观察组患者加以半夏泻心汤进行治疗,药方包括:党参20 g,白花蛇舌草、蒲公英、段乌贼骨各15 g,半夏、黄芩、枳实各10 g,甘草、黄连各6 g,干姜5 g。对于存在明显上腹部疼痛症状患者,加以3 g田七粉吞服治疗;对于存在明显腹胀和嗳气症状患者,加以10 g延胡索与佛手和6 g砂仁进行治疗;对于存在明显反酸症状患者,加以30 g海螵蛸进行治疗;对于存在瘀血症状患者,加入10 g当归与丹参进行治疗。患者每天服用 1 剂,水煎取汁,分早晚两次口服治疗。以 1 个月为 1 个疗程,持续治疗 1 个疗程。

1.4 观察指标 参照《中药新药临床研究指导原则》中关于慢性萎缩性胃炎疾病的疗效评定标准,将患者的治疗效果分为痊愈、显效、有效和无效[5]。痊愈:治疗后患者上腹部疼痛、腹胀等临床症状完全消失,幽门螺杆菌完全清除;显效:治疗后患者症状改善显著,幽门螺杆菌基本清除;有效:患者治疗后症状减轻,幽门螺杆菌减少;无效:不符合上述标准。临床治疗总有效率＝(痊愈＋显效＋有效)/总例数×100%。采用中医症状积分量表[6],结合患者上腹部疼痛、食欲不振、反酸反胃及胃满烦闷的症状改善变化,积分评定为 0～3 分,分数越高表示症状越严重,比较两组患者治疗前后中医临床症状积分的改善情况。

1.5 统计学方法 采用 SPSS20.0 统计学软件进行数据分析,计数资料以[n(%)]表示,予以 x^2 检验,计量资料以"$\bar{x}\pm s$"表示,予以 t 检验,以 $P<0.05$ 表示差异具有统计学意义。

2. 结果

2.1 两组患者临床疗效比较 观察组患者临床总有效率高于对照组,差异具有统计学意义($P<0.05$),见表 1。

表 1 两组治疗效果比较[n(%)]
Table 1 Comparison of treatment effects between the two groups[n(%)]

组 别	例 数	痊 愈	显 效	有 效	无 效	总有效率
观察组	35	11(31.4)	20(57.1)	3(8.6)	1(2.9)	34(97.1)
对照组	35	4(11.4)	15(42.9)	9(25.7)	7(20.0)	28(80.0)
x^2 值						7.028
P 值						<0.05

2.2 两组患者中医症状积分比较 治疗前,两组患者中医症状积分比较差异无统计学意义,治疗后,两组中医症状积分均下降($P<0.05$),且观察组低于对照组($P<0.05$),见表 2。

表 2 两组中医症状积分比较($\bar{x}\pm s$,分)
Table 2 Comparison of TCM symptom scores between the two groups ($\bar{x}\pm s$, scores)

组 别	例 数	时 间	上腹部疼痛	食欲不振	反酸反胃	胃满烦闷
观察组	35	治疗前	2.7±0.5	2.3±0.5	1.9±0.4	2.5±0.5
		治疗后	1.2±0.3	1.0±0.2	0.8±0.2	1.2±0.3
对照组	35	治疗前	2.6±0.5	2.3±0.4	1.9±0.4	2.4±0.4
		治疗后	1.9±0.3	1.2±0.2	1.1±0.3	1.9±0.4

3. 讨论

慢性萎缩性胃炎是消化内科治疗临床上较常见的一种疾病,引发患者出现该病的因素较为复杂,包括幽门螺杆菌感染、饮食习惯不佳、缺铁性贫血、十二指肠液反流、局部营养不良、血液循环存在问题等,慢性萎缩性胃炎患者临床表现通常包括食欲不振、消化不良等,严重者会出现上腹部疼痛的情况,需及时为其提供干预,避免出现更严重的进展性后果[7]。当前,越来越多学者与医疗人员将慢性萎缩性胃炎和胃癌情况的发生联系在一起,研究慢性萎缩性胃炎、胃癌引发的联系和概率,被认为是癌前疾病[8]。从了解疾病进展过程进行研究,进而探索有效控制病情进展和治疗恢复的途径。长期以来,临床针对慢性萎缩性胃炎患者应用常规西医治疗,如甲硝唑、阿莫西林、泮托拉唑等,或行对症治疗为主,均无明确西医治疗方案,且最终效果一般,无法标本兼治,于是引入中医药治疗具有重要的意义。

我国医学中,慢性萎缩性胃炎疾病也属"胃脘痛""痞满"的范畴,引发慢性萎缩性胃炎与患者胃部瘀血的出现和形成密切相关,此外还与外感寒邪、饮食不节、情志不畅以及脾胃虚弱有关,患者表现出气不行血、气郁不畅、胃络不顺等,持续症状下形成慢性萎缩性胃炎疾病[9]。中医提倡对慢性萎缩性胃炎患者的治疗以益气养阴为主,特别需加强患者脾胃功能,及时调和气机,发挥疗效。半夏泻心汤的药方收治在汉代医学家张仲景的著作中,该药方包含党参、黄芩、半夏、蒲公英、煅乌贼骨和白花蛇舌草等,其中半夏是君药,主要发挥和胃健脾、除湿化痰、降逆止吐的效果;干姜则能驱寒温中和回阳救逆,同样有除湿化痰作用;黄芩和蒲公英有助于患者清热燥湿、泻火解毒;白花蛇舌草则能消痛散结、利尿除湿、清热解毒;党参发挥健脾益气、调胃和中的效果;枳实能够破气消滞。合用诸药,共同发挥调和患者肝脾、消痞散结的作用。而针对不同病症加重情况下的患者,还可随机加减,以充分调节阴阳,发挥平调寒热与疏通气机的作用,最大程度帮助不同患者缓解和消除临床症状。如患者有明显上腹部疼痛,则药方中加入田七粉,发挥散瘀止血和消肿定痛的功效,需提醒患者用水吞服;如患者存在严重反酸,则利用海螵蛸发挥制酸止痛剂收湿敛疮的效果,此外瓦楞子也具备制酸止痛的功效。合理加味与辨证治疗下,慢性萎缩性胃炎患者的治疗效果显著[10]。

本研究结果显示,观察组患者临床治疗总有效率为 97.1%,明显高于对照组的 80.0%(P<0.05),治疗后观察组各种临床症状中医积分低于对照组(P<0.05)。与曲卫研究结果[11]相似,证实半夏泻心汤对慢性萎缩性胃炎患者应用的有效性。另外,该学者在加味治疗中还增加一些中医药方,如黄连(除热和降泄作用)、大枣(健脾益胃生津作用)、白及(消肿生肌和收敛止血作用)、竹茹(清热化痰和止呕吐作用)、木香(行气健脾和消食作用)等,本研究未涉及以上内容,但可参考应用。

综上所述,联合应用常规西药及中药半夏泻心汤治疗慢性萎缩性胃炎患者疗效显著,能够改善甚至消除临床症状,促进患者尽快康复,值得临床推广应用。

参考文献

[1] 闫海强.茶壶疏肝散合半夏泻心汤加减治疗慢性萎缩性胃炎临床观察[J].内蒙古中医药,2016,35(1):25-26.

[2] 魏晓广,郑佳.西药联合半夏泻心汤辨证加减治疗慢性萎缩性胃炎效果分析[J].中国现代药物应用,2016,10(12):187-188.

[3] 徐瑾,楼晓军,蔡青,等.健脾活血方对HP根除后萎缩性胃炎患者的临床疗效及血清PG的影响[J].浙江临床医学,2020,22(12):1735-1737.

[4] 孙震,王晓燕.加味半夏泻心汤辅助治疗慢性萎缩性胃炎临床对照研究[J].世界临床医学,2017,11(19):128-129.

[5] 曾云.加味半夏泻心汤治疗慢性萎缩性胃炎59例临床观察[J].医药前沿,2017,7(30):328-329.

[6] 李思颖.半夏泻心汤治疗慢性萎缩性胃炎临床研究[J].河南中医,2015,35(1):26-27.

[7] 王捷虹,桂越蓉.半夏泻心汤治疗慢性萎缩性胃炎探析[J].现代中医药,2018,38(3):82-85.

[8] 徐广鑫.加味半夏泻心汤治疗慢性萎缩性胃炎的临床效果研究[J].中国实用医药,2017,12(5):143-145.

[9] 季梅,杨进.慢性萎缩性胃炎的中医药研究进展[J].湖南中医,2015,31(4):176-179.

[10] 应瑛.加味半夏泻心汤治疗慢性萎缩性胃炎临床研究[J].新中医,2015,11(5):76-77.

[11] 曲卫.半夏泻心汤治疗慢性萎缩性胃炎42例临床观察[J].中医临床研究,2016,8(9):95-96.

7-2
习题答案

(资料来源:《当代医学》2021年第3期)

例文点评

　　这是一篇完全按照医卫论文格式撰写的论文。题目精练,准确反映论文的主题。署名规范。摘要高度概括全文的要点,准确而简洁地说明了目的、方法、结果和结论。关键词选取准确。原作标题、作者、摘要和关键词都有对应的英文内容,选入时限于篇幅没有在本书中呈现。正文的前言简明交代了慢性萎缩性胃炎的诊疗现状,本研究的目的和意义。资料介绍翔实,方法描述准确,具有完整性、客观性和可靠性。结果部分内容真实,交代准确,文字简明,表格使用规范。讨论部分紧扣西医治疗效果的缺陷和祖国传统医学辨证施治的优势,阐明中医治疗的理论基础及临床成效,小结对本研究做出简明扼要的叙述,成为全文中心论点的集中体现。参考文献书写规范且内容丰富,表明论文有充足的科学依据。

【常识巩固】

一、判断题(正确的打√,错误的打×)

1. 医卫论文属科技论文类,它必须具备论点、论据、论证三要素。　　　　(　)

2. 医卫论文的内容提要中可以使用第一人称单数。　　　　　　　　　(　)

3. 医卫论文常用的表达方式有描述、叙述、说明和议论。　　　　　　 (　)

二、多项选择题

1. 医卫科研选题中需要遵循的原则有(　　)。

　　AB. 科学性C. 效益型D. 可行性

2. 拟定医卫论文题名应具备的要求有(　　)。

　　AB. 文词优美,用语生动

　　CD. 主题明确、重点突出

3. 医卫论文作者署名的原则包括(　　)。

　　AB. 审稿者需要署名

　　CD. 按贡献大小依次排列先后顺序6 人

【病文纠错】

以下是一篇医卫论文,请指出其中的不当之处。

工作压力大成为综合医院护士易患疲劳综合征的原因

××省××市中心医院　王×××　刘××　张×　蔡××

于××　唐×　王××　刘××　陈×　曹×

【关键词】护士;疲劳综合征

　　疲劳综合征是当今医疗服务队伍中的重要问题[1]。疲劳综合征可以导致医疗服务人员心理紧张,产生躯体、情绪和心理的不良体验,最终出现逃避工作的行为[2]……本文对综合医院护理人员疲劳综合征的状况及相关因素进行调查分析,以探讨它们之间的关系,为保证护理人员身心健康提供依据。

　　1. 调查对象与方法

　　1.1　调查对象(略)

　　1.2　调查工具(略)

　　1.3　调查方法(略)

　　1.4　统计学处理(略)

　　2. 结果(略)

3. 讨论(略)

综上所述,综合医院由于护理人员紧缺、工作强度大、服务质量要求高等原因使得护理从业人员易患疲劳综合征,应引起管理者的高度重视。综合医院管理层在强调护理质量的同时,应当重视护理人员的行为心理管理,协助护理人员正确认识压力源,采取积极措施舒缓压力,使她们能在上班时开开心心,下班后高高兴兴,促进护理人员的身心健康,从而保证护理服务质量。

本研究得到××××医院、××××医院护理部的大力支持和配合,××××医院护理部主任吴××对本文给予悉心指导与斧正,在此一并致谢。

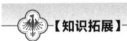

【练笔实践】

一、根据本任务中的【情境模拟】,完成相应写作。

二、为培养在校生的科研意识,学习科研的基本方法,积累科研的实践经验,学校设立了学生科研奖励制度。临床医学专业的5名同学计划在老师的指导下完成一个关于医学类高职院校毕业生就业期望值方面的调查和研究并撰写论文,计划以此科研论文申报校级学生科研奖项。你作为课题组的负责人,请拟出撰写这篇论文的步骤。

【知识拓展】

文献资料的种类

文献资料是医卫论文的重要组成部分,既可以帮助作者了解研究领域前人的研究成果,显示作者对与本课题有关的国内外情况的了解程度,同时也可以摘录适当结论作为本课题研究的科学依据和支撑素材。文献资料包括教科书、手册、专著、进展丛书、会议论文集、期刊、工具书、年鉴、索引等。

教科书是按照教学大纲的要求编写的,用来阐述各种比较成熟的医学理论,具有严格的系统性和逻辑性。它既是医学院校学生学习专业理论和实践技能的教材,也是医药卫生工作者专业进修的主要资料。阅读和参考教科书要注意选择最新的版本。

手册大量采用各种表格、图解、符号、公式等,用以提供学科专业领域的基本知识,特点是实用性强,检索阅读方便。

专著是以一个专题为中心的科学著作。它对某一专题有较深入的探讨和独创性的见解。阅读专著既有利于专业理论学习和临床实践,也有利于提高科研能力。

进展丛书是对某一主题范围内的各种专题进展情况的综述。它比较全面地反映各种专题研究的最新信息,是文献资料的主要来源。在撰写论文时常常引用这些最新的科技信息作为背景材料和"讨论"的论据。所以,要特别重视这一类文献资料的搜集、阅读。

　　会议论文集能提供最新的研究成果。阅读会议论文集可以了解国内外医药卫生领域的最新动态。论文集内容的特点是"新"，但不一定是定论。阅读时应予注意。

　　专业性期刊以发表论文为主。各医学院校及科研单位的学报、院刊，以及各省、市的地方性医学杂志，种类繁多。中华系列的专科杂志共有 40 余种。专业性期刊是医药卫生论文文献资料的重要来源。有目的地浏览或阅读些专业期刊，借此了解学科动态、信息，学习写作医卫论文的方法。

　　工具书是知识信息高度浓缩和累积的一种出版物。为了解决阅读与写作中的实际问题，必须借助于各种工具书。如为了准确地使用医学名词术语，就要查阅《医学名词》《现代医学词典》《护理学词典》《中华人民共和国药典》等医学工具书。

　　年鉴是一种特定类型的出版物，也具有工具书的作用。它提供适时、新颖的资料或简明的事实，反映新的发展趋势，如《中国医学科学年鉴》《中国内科年鉴》《中国药学年鉴》等。

　　索引是专供查找文献的工具书。《中文科技资料目录（医药卫生分册）》是检索中文医学文献最重要的工具。

学习单元八

写作医学科普文

单元概述

　　医学科普工作,是将自己的专业知识用通俗化的语言向大众进行宣传,从而增进公众对医疗现况的了解,以提高公众的健康意识与素养。医学科普工作不能仅靠"专家""学者"来做,也应该是每一位医学生、医务工作者的职责与义务。写作医学科普文,是进行医学科普的一种方式。本单元主要对医学科普文的概念,常见医学科普文的类型及医学科普文的写作方法进行介绍。

任务一 什么是医学科普文

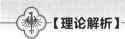

【理论解析】

微课：医学科普文的写作

一、医学科普文的含义

　　科普，是"科学普及"的简称，是指利用各种媒介和方式，推广科学技术应用，倡导科学方法，传播科学思想，弘扬科学精神，以通俗易懂的方式，使大众接受科学知识的活动。医学科普，指对医药健康卫生相关的知识和技术进行普及的活动；而医学科普文，则是解说、介绍医学科学知识和技术的说明性文体。

二、医学科普文的意义

（一）医学科普已成为医务工作者的新任务

　　健康教育，能提高群众自我保护意识，从而"当好自己健康第一责任人"。所以，写好医学科普文，做好医学科普工作，向大众普及健康教育，已经成为医务工作者当前的新任务。

（二）医学科普文是健康宣教的重要途径

　　《"健康中国2030"规划纲要》，指出"'共建共享、全民健康'，是建设健康中国的战略主题，落实预防为主，推行健康生活方式，减少疾病发生，强化早诊断、早治疗、早康复，实现全民健康"。在临床工作中,医护人员通过多种途径向病人进行健康宣教,能帮助患者正确认识和对待疾病,积极主动地配合治疗。写作医学科普文是医护人员进行健康教育的重要途径,对帮助大众预防疾病、与疾病作斗争有特殊的意义和作用。

（三）提高大众的健康素养

我国人民的健康素养有待提高,社会人群运用已有的经济条件和科学知识进行自我保健的意识也有待提高。随着医学模式的转变,保障人民身心健康,必须要用到科普这个"喉舌'。医务工作者可以利用医学科普文,宣传健康的生活习惯和生活方式,让人民群众知晓疾病如何发生、发展,从而提高全民族的健康素养,使预防疾病、接受正规治疗成为人民群众维护自身健康的基本技能。

三、医学科普文的种类

医学科普文内容十分广泛,形式也多种多样。按不同的分类标准,有不同的类别。

按内容性质来看,可以分为医学知识科普文和医学技术科普文。医学知识科普文的任务,是丰富读者的医学知识,引起人们对医学的兴趣,获得各方面的医疗保健知识。医学技术科普文,是通过对各种医学新技术、新方法的介绍,使读者了解医学科技发展动态的文种。

按表达形式看,有非文艺型医学科普文和文艺型医学科普文。非文艺型医学科普文是以说明为主要表达方式,介绍、普及医学知识,推广医学技术、介绍医学新产品、新方法和新经验的文章形式。文艺型医学科普文,则是运用生动活泼的文艺性表现手法,采用诗歌、童话、寓言等形式,向读者传播医学知识的文章。

四、医学科普文的特点

（一）科学性

科学性是科普作品的生命。观点正确、选材真实、语言准确是科普作品的基本要求。因为科普知识事关生命,更要着眼于真,立足于准。原则上,不能选择尚无定论的医学知识和医疗技术进行科普。维护医学科普作品的科学性和准确性是科普作者的天职。

（二）思想性

医学科普作品应用辩证唯物主义的世界观和方法论,恰如其分地全面介绍医学知识,不能任意夸大,造成人们认识上的混乱;另外,要用健康的思想谈健康。医学知识的普及,可使人们摆脱封建迷信和愚昧无知,自觉养成爱清洁、讲卫生的习惯,主动养成预防疾病的意识,这对人们的精神生活、道德观念和社会风气都会产生积极影响。

（三）实用性

医学科普文章的目的就是普及医学知识,让受众读后有所收获。实用性、知识性决定了一篇医学科普文的价值。患者及大众在阅读过程中,认为文章内容实用,才会愿意阅读,积极阅读,才有可能二次传播。

（四）通俗性

科普作者是同外行打交道,其首要任务是要让非专业读者能读懂接受科普作品。医学科普文,要加强通俗性,注意语体特点,不能简单罗列医学术语,更不能大段引用学术论文、医学教材上的原话。写作时,应在不损害科学性的前提下,尽量将专业术语翻译成通俗的语言,如采用打比方等说明方法,可以使语言通俗化,达到深入浅出地把抽象的道理形象化的效果。医学知识通俗化难度较大,不仅对作者的写作功底有要求,而且对作者的医学功力也有很高要求。此外,丰富的生活经验、人生阅历,贴近大众和善于观察的习惯,也会帮助科普作者,使其更好地了解读者的群体特征,学会对不同类型的读者使用不同的行文风格与体裁。

（五）趣味性

趣味性是科普作品非常重要的一个特点,因为不管文章科普的知识多么重要,如果没有趣味性,就无法吸引更多人的关注。因此,科普作品要能唤起读者的注意,吸引读者读下去,这就必须注意科普作品的趣味性,行文风格要尽量幽默生动,贴近群众生活。

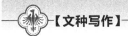【文种写作】

一、医学科普文的写作步骤

（一）分析读者（受众）特征,提炼和设计关键信息

科普工作者根据传播的目标和目标人群的需要,有计划、有目的地选择知识点,这些内容点称为"关键信息"。这是科普工作者与目标人群交流的关键内容,是希望读者能感知或采取行动的文字或图像。设计、制作和传播关键信息是为了让目标人群根据信息的指示或指导,树立或转变态度、观念,采取某种有利于防治疾病、解决健康问题的行为。

通常在一篇科普文里,关键信息要尽量控制在5个以内,不可长篇大论,并且这几个关键信息要尽量做到彼此有联系,这样才能让读者容易记住。可以通过分析目标人群的特征,根据其阅读水平、理解能力和健康需要,以及对某个医学话题有没有刻板印象、固定思维等"谣言"性质的陈旧观念、错误看法,明确写作的"关键信息"。

（二）拟定具有代入感的标题,吸引读者关注和阅读

代入感能激发目标人群的兴趣和好奇心,吸引目标人群的注意力,很快让人们进入作者的思路,达到心理上的"代入"。目标人群在听到关键信息时,应该能够产生以下系列想法:"是吗?"—"为什么?"—"我该怎么办?"—"我能做到吗?"—"明白了,我这就去做。"

科普的重点除了科学以外,还有"普及",让民众自发地传播作品。在当今网络化、快节奏的生活下,拟定一个亮眼的标题无疑是非常高效的做法。科普工作者应该有意识地训练拟标题的能力,日常多关注转发率和点赞率高的科普作品,学习如何做到让读者有"代入感"。

(三)查询最新的科研动态,确保写作内容的科学性

科普文的基础就是"科学"二字,医学科普文的写作是严谨的。医学是一个不断变化发展的学科,其发展的速度、广度和深度,都是空前的。因此,要保证科普文的科学性,作者首先要明确,要科普的内容是自己熟悉的领域。原则上,医学科普不做跨专业或跨行业的科普。因为不是本领域的从业者,未必能熟知这方面最新的医学知识和技术,也很难在第一时间了解这个领域已经淘汰的医学理论。另外,即使科普的是自己熟悉的学科领域,也应该在正式写作前查询最新的学术文献,关注学科前沿动态,避免选择已经淘汰的医学观点。对存在争议的观点,暂时也不要选择,以免误导民众;如果一定要写,则应注明这个观点因为什么原因被质疑,目前尚无法证实真伪。

二、医学科普文写作的注意事项

(一)目的性

医学科普文应该有明确的需要传递的信息、知识或技能,这是科普文与散文、纪实文学等的重要区别,没有医学核心信息的文章不能称为医学科普文。

(二)可读性

一般来说,除非是专门的科普书籍,单篇的医学科普文最长不应超过两千字,句子要尽量简短,所用的文字和词语要尽量简单,全文具备可读性。可读性具体的评价方法见本任务"知识拓展"部分。

(三)结构性

行文要有"说什么、怎么说、先说什么、后说什么"的结构性和逻辑性。可参照社会心理学或行为科学理论为基础编写核心信息。

(四)指导性或教育性

文章应能明确无误地指出要目标人群应该采纳什么健康行为或改进什么有害健康的行为,告知他们这样做的好处,以及去克服困难或障碍应具备的技能等。

(五)文化适应性

要实现信息的传递功能,就要考虑传播活动所在的社会文化环境,行文的表述最好采用当地目标人群容易理解的、符合当地文化特点的语言与形式。

(六)触动性

科普的健康信息要晓之以理,动之以情,使读者对象在看完或听到关键信息后在观念上、意识上和情感上有所触动,产生共鸣。

（七）相关性

科普文提供的信息必须是与目标人群的需求、日常生活或利益相关的，包含目标人群关注的或能引起他们兴趣的内容，以及能激励他们改变行为或产生采纳行为的意向。

（八）可行性

科普文不能只讲空洞的大道理，要传递的知识或行为要求应该是目标人群日常生活中容易做到的或可行的建议。

三、科普文的写作技巧

（1）善于使用打比方、列数字等说明方法。

（2）学会结合当下流行的事件、节庆、时节等，抓住科普时机，传播相应的知识。

（3）行文生动活泼，通俗易懂。可以巧用当地方言、曲艺歌谣、现下流行的诗词歌赋等方式，用民众喜闻乐见的语言表达，吸引民众关注与传播，达到科普目的。

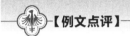

【例文点评】

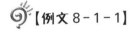

【例文8-1-1】

夏天到了，家里的冰箱可能正在帮你"养"细菌

食物冰箱可谓是人类伟大的发明之一。尤其是夏天到了，吃不完的饭菜、吃一半的西瓜、没喝完的快乐肥宅水，都成了冰箱中的常客。人们把食物放进冰箱，想利用低温来抑制细菌滋生，延长食物的保鲜期。但是，当各种食物混杂在一起时，也为细菌滋生创造了条件。当心，你的冰箱可能正在帮你"养"细菌。

冰箱不是万能的

确实，冰箱的低温可以让食物中的部分细菌处于休眠状态。但也要小心，还有一些嗜冷菌的存在，低温只会让它们越来越"嗨"。凉皮、鸡爪、沙拉这些冰冰凉的食物，都有可能是他们的藏身之所。如果直接从冰箱拿出这些食物来吃，就可能会让一些抵抗力差、肠胃功能比较弱的老人、小孩吃坏肚子，上吐下泻。小小冰箱里都有哪些细菌？

冰箱中最常见的细菌有四种：沙门氏菌、耶尔森菌、志贺菌以及李斯特菌。

1. 沙门氏菌：常常活跃于生肉与熟食之间

一旦这些食物离开冰箱，进入常温环境，沙门氏菌也开始悄悄苏醒。它们会在夏季的高温中加速繁殖，期待和人类来个"美好邂逅"。与之接触过的人可能会出现腹痛、腹泻、恶心、呕吐等症状。

2. 志贺菌：常常出现在蔬菜水果中

志贺菌可能会导致细菌性痢疾，这可是夏秋季节常见的肠道传染病之一。夏天没吃完的西瓜中也可能藏着它们。而且，作为一种致病菌，志贺菌还会在人与人之间传播。所以将冰箱里蔬菜水果拿出来后，一定要记得洗手，才是对自己和家人负责的做法。

3. 耶尔森菌：喜欢在生肉上安家

耶尔森菌就比较特立独行了，它们是一种嗜冷菌，温度越低，越放肆。喜欢在夏天囤冰淇淋的朋友要注意了，不要把它们和肉类放在同一格，做好冰箱内的空间规划。

4. 李斯特菌：在熟肉、奶酪、没喝完的牛奶中都能见到

最后一种是李斯特菌，它们的生命力极其顽强，甚至在零下20℃的冷冻室也能存活1年。若是不幸中招，感染了李斯特菌，免疫力正常的人会出现腹泻的症状。但对于免疫力较弱的人，就有可能出现脑膜炎、败血症等严重并发症。

此外，冰箱中还存在霉菌、金黄色葡萄球菌、肠杆菌等等，也都不是好惹的。如果它们长期存活于我们的冰箱中，可能会感染其他新鲜食物，要避免病从口入，就得做好冰箱的清洁除菌工作。

夏季避免冰箱中细菌滋生，这几步可不能少

1. 及时检查冰箱内的食材

一般来说，冷藏区存放食物的时间也有讲究，像绿叶菜、葡萄、牛奶这些食物都不宜存放超过三天。大家要养成定期检查冰箱食材的习惯，不要让夏季的食物在冰箱里默默冬眠。

2. 正确储藏食物

再为大家画个重点，想要有效避免上述几种细菌滋生，要掌握以下几点：将冷藏室进行独立分区，食物生熟分离，避免沙门氏菌感染。为了避免志贺菌滋生，在蔬菜保鲜之前，最好先预处理一下，将包装袋、腐烂的部分统统处理掉。对付耶尔森菌，要做好冰箱的合理规划，让各种品类食物拥有单独空间。

3. 定期清洁冰箱

条件允许的话，最好能一个月清洗一次冰箱。清洗前要先给冰箱断电，把食材全部拿出来。清洁时用小苏打水将抹布打湿，搭配合适的清洗剂或除菌液，仔细清洗冰箱中的各个角落。最后别忘记用干净抹布将冰箱彻底擦拭干净，避免清洗液残留。

另外要注意的是，冰箱把手也是冰箱内细菌的主要来源，清洁时不要忘记顺便擦一下冰箱把手。前面提到，可以使用清洁剂清洗冰箱。但清洁剂的功能重点在清洁，对杀菌可能就没啥作用了。如果要除掉冰箱中的细菌，还得选择专业的产品。

参考文献

[1] 苏彦萍,江南,高静,等.2018年北京市通州区居民冰箱使用习惯及卫生状况调查[J].食品安全质量检测学报,2020,11(4)：1310－1314.

[2]沈瑾,王佳奇,李炎,等.冰箱冷藏室致病微生物现状调查[J].环境卫生学杂志,2015,5(6):530-533.

（资料来源：某医院微信公众号,2020-05-19）

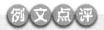 例文点评

这篇文章发布于5月,正是初夏时节,非常应景地联系了人们的日常生活,向大众科普了冰箱这种每天都在使用、生活中最常见的家用电器是怎样在不经意间威胁我们的健康的。文章指出了夏季日常生活中使用冰箱的误区,以及带来的隐患,简明扼要地总结了如何正确使用冰箱,预防疾病。总之,本文发布的时间符合人们的心理关注点,抓住了科普知识的关键时机,描述的健康行为非常自然,贴近生活,科普的知识虽着眼于小,实用性却很强。

【常识巩固】

判断题(正确的打√,错误的打×)。

1. 医学科普文是用通俗的语言介绍普及医药卫生知识与技术的一种文体。（　）
2. 医学科普文从表达形式看,分为医学知识科普和医学技术科普文。（　）
3. 医学科普文对提高人民群众健康素养的作用微乎其微。（　）
4. 趣味性对于科普作品最重要,可以忽略其科学性。（　）
5. 在一篇科普文里,通常关键信息越多越好,这样读者才能从文章中获取尽可能多的知识。（　）

8-1
习题答案

【病文纠错】

指出下面这段医学科普文的错误,并改正。

"医生来不及告诉你的忠告"——避孕药真的不能吃吗?妇科专家告诉你,服用避孕药减少了因避孕失败导致的人工流产以及由此造成的各种损伤,对人体也没有大的危害,此外还能降低卵巢癌的发病率,是很值得推广的避孕方式。

【练笔实践】

根据本任务中的【情境模拟】,完成相应写作。

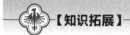【知识拓展】

科普文的可读性

科普文章选取的科学知识要提高宣传成效,可读性是很重要的评价标准。可读性如何衡量,可以采用最常用的 Fry 公式计算法(文章阅读难度测定公式)。这个公式不需要大量测试样本。确定科普文章的阅读水平,大致的操作方法是:选择一份传播材料,遵循 5 个步骤:

(1)从传播材料中选择 3 个 100 字的段落(如果文章字数只有不足一千字,则全部纳入);

(2)计算每 100 字段中的句子数量;

(3)计算每 100 字段中的音节数量(汉语里绝大部分情况都是一个汉字对应一个音节,因此也可以简单看作 100 个字就是 100 个音节);

(4)计算这 3 个段落的平均句子数量和平均音节数量;

(5)对照 Fry 曲线图(图 8-1)得出这个科普材料的可读性水平。

一个合格的科普材料,可读性不能超过 9 年级水平,在 5 年级或更低水平的才能称为优秀。

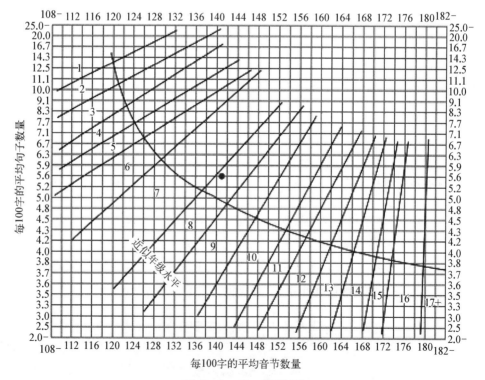

图 8-1　Fry 曲线图

任务二　非文艺型科普文

情境模拟

　　小王在弄懂了医学科普文的写作要求后,觉得写科普文也不难,他打算在单位的征文比赛里露一手。但是科普文的体裁有哪些呢? 选哪一种体裁写作合适呢? 小王想到自己是医学背景的,写个病历什么的不是小菜一碟吗,但医学病历那么生硬,医学教科书上的内容又那么深奥,究竟要怎样写才能生动有趣、吸引读者、起到科普的作用呢?

【理论解析】

　　非文艺型科普文是指以说明为主要表达方式,以浅说的形式、通俗的语言、形象的比喻,将抽象的医学知识化为形象表达的文体。非文艺型科普文能使深奥的知识浅显化,抽象的知识具体化。非文艺型科普文写作通常以客观视角为主,阐述的科学事实在文中体现比较明确,在医学科普文中所占的比例最大。

　　非文艺型科普文以介绍科学知识为核心,不侧重文学性,特点是用浅显易懂的语言阐述、解析复杂抽象的科学概念、现象和科学规律。文章常常采用下定义、分类别、举例子、作比较、列数字、打比方、画图表、作诠释等说明方法,对事物作客观说明。下面对常用的几种非文艺型科普文的说明方法进行介绍。

　　(1)下定义,即用简明的语言对某一概念的本质特征,作规定性的说明。下定义能准确揭示事物的本质,是科普文常用的方法。

　　(2)举例子,指举出实际事例来说明事物,使其事物具体化的方法。

　　(3)列数字,指从数量上说明事物特征或事理的方法。列数字能使语句更准确,更科学,更具体,更具说服力。

　　(4)分类别,指将复杂的事物根据形状、性质、成分、功用等属性的异同,把事物分成若干类,然后依照类别进行介绍的方法。

　　(5)作比较,指将两种或两种以上类别相同或不同的事物、现象等加以比较,来说明事物特征的说明方法,作用是突出强调事物的某种特征。

(6) 打比方,指通过比喻的修辞方法来说明事物特征的一种方法。它利用两种不同事物之间的相似之处作比较,以突出事物的特点,增强说明的形象性和生动性。

在非文艺型医学科普文中,可以综合运用多种说明方法,以突出所要阐明的医学知识的核心要点。

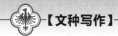

【文种写作】

非文艺型科普文是进行科普写作的入门文体,它的科学性大于艺术性。创作这种类型的科普文,除了专业知识功底要扎实,还要了解人民群众的日常生活,关注当下流行热点与群众喜闻乐见的语言表达形式,方言、口语、插科打诨的小短句等均可以融入其中,吸引大众关注,引发民众阅读兴趣。在实际写作中,要注意这类文体一般需要进行科普知识点的总结,给读者以深刻的印象,使得他们阅读完后更容易抓住重点。适当将科普的知识点编写成顺口溜、小段子等,也利于民众间科学知识的口口相传。

非文艺型科普文主要由三部分组成:引言、正文和总结。

(1) 引言或导入段,主要写科普的原因或缘由,或有什么需要让作者开展这方面的科普。

(2) 正文部分是要科普的核心知识点也是科普文的重点。一般来说,如果篇幅允许,正文部分的知识点最好能配上相应插图,增加趣味性和识别度,加深读者印象。

(3) 结尾总结和展示关键资料。结尾段可以对全文的知识点进行一两句话的总结,并且最好在文末列出主要参考文献和来源。这样一是可以加大文章的可信度,二来也给学有余力的读者增加信息量,对大众科学素养的提升有潜移默化的作用。

在科普文中,浅说体是最常用的写作体裁,它是以浅说的形式、通俗的语言、形象的比喻,将抽象的医学知识表述出来,尽量使深奥的知识浅显化,抽象的知识具体化。浅说体的写作通常以客观视角为主,阐述的科学事实在文中体现比较明确,在医学科普文中所占的比例最大。

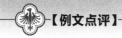

【例文点评】

【例文 8-2-1】

采耳真的很舒服,我没聋之前经常去

周四的深夜,我照例在某短视频平台上刷着采耳视频,这已经是我睡前助眠的必备项目了。

"不论你是分分钟几千万元生意的老板,还是把996当家常便饭的打工人,来找我们采耳,你便能享受如沐春风般的体验,让你退下伪装,卸下一身疲惫。"采耳视频里仙气飘飘的小姐姐笑脸盈盈地对着屏幕说道。

再搭配上舒适的文案,我反复观看着视频里耳刮刮出耳屎的瞬间,听着掏耳朵的声音,感受着这颅内按摩最好的声音,这一刻,我仿佛早已和视频里的顾客产生了感官共鸣、灵魂共振。

不行,我也要去亲身体验一下!

想找到一家采耳店并不难,这两年采耳店早已在大街小巷快速扩张了。在企查查平台搜索显示,目前可查的24 960家"采耳"相关的企业,有超过15 000家都是在2020年及2021年新近成立的。

于是,在产生这想法的第二天,我花了150元,便踏入了那间我向往已久的采耳按摩室。

采耳,是种什么样的体验?

我承认一开始我很紧张,但当鹅毛棒触碰到我耳朵时,我从心理上就彻底躺平了。这一刻,我只等着采耳棒来将我征服。

为了满足耳朵上密布的神经末梢,感受到不同触觉的细微差别,采耳大师准备了各式各样的采耳的工具:大大小小、粗粗细细,耳扩、耳起、耳钩、鹅毛棒、孔雀棒、双头马尾……

平时自己掏耳朵,尚且有无法完全掌控动作的时候,偶尔也会弄痛耳朵引起不适,可采耳的师傅却比我自己还懂我。

棒棒和毛毛进进出出深深浅浅,非但不痛,反而有种奇异的爽感,我身上所有的感官体验全部集中到了双耳,此刻的我已经"原地飞升、羽化登仙"。

从此,对于采耳这件事,我上瘾了。

暗藏了多少危机?

然而,令我没想到的是,在进行这个月第9次采耳体验时,采耳大师失手了。我耳道的皮肤被刺破,引发了中耳炎。

在医院里,医生明确地告诉我:耳屎富含脂肪酸,能够起到一定的抵抗细菌与病毒侵害的作用,再加上耳屎在我们日常的咀嚼、张口等运动时会自行排出,因此,不提倡我们自己掏耳朵或是去养生馆采耳。

2017年,发表于《儿科杂志》上的研究显示,每年约有12 500名18岁以下的儿童,因为使用棉签引起耳朵损伤而接受治疗。

再回想起近日隔三差五的采耳体验,我不禁心有余悸:一次"巴适"的采耳体验背后,真的有很多风险!

1. 刺激外耳道皮肤

反复掏耳容易刺激外耳道皮肤,导致角质层肿胀或长期慢性充血,更利于细菌生长。

2. 损伤外耳道或鼓膜

操作不当容易损伤外耳道或鼓膜,造成外耳道感染形成疖肿或鼓膜穿孔,引起耳部疼痛,严重者可致听力减退。

3. 工具消毒不彻底,容易造成交叉感染

"你这情况都算好了,还有人因为采耳,感染了脚气的!"医生见怪不怪地说道:"我遇见哭诉反复耳闷或耳痒的病人,几乎都有采耳史。"

采耳工具无法像医院使用的专业工具一样实施消毒处理,很容易将真菌或霉菌带入耳道内。一旦感染,脆弱的耳道就会成为细菌的培养皿,引发霉菌性外耳炎,轻则有黄水流出、奇痒无比,重则高热头痛、突发重度耳聋。如果不及时发现并医治的话,还可能导致急性乳突炎、面瘫、脑膜炎等颅内并发症。

采耳,真是应了那句话:小掏怡情,大掏要命! 同时,我也奉劝各位资深采耳爱好者,千万别像我一样被"酥麻享受"冲昏了头:小心一时采耳一时爽,一直采耳医院躺。

参考资料:

[1] 丁小琼.采耳有风险,享受需谨慎[J].家庭用药(5):1.

[2] 盛倩玉.采耳来到网红世界后……[N].南都周刊,2021－04－08.

（资料来源:微信公众号"39深呼吸",2021－09－07,有删改）

例文点评

　　这是一篇关于掏耳朵的科普文,作者记述了自己"采耳"后耳朵发炎、进医院治疗的经历。开头以大家熟知的广告语、生活场景等导入,展现富有日常生活气息的情景,让读者立即有"代入"的感觉,仿佛这就是自己的生活。正文以自己的亲身经历,叙述从"采耳"感到舒服直到去医院治疗耳朵发炎的过程,其中穿插了很多有关个人感受的内容,给读者亲切、真实的阅读体验。结尾段总结了"采耳"的坏处,奉劝大家不要为了一时舒服去做这些,照应了标题,并且用诙谐的"小心一时采耳一时爽,一直采耳医院躺"总结"采耳"对健康的伤害,令人印象深刻。全文以第一人称描写,读起来贴近生活,容易拉近与读者的距离,更像是身边的好友在讲述自己的一次求医经历,代入感强。这其中贯穿科普的医学知识,可以让读者吸取他人的经验,在不经间间获得正确的知识。文章的行文风格也诙谐有趣,趣味性强。

　　浅说体的写法有很多,这篇科普文以个人体验为视角展现,以第一人称导入,通过自身的患病、治疗、康复等过程的记述,向读者展示自己的切身感受,以故事的形式穿插科普知识,最后以客观的方式总结要科普的知识点。这种写作手法行文容易有代入感、能让读者有"身临其境"的感受,从文字中产生"共鸣",从而了解并掌握这个医学知识。浅说体是科普写作者入门的写作手法,全文有较多的类似"记叙"的写作手法,描述一件事、一段经历、一个感受,写作的难度不高,最后的知识点总结也比较简单。对读者来说,即使跳过导入和正文的个人体验,单看这个知识点也能独立成文,可以满足不同读者的阅读需求。

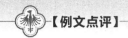

【例文点评】

【例文8-2-2】

华西急诊中毒组专家说：有毒的蘑菇和无毒的蘑菇,其实只有一个区别……

相信进入夏天以来,大家在各种短视频都刷到过,因为吃了毒蘑菇产生幻觉后,躺在病床上的大型无实物表演现场——

"就是,新闻说每年都有这些以身试毒的人,硬是不怕死,但毒蘑菇主要长在云南、贵州那边的嘛,我们四川不消担心哇?"

"是嘞嘛,这几年生城里头的人哪个还去山上扯蘑菇嘛,都是在菜市场里买的生鲜,咋可能中毒!"

如果大家有这样的想法的话,那就错了!毒蘑菇不仅在云南有贵州有,我们四川同样也有,不仅野生蘑菇有"吃遭了的",菜市场也有买到"吃遭了的"——症状轻点的拉肚子、呕吐,自己"熬一哈"或者在就近医院治疗,症状重的那种可能就直接喊转我们华西医院了。

仅今年夏天以来,我们急诊科就已经遇到近10例蘑菇中毒,情况凶险的甚至出现了急性肝损伤、急性肾衰竭,随时都有生命危险。

为何那么多人就是对野生的蘑菇动心,其实原因主要有三个:

(1)不要钱(重要原因);

(2)天然野生的味道鲜美;

(3)野生的蘑菇太多了!

前面两点大家应该都很容易理解,第三点真的不是"凡尔赛",我们国家的野生蘑菇资源就是很丰富,分布还很广泛,随便晃到个山沟沟、野坡坡上发现到处都是各式各样的蘑菇,有的还长了一副人畜无害的样子,没有人会不手痒想去摘嘛!

6—9月是野生蘑菇生长旺盛的时期,也是蘑菇中毒最高发的季节,中毒人数及死亡人数分别占全年的70%以上和80%以上!对了,不要以为蘑菇中毒的主要是云南贵州那一片,给你们说,四川的也不少,四川蘑菇中毒的发病率,仅次于云南、贵州。

"嗨呀,现在都10月份了,耶!可以放心吃蘑菇了!"

不知道高兴啥!蘑菇就喜欢相对阳光少,阴冷、潮湿、雨水多的环境,你再回忆一下这几天的天气,是不是正好适应蘑菇生长一波?

蘑菇中毒最常见的表现是胃肠道反应,也就是中毒后出现恶心、呕吐、腹痛和腹泻,部分蘑菇中毒还可以引起溶血、急性肝损害、急性肾衰竭,或引起神经性中毒(也就是产生幻觉)、横纹肌溶解,导致血尿或蛋白尿,严重者可能致死。

尤其是这些把"吃毒蘑菇看小人"当作人生目标的,当真是不怕死啊?

目前对于蘑菇中毒其实缺乏特效解毒药,对于重症中毒只能依靠血液净化、人工肝或肝移植等治疗,价格昂贵、技术要求高,说句大家听得懂的话就是,后果很严重,治疗很困难!

目前我国具有食用价值的蘑菇种类有900余种,毒蘑菇种类有400余种,毒蘑菇与食用菇的外貌没有明显区别,光靠肉眼是分不出来的。

"分不出来?不可能,都说颜色鲜艳的才是毒蘑菇,颜色浅的就稳当!"

不要过于自信,下面我们就来给大家梳理一下,这些你们以为靠谱,但实际上一点都不靠谱的识别毒蘑菇的方法。

1. "颜色鲜艳的蘑菇多为有毒蘑菇"

来,你们来说一说,下面五种蘑菇(图8-2),你们觉得哪些是有毒的?是不是觉得第一排平平无奇的是可以吃的?第二排颜色妖艳儿的有毒?如果你们这样想,那就直接"躺板板"了!

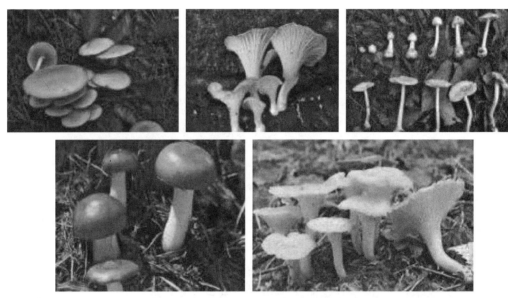

扫码查看
蘑菇原图

图8-2　野生蘑菇

(图源:中国疾病预防控制中心网站)

第一排这三个看起来人畜无害的蘑菇,其实才是正儿八经的毒蘑菇,而下面颜色鲜艳的大红菌、鸡油菌等才恰恰是可以吃的,所以说,光靠颜色是完全不能分辨蘑菇是否有毒的!

毕竟蘑菇的形状就是"伞伞+杆杆",对于非专业人士,根本无法从蘑菇的外观、形态、颜色等方面区分有毒蘑菇与可食用蘑菇,因为就没有一个简单的标准能够将有毒蘑菇和食用蘑菇区分开来。所以对于普通老百姓来说,最好不要随便采食野外蘑菇。

2."别人吃了没事，我吃一定稳当"

这个方法完全不靠谱，毕竟每个人的身体状况不一样，耐受力不一样，别人尝了一点点没问题，但不代表你吃了就一定稳妥。就像吃火锅，有些人吃了几口红油锅就要拉肚子，有些人狂放小米辣还蘸干辣椒面都没有事。

此外，大家都晓得我们常说的一句话，"离开剂量谈毒性都是耍流氓"，中毒的情况跟你吃了多少毒蘑菇也是有关系的。可能别人只尝了一口是没有问题，但你可能干煸＋红烧＋熬汤整得有半斤那么多，那即使是微毒的蘑菇，量多了也就引起质变了！

3."有虫子叮咬/小动物食用啃食痕迹的蘑菇没有毒"

很多人都以为人家动物都能吃的，人肯定能吃，这样想就更是错大发了。比如一些对虫虫、果蝇没有害的蘑菇，但人吃了就会中毒，还有些毒蘑菇还会长虫长蛆，所以怎么能通过蘑菇上有虫爬，有虫吃来判断有没有毒嘛！

在这一点来讲人类很脆弱哈，你回忆下苍蝇、蟑螂、耗子被嫌弃的一生，人家生活在那么万恶的环境里都不会生病拉肚子受感染，但是人不行啊！

4."阴暗潮湿地方多为毒蘑菇"

其实，所有的蘑菇都喜欢长在阴暗潮湿的地方，如果阴暗潮湿地方生长的蘑菇都不能吃的话，那你几乎就没有蘑菇可以吃了！

5."菜市场购买的蘑菇肯定没有毒"

正规商铺、大超市以及菜市场正规摊点购买人工种植的蘑菇一般都比较安全，但菜市场、路边有私人售卖的野生蘑菇就要小心了，特别是没吃过或不认识的野生蘑菇，不要轻易购买或食用。

你不要觉得卖野蘑菇的大爷婆婆看起来很有资历很老练的样子，其实他们看走眼的时候也不在少数。

很多人以为，即使蘑菇有毒，但经过高温煮熟消毒，毒性自然就没了！这里华西医生要给大家讲，毒蘑菇煮熟后，一样有毒！送到我们急诊抢救的那些蘑菇中毒的人，哪个不是吃了炒过、煮过、熬汤的毒蘑菇?!

对于"可食用蘑菇"含有刺激性或有毒物质，彻底煮熟后才可以破坏这些物质，可以食用的蘑菇是必须彻底煮熟后（一般建议煮开后再等15～20分钟）再吃；对于"毒蘑菇"，不管煮不煮熟都不能吃，部分毒蘑菇毒素的化学性质较稳定，耐高温、耐酸碱、耐干燥，一般的烹饪加工方法不能破坏其毒性。

6."我妈说煮蘑菇的时候放点蒜，蒜如果变黑了就说明有毒！"

用大蒜试验蘑菇有没有毒，是不靠谱且没有科学依据的，更不能认为烹饪蘑菇时多放点大蒜还能解毒！

首先，不同的毒蘑菇毒素可能不同，与大蒜同煮同炒，多数情况下不会发生化学变化，网上已经有很多人做过这类实验了，把毒蘑菇和大蒜一起煮汤、炒菜，大蒜颜色根本没变。

其次，虽然大蒜里的活性物质有一定杀菌作用，但通过吃的方式摄入的大蒜活性物质是很有限的，也基本上达不到杀菌的效果，就更不消解毒了，那不然我们华西急诊科中毒组的专家些还研究些啥呢？每天堆一麻袋蒜在诊室就行了啊！

当然，万一你真的运气差不小心吃到了毒蘑菇，出现这些情况就要怀疑可能是中毒了：

（1）出现恶心、呕吐、腹痛、腹泻等。

（2）出现皮肤发黄、身体某部位自发性出血、尿色变深等。

（3）出现精神错乱、幻视、动作不协调、抽搐、妄想等。

（4）出现发热、腰痛、尿量减少等。

（5）出现乏力、四肢酸痛、胸闷等。

（6）出现全身出汗、不自主流口水或流泪等。

（7）出现日晒后在面部、四肢突发皮疹或红斑性肢痛等症状。

由于蘑菇中毒临床表现复杂多样，跟摄入的蘑菇类型及其所含毒素密切相关。绝大多数中毒者首先表现为恶心、呕吐、腹痛、腹泻等胃肠道症状，所以如果出现胃肠道症状持续加重或吃了药物不见好转的那种，就需要赶紧到医院来哦！

对了，来医院的时候如果有条件，端上吃过的蘑菇本菇或者照片，这样医生才晓得你可能是中了哪种毒，才便于解毒！

最后，送上一张四川省和重庆市常见的毒蘑菇图谱（图 8-3），仔细看看，这些都是毒蘑菇哦！还是那句话，为了自己和家人不"躺板板"，不采也不吃野生的伞伞！

四川省和重庆市常见毒蘑菇图谱
（珍爱生命、远离毒菇）

当心中毒！　　　　　　　　　　　　　　　　　　　　　　　　　　　　当心中毒！

灰花纹鹅膏
（肝损害型）
Amanita fuliginea

淡红鹅膏
（肝损害型）
Amanita pallidorosea

裂皮鹅膏
（肝损害型）
Amanita rimosa

条盖盔孢菌
（肝损害型）
Galerina sulciceps

纹缘盔孢菌
（肝损害型）
Galerina marginata

亚稀褶红菇
（横纹肌溶解型）
Russula subnigricans

欧氏鹅膏
（肾衰竭型）
Amanita oberwinklerana

拟卵盖鹅膏
（肾衰竭型）
Amanita neoovoidea

异味鹅膏
（肾衰竭型）
Amanita kotohiraensis

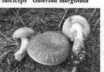
卷边桩菇
（溶血型）
Paxillus involutus

油黄口蘑
（横纹肌溶解型）
Tricholoma equestre

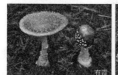
球基鹅膏
（神经精神型）
Amanita subglobosa

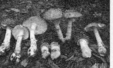
黄豹斑鹅膏
（神经精神型）
Amanita flavopantherina

小豹斑鹅膏
（神经精神型）
Amanita parvipantherina

土红鹅膏
（神经精神型）
Amanita rufoferruginea

热带紫褐裸伞
（神经精神型）
Gymnopilus dilepis

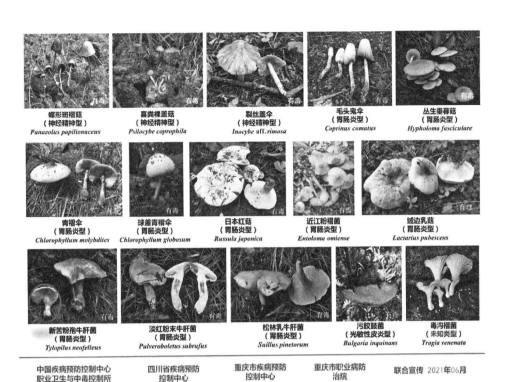

图 8-3 川渝地区常见毒蘑菇图谱

（图源：中国疾病预防控制中心网站）

华西急诊中毒组专家说,有毒的蘑菇和无毒的蘑菇其实只有一个区别——你怕死,还是不怕死。

参考文献

[1] 中国医师协会急诊医师分会,中国急诊专科医联体,中国医师协会急救复苏和灾难医学专业委员会,等.中国蘑菇中毒诊治临床专家共识[J].中华急诊医学杂志.2019,28(8)：935-943

[2] 刘鑫源,王瑞,罗永军.我国毒蕈中毒的医学地理特点及诊治研究进展[J].人民军医,2019,62(4)：373-377

（资料来源：微信公众号"四川大学华西医院",2021-10-11,有删减）

例文点评

这是一篇四川大学华西医院科普的关于夏季毒蘑菇的文章。夏季是云贵川地区野生蘑菇生长的季节,也是每年毒蘑菇中毒的高峰期。恰逢当时网络流传了一个关于毒蘑菇的小视频——"红伞伞、白杆杆,吃完一起躺板板……"这个视频一度让民众对毒蘑菇的识别产生了浓厚兴趣。这篇文章合理地"蹭热度",在民众最关心和争相议论的时刻,适时推出了这篇文章。

　　题目首先旗帜鲜明地指出了这个热点,吸引读者阅读。导入段落的内容,非常生动地展现了当下民众热议的话题,并且全文使用四川方言撰写,给人亲切、随和、贴近群众的感觉。正文部分的核心知识点,辟谣了民众最常见的毒蘑菇认识误区。这些核心知识点用生活中常见的话语引出,能让读者产生"我就是这样想的"代入感,加深读者印象。总结的段落,简单罗列了毒蘑菇中毒的常见症状,最后画龙点睛,呼应了标题"有毒的蘑菇和无毒的蘑菇其实只有一个区别——你怕死,还是不怕死。"再次点明了不要食用野生蘑菇这个关键信息,而且放上了权威医学机构发布的图谱,警示民众不要擅自采摘、食用野生菌类。

　　本文是以第三人称——医务工作者的客观视角进行写作的,通常科普的知识更难、更深,专业性更强,写作难度较大,需要作者善于总结群众的认知与观念误区,并且有一定的专业知识的沉淀与积累,对自己的专业领域能熟练驾驭,才能生动、形象地将深奥医学知识进行群众认识层面的转化,掌握科普"趣味性"与"科学性"结合的"度"——既不会为了抓人眼球、有趣味性而过度牺牲科学性,又不会因为过于重视科学性,让文章写出来宛如医学教材一样生硬死板。

 【常识巩固】

一、填空题

1. 非文艺型科普文是指以_____为主要表达方式,以浅说的形式、通俗的语言、形象的比喻,将抽象的医学知识表述出来的文体。

2. 非文艺型科普文主要由三部分组成:_____、_____和_____。

二、判断题(正确的打√,错误的打✕)

8-2
习题答案

1. 非文艺型科普文的艺术性大于科学性。　　　　　　　　　　　　　　　　　(　　)

2. 非文艺型科普文写作通常以主观视角为主,阐述的科学事实在文中体现比较明确,在医学科普文中所占的比例最大。　　　　　　　　　　　　　　　　　(　　)

3. 医学科普文常常采用下定义、分类别、举例子、作比较、列数字、打比方、画图表、作诠释等说明方法,对医学知识和技术进行说明。　　　　　　　　　　　　(　　)

 【病文纠错】

　　指出下面这段医学科普文的错误,并改正。

那为什么会得糖尿病呢？这主要是因为胰岛素抵抗和B细胞功能缺陷。胰岛素抵抗是由于胰岛素对其靶组织的生理效应降低,胰岛素介导下的骨骼肌、脂肪组织对葡萄糖的摄取、利用或储存的效力减弱,同时肝脏葡萄糖输出增加,导致B细胞分泌更多胰岛素以维持代谢正常,当病情发展至不能使血糖恢复正常的基础水平,最终导致高血糖;而B细胞功能缺陷是第一分泌高峰减弱或消失,第二分泌高峰延迟,导致病人出现餐后低血糖,随着病情进展,血糖持续升高,出现空腹高血糖。临床表现为"三多一少"——吃得多、喝得多、拉得多但是体重减轻。

 【练笔实践】

根据【情境模拟】描述的情况,假如你是小王,在学习了本任务的例文之后,请选择一个当下热议的医学话题,以非文艺型科普文的方式写作一篇医学科普文,可以是某个疾病、某个医学误区或某个检验检查方法等。

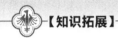 【知识拓展】

微信公众号——医学科普文传播的主要媒介

本单元的例文,大部分选自各个微信公众号——现阶段人民群众接触面特别广的阅读载体,目前,它已成为科普文非常重要的传播媒介。科普工作从曾经的报刊、电视广播等大众媒体,逐渐走向以新媒体为主的网络传播。

网络时代的传播力更强,并且已突破曾经只能由专家、学者、记者等才能参与传播的局面。同时,"人人都是传媒人"的传播者身份变化,也在加速信息流通。在运营信息来源准确、传播知识科学、可靠且前沿的科普平台,进行医学科普知识的传播,应该成为新一代医务人员的共识;主动参与科普,学习科普写作,争取成为新时代医学知识传媒人,也应该成为新时代医务工作者的常态。

任务三　文艺型科普文

情境模拟

　　小王在上次的征文比赛里拔得头筹,写作的科普文生动有趣,吸引了很多人阅读,在微信公众号上的转载量很快就突破了一千次。小王的写作才能很快被领导发现,领导打算让专业功底也扎实的小王协助管理医院的一个面向大众的微信公众号。小王发现大家平时都喜欢小说这类文学形式。他联想到医学知识的普及,能不能进行艺术加工呢? 要不试试用文艺性的体裁,用语言文字的魅力来进行科普,吸引大家阅读吧。

【理论解析】

　　文艺型科普文也称知识小品或文艺性说明文。它用小品文的笔调,借助文学写作手法和体裁,将科学内容生动、形象地表达出来。文艺型科普文的文学性较强,行文更注重遣词造句,文章一般不会刻意总结归纳医学知识点,而是隐含在文中。全文文学鉴赏性、艺术性更强。

　　从文艺型科普文的整体风格来看,可分为故事体、自述体、书信体、曲艺体、歌谣体等,它们都是借助各种文学体裁普及医药卫生知识,通过形象思维把科学的知识变为艺术的构思,使作品更加喜闻乐见,生动有趣。

【文种写作】

　　文艺型的科普文以漫话式、设问式、穿插式、拟人式、问答式等多种形式,将科学知识适当文学化,体现语言文字的丰富性、多样性。文章通过引用材料、讲述故事、设置悬念、留下问题等方法,将科普知识生动有趣地展现出来,让科普内容不仅具备科学性,还具备语言文字的魅力。这类文种的语言风格更突出,传递的情感与思想更明显,文章更注重意境与修辞手法,要求作者有扎实的医学专业知识及深厚的语言表达能力。要注意的是,这种文章对所科普的知识要有整体观,语言风格要有艺术表达力与创造力,要有科普的核心医学知识,不能写成只注重心情表达的记叙文或抒情散文,全文不能只有空洞口号式的行为建议。

如属自述体的医学科普文,则常用拟人的手法,以第一人称的方式作自我介绍,传播医药卫生知识,将事物赋予人的语言和感情,生动有趣的自述,具有较强的吸引力和感染力。

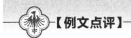 【例文点评】

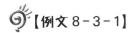 【例文 8-3-1】

血栓的自述

我的名字叫血栓。在我们栓子大家族中排行老大,我有一个坏脾气,喜欢在人们的血管里横冲直撞,惹是生非,大家可得提防着点。

我出生在人们有病的心脏里。风心病、冠心病以及感染性心内膜炎患者的心脏是我最喜欢待的地方。平时,我还挺老实,整天在病人的心脏里睡大觉,可当他们发生心房颤抖时,我就被震得受不了,就会发起脾气,跑出心脏,在血管里闯祸了。

当我来到血管里,就像进了黑洞洞的迷宫,自己也不知道该往哪儿跑,只得听天由命,任凭血液把我冲到陌生的地方。如果我闯进脑血管就会引起脑栓塞,也就是平常大家所说的"中风"(脑卒中);如果跑到心脏的冠状血管里,就会引起心肌梗死;而到了肢体的血管,就会引起肢体缺血、坏死,严重时还得锯掉坏死的肢体。

不知为什么,我常常闯进大腿的股动脉,到了那里以后,想上上不去,想下下不来,血管被我挤得直哆嗦,原来在血管里的血液就会凝结成块。这时来自心脏的新鲜血液被我堵住,没法再给下肢运送营养品。病人常会感到下肢剧烈疼痛,皮肤颜色变得苍白,温度明显下降,小腿和脚的感觉减退。检查时会发现下肢动脉搏动减弱或者消失,严重时肢体还会溃烂、坏死。人们通常把这种病称为"急性股动脉栓塞"。

有一次,我听医生说,得了动脉栓塞这种病,如果马上就诊(6～8小时以内),肌肉组织还没有发生变性坏死,治疗效果一般都比较好。医生可以在病人的大腿根部打一点局部麻药,开一个小口子,然后往股动脉里面插入一根带小气囊的导管。可别小看这根导管,当他头上的小气囊挤到我的身边,再由医生向导管灌进空气或盐水,就把我紧紧地勒住了,一点也动弹不得,这时,医生慢慢地拉出导管,我也只能乖乖地被拖出血管。医生把我拖出来后,再用一些药,如尿激酶、肝素、低分子右旋糖酐等,就可以使下肢恢复血流,保住肢体了。如果就诊太晚,肌肉已经坏死,那医生也爱莫能助,只好截去坏死的肢体了。

今天我把自己的脾气告诉大家,就是想请大家有所防备。凡是有心脏病、房颤的朋友,很可能我已经躲在你们的心脏里了,平时要积极治疗,按时服用医生开给您的药,尽可能定期到门诊复查。如果遇到下肢突然剧痛,伴有皮肤颜色苍白,温度降低感觉减退,就有可能是我不安分守己,又在闯祸了,这时你就应该马上躺平,下肢稍微下垂,一般在 15 度左右。即使感到下肢发凉,也不要用热水擦洗,更不要用热水袋外敷(这一点必须切记),应当立即去医院急诊,在那里血管外科医生会帮助您的。

(资料来源:《大众医学》,1986 年第 5 期)

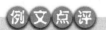

　　这是一篇自述体的文艺型科普文,全文采用拟人的手法,用"自述"的方式介绍血栓的知识,语言表达生动、流畅,给人以"倾诉心声"的亲切感,拉近读者与科学知识的距离,把内容的科学性、知识性与语言的生动性、趣味性相结合,尽显语言表达的张力。文中生动地描述了怎么治疗血栓,将大众听起来很恐惧的血管外科手术,描述得浅显易懂,融入的医学名词自然流畅,并且在最后明确、细致、生活化地指出了该怎么预防血栓,对读者进行全面的行为指导,让读者知道"该怎么办""什么事不能做",对促进大众的健康行为有重要的指引作用。

【常识巩固】

一、填空题

1. 文艺型科普文也称_____或_____。

2. 文艺型科普文的_____较强,行文更注重遣词造句,文章一般不会刻意总结归纳医学知识点。

二、判断题(正确的打√,错误的打✕)

1. 文艺型科普文,用小品文的笔调,借助某些文学写作手法和体裁,将科学内容生动、形象地表达出来。　　　　　　　　　　　　　　　　　　　　　　　　　　(　　)

2. 文艺型科普文借助各种文学体裁普及医药卫生知识,通过抽象思维把科学的知识变为严谨的说教。　　　　　　　　　　　　　　　　　　　　　　　　　　　(　　)

3. 文艺型科普文不一定要有科普的核心医学知识,可以写成只注重心情表达的记叙文或抒情散文。　　　　　　　　　　　　　　　　　　　　　　　　　　　　(　　)

8-3
习题答案

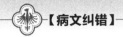【病文纠错】

指出下面这段医学科普文的错误,并改正。

我奉劝大家记住大诗人杜甫两句诗:"细推物理须行乐,何用浮名绊此身。"意思是细心推敲万物道理,多做些自己喜欢做的事,多做些使自己悦心的事,不要为虚名而自寻烦恼,使自己保持豁达乐观的情绪。老年人能做到三乐:知足常乐、助人为乐、自娱自乐,则能常保心情舒畅。在此基础上,注意合理膳食,勤做体育锻炼,活到九十多,是没问题的。一个人只怕精神不振,体质虚弱,疾病便乘虚而入,过早结束了生命,这是可悲的事啊!

【练笔实践】

根据【情境模拟】的描述,假如你是小王,请从解剖学、生理学角度,选择某个知识点,运用故事体、自述体等形式,写一段 200～300 字的文艺型科普文。

【知识拓展】

文艺型科普文——医学与艺术的结合

文艺型科普文是医学从单纯的知识传播,走向艺术与医学知识相互融合的多元传播的转折点。在生活中,文艺型科普文不仅可以写成如例文所示的短篇小品文,也能写成小说、相声脚本、动漫对白等,扩展医学知识表达的艺术形式,使比较枯燥的医学科普内容更加贴近生活、富有趣味性、艺术性,在不同的人群间传播。

主要参考文献

[1] 叶黔达,柯世华.现代公文写作与处理：新规范·观念·技巧[M].修订本.成都：四川人民出版社,2021.

[2] 夏晓鸣,张剑平.应用文写作[M].北京：首都经济贸易大学出版社,2018.

[3] 张耀辉,戴永明.简明应用文写作[M].北京：高等教育出版社,2018.

[4] 王玉琴.新编应用文写作教程[M].合肥：安徽大学出版社,2021.

[5] 罗仕蓉,周香凤.基础护理学[M].北京：北京大学医学出版社,2019.

[6] 杨巧菊.护理学基础[M].北京：中国中医药出版社,2021.

[7] 笔杆子训练营.新编公文写作一本通：格式、技巧与范例大全[M].北京：人民邮电出版社,2021.

[8] 刘畅.新编现代应用文写作与范例大全[M].北京：清华大学出版社,2019.

[9] 农柳,战歆,陈献兰.应用文写作与口语训练[M].北京：中国人民大学出版社,2020.

[10] 钟德玲.应用文写作项目化实训教程[M].北京：中国轻工业出版社,2018.

[11] 刘军华.公文写作[M].北京：高等教育出版社,2021.

[12] 戴永明.财经写作[M].北京：高等教育出版社,2020.

[13] 刘红星,甘益慧,赵亚莉.应用写作[M].北京：高等教育出版社,2016.

[14] 谈青.实用文书写作进阶[M].北京：高等教育出版社,2018.

[15] 郭雪峰,杨忠慧,岳五九.应用文写作[M].北京：高等教育出版社,2019.

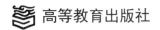 高等教育出版社

仅限教师索取

教学资源索取单

尊敬的老师：

您好！

感谢您使用**伍小平 黎燕**等编写的《应用文写作》(医学类)(第四版)。为便于教学，本书另配有课程相关教学资源，如贵校已选用了本书，您只要加入高教社高职人文素质教师论坛 QQ 群，或者添加服务 QQ 号 800078148，或者把下表中的相关信息以电子邮件方式发至我社即可免费获得。

另外，我们研发有应用写作**课程试题库**。题库共 **1400** 多道试题，知识点全覆盖，题型丰富，可自动组卷与批改。如贵校选用了高教社沪版相关课程教材，我们将免费提供给老师相应课程题库生成的 **6 套试卷及答案**（Word 格式难中易三档），老师也可与我们联系获取更多免费题库资源。

我们的联系方式：

联系电话：（021）56718737 高教社高职人文素质教育教师交流群：167361230

服务 QQ：800078148（教学资源） 电子邮箱：800078148@b.qq.com

地址：上海市虹口区宝山路 848 号 邮编：200081

姓　　名		性别		出生年月		专　　业	
学　　校			学院、系		教 研 室		
学校地址				邮　　编			
职　　务			职　　称		办公电话		
E-mail				手　　机			
通信地址				邮　　编			
本书使用情况	用于_____学时教学，每学年使用_____册。						

您还希望从我社获得哪些服务？

☐ 教师培训　　　　　☐ 教学研讨活动

☐ 寄送样书　　　　　☐ 相关图书出版信息

☐ 其他_____